荟萃

新九针

理论及临床应用

主编　解秸萍

U0334876

中国中医药出版社

·北京·

图书在版编目（CIP）数据

新九针理论及临床应用荟萃 / 解秸萍主编 . —北京：中国中医药
出版社，2016.10

ISBN 978 – 7 – 5132 – 3612 – 6

Ⅰ . ①新… Ⅱ . ①解… Ⅲ . ①针刺疗法 Ⅳ . ① R245.3

中国版本图书馆 CIP 数据核字（2016）第 214879 号

中国中医药出版社出版

北京市朝阳区北三环东路 28 号易亨大厦 16 层
邮政编码　100013
传真　010 64405750
三河市宏达印刷有限公司印刷
各地新华书店经销

开本 880×1230　1/32　印张 12.5　彩插 0.5　字数 301 千字
2016 年 10 月第 1 版　2016 年 10 月第 1 次印刷
书号　ISBN 978 – 7 – 5132 – 3612 – 6

定价　38.00 元

网址　www.cptcm.com

如有印装质量问题请与本社出版部调换
版权专有　侵权必究

社长热线　010 64405720
购书热线　010 64065415　010 64065413
微信服务号　zgzyycbs

书店网址　csln.net/qksd/
官方微博　http://e.weibo.com/cptcm
淘宝天猫网址　http://zgzyycbs.tmall.com

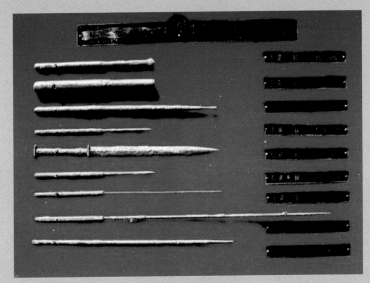

图 1　古九针图

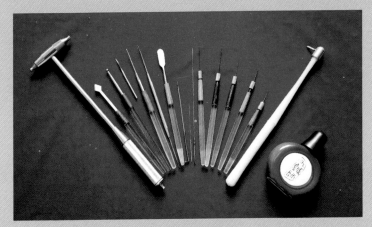

图 2　师氏九针全图

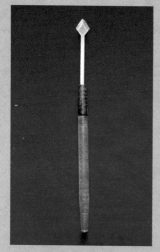

图 3　师氏镵针

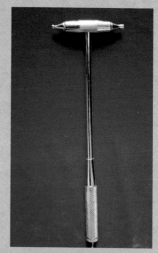

图 4　师氏磁圆梅针

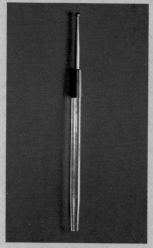

图 5　师氏鍉针

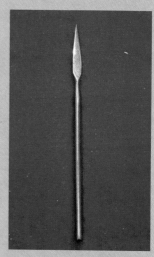

图 6　师氏锋针

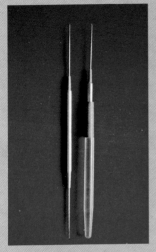

图 7　师氏锋勾针

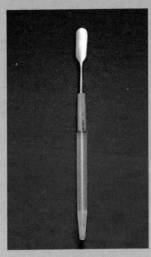

图 8　师氏铍针

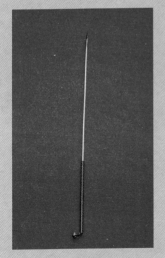

图 9　师氏圆利针

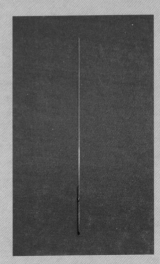

图 10　师氏长针

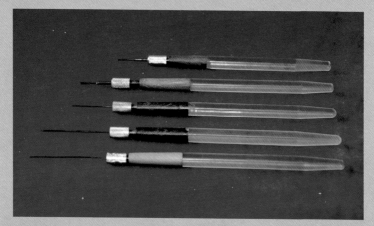

图 11　师氏火针

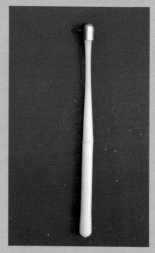

图 12　师氏梅花针

前　言

　　工欲善其事，必先利其器。针灸疗效的关键因素之一即作用于穴位的刺激方式及手法，而刺激方式又离不开针具。早在《黄帝内经》中就有九针的记载，但后世真正应用者少见，以至于针灸临床单用毫针者众多，而其余针具少用，这使一些疑难病症不易解决。新九针是原山西省针灸研究所所长师怀堂先生经过50余年的临床潜心研究，在《黄帝内经》古九针的基础上研制而成并应用于临床，弥补了针灸临床对于一些疑难病证治疗中九针针具的缺乏。经过几十年的推广应用，目前新九针已为针灸临床广泛应用。

　　1984年笔者有幸师从于师老学习新九针，深得老人家的教诲和亲自指导，并经常随诊于他，协助整理其临床验案，受益匪浅。30余年来，笔者在临床上每遇毫针难以解决的病例，应用新九针治疗则常常效如桴鼓，深感应当把新九针疗法传承下去，故在我校开设了研究生"新九针疗法"课程，从古今九针的基础到针具操作训练，以及临床治病验案介绍，深入浅出地给学生讲解，深得学生们的喜爱。在教学备课过程中，发现有大量的新九针治病的临床报道需要整理归纳，故此就有了把众多新九针治病经验编纂成书的想法，也算是对几十年来新九针疗法的一次系统的文献整理，希望通过本书能使更多的读者更加方便地学习和应用新九针，以提高针灸治病的疗效，为广大患者更好地解除病痛。

　　全书分上、下两篇。上篇主要介绍了古九针的名称、形状、主病及其相关理论，并详细介绍了新九针针具的名称、操作方法及其适应证，以及各针具治病的临床报道。下篇主要根据近40年来公开发表在医学杂志的新九针治病文章，按内、外、妇、儿、骨伤、皮肤、五官不同科分类，介绍了各科常见病的新九针治疗方法及其疗效情况。由于文献的原作者众多，不能一一致谢，故在此一并表示诚挚的感谢。

　　本书从古九针的理论及应用到新九针的各种针具的形状、操作方法、适应证及临床应用的案例报道做了较为详细的介绍，不仅适用于在校学生学习使用，也适用于广大针灸工作者临床参考应用。

北京中医药大学教授　解秸萍
2016年6月于北京

目录

上 篇

九针总论

第一章　古九针与新九针概述

第一节　古九针概述

一、九针的概念

九针是应用针刺治病的九种针具，最早记载于《灵枢·九针十二原》《灵枢·九针论》《灵枢·官针》《素问·针解》等篇，九针是在承袭"针石""镵石"的基础上，以青铜或铁制成的。

二、"九针"之"九"义

《灵枢·九针论》："黄帝曰：敢问九针焉生，何因而有名？　岐伯曰：九针者，天地之大数也，始于一而终于九。黄帝曰：以针应九之数，奈何？　岐伯曰：夫圣人之起天地之数也，一而九之，故以立九野[1]，九而九之，九九八十一，以起黄钟数[2]焉，以针应数也。"

《灵枢·九针论》："一以法天，二以法地，三以法人，四以法时，五以法音，六以法律，七以法星，八以法风，九以法野。"

《素问·针解》："岐伯曰：夫一天、二地、三人、四时、五音、六律[3]、七星、八风、九野，身形亦应之，针各有所宜，故曰九针。人皮应天，人肉应地，人脉应人，人筋应时，人声应音，人阴阳合气应律，人齿面目应星，人出入气应风，人九窍三百六十五络应野。故一针皮，二针肉，三针脉，四针筋，五针骨，六针调阴阳，七针益精，八针除风，九针通九窍、除三百六十五节气，此之谓各有所主也。"

综上论述，九针之所以以"九"为数，是因为天地之大数为"九"，故在针具的设计上也以九种对应之。九种针具各有对应于人体的不同组织结构，同时又对应于自然界的九种事物，体现了天人相应的思想，其中有些针具的形状设计及应用与自然事物的特点是一致的，具有临床指导意义，如第一镵针应天，在人体则皮肤应天，因此镵针的形状头大末锐，以便针刺时针只刺皮表而不会深入，以治疗病在皮肤无常处者。也有针具的形状设计及应用与自然事物的特点并不一致，如第五针是铍针，应音，在人体应声、应骨，但针的形状却末如剑锋，以取大脓，治疗病为大脓者，而非骨病。具体见表1。

注释：

[1] 九野：《吕氏春秋·有始》："天有九野，地有九州。"九宫之方位，即东、西、南、北四方，东南、西南、东北、西北四隅及中央。

[2] 黄钟数：黄钟是十二律的第一个律管，其长度是九寸。古代的纵黍尺是一个黍米的长度为一分，九分为一寸，故黄钟数相当于九九八十一个黍米的长度。张景岳："自一至九，九九八十一而黄钟之数起焉。黄钟为万事之本，故针数亦应之，而用变无穷也。"

[3] 六律：六律是中国传统音乐使用的音律。律，本来是用来定音的竹管，中国古人用十二根不同长度的律管，吹出十二个高度不同的标准音，以确定乐音的高低，故这十二个标准音也就叫作十二律，即黄钟（宫）—大吕—太簇（商）—夹钟—姑洗（角）—仲吕—蕤宾—林钟（徵）—夷则—南吕（羽）—无射—应钟。其中，从低音算起，十二个音阶中，排列为奇数的六个调叫律，排列为偶数的叫吕。

三、九针的形状及适应证

《灵枢·九针论》:"黄帝曰:针之长短有数乎? 岐伯曰:一曰镵针者,取法于巾针,去末寸半,卒锐之,长一寸六分,主热在头身也。二曰员针,取法于絮针,筩其身而卵其锋,长一寸六分,主治分间气。三曰锟针,取法于黍粟之锐,长三寸半,主按脉取气,令邪出。四曰锋针,取法于絮针,筩其身,锋其末,长一寸六分,主痈热出血。五曰铍针,取法于剑锋,广二分半,长四寸,主大痈脓,两热争者也。六曰圆利针,取法于氂,微大其末,反小其身,令可深内也,长一寸六分,主取痈痹者也。七曰毫针,取法于毫毛,长一寸六分,主寒热痛痹在络者也。八曰长针,取法于綦针,长七寸,主取深邪远痹者也。九曰大针,取法于锋针,其锋微圆,长四寸,主取大气不出关节者也。针形毕矣,此九针大小长短法也。"

《灵枢·九针十二原》:"镵针者,头大末锐,去泻阳气;员针者,针如卵形,揩摩分间,不得伤肌肉,以泻分气;锟针者,锋如黍粟之锐,主按脉勿陷,以致其气;锋针者,刃三隅,以发痼疾;铍针者,末如剑锋,以取大脓;圆利针者,大如氂,且圆且锐,中身微大,以取暴气;毫针者,尖如蚊虻喙,静以徐往,微以久留之而养,以取痛痹;长针者,锋利身薄,可以取远痹;大针者,尖如梃,其锋微圆,以泻机关之水也。九针毕矣。"

《灵枢·官针》:"病在皮肤无常处者,取以镵针于病所,肤白勿取。病在分肉间,取以员针于病所。病在脉,气少,当补之者,取以锟针于井荥分俞。病在经络痼痹者,取以锋针。病为大脓者,取以铍针。病痹气暴发者,取以圆利针。病痹气痛而不去者,取以毫针。病在中者,取以长针。病水肿不能通关节者,取以大针。病在五脏固居者,取以锋针,泻于井荥分俞,取以四时。"

表 1　古九针与自然、人体的关系及其形状、功能

数序	一	二	三	四	五	六	七	八	九
自然（《灵枢·九针论》《素问·针解》）	天	地	人	时	音	律	星	风	野
人体（《素问·针解》）	皮	肉	脉	筋	声（骨）	阴阳和气，调阴阳	齿面目，益精	出入气，祛风	通九药，除三百六十五节气（络）
九针（《素问·针解》）	镵针	员针	鍉针	锋针	铍针	圆利针	毫针	长针	大针
形状（《灵枢·九针论》）	取法于巾针，去末寸半，卒锐之，长一寸六分	取法于絮针，筒其身而卵其锋，长一寸六分	取法于黍粟之锐，长三寸半	取法于絮针，筒其身，锋其末，长一寸六分	取法于剑锋，广二分半，长四寸	取法于鍪，微大其末，反小其身，令可深内也，长一寸六分	取法于毫毛，长一寸六分	取法于綦针，长七寸	取法于锋针，其锋微圆，长四寸
适应证（《灵枢·官针》）	主热在头身也	主治分间气	主按脉取气，令邪出	主痈热出血	主大痈脓，两热争者也	主取痈痹者也	主寒热痛痹在络者也	主取深邪远痹者也	主取大气不出关节者也
（《灵枢·官针》）	病在皮肤无常处者	病在分肉间	病在脉，气少，当补之者	病在经络，气痼痹者	病为大脓者	病痹气暴发者	病痹气痛而不去者	病在中者	病水肿不能通关节者

注：古九针的尺度应以周尺为准：1尺＝10寸，1周尺＝23.1厘米，以此定九针的长度。

四、九针针具模型的复原与制备

2004 年，由苏州医疗用品厂和中国中医科学院医史文献研究所共同研制的"古九针"在苏州通过鉴定。根据文献报道，该复原古九针依据《灵枢·九针十二原》与《灵枢·九针论》记载的九针形状，参考了历代 12 种医籍中有代表性的九针图，并参考了 1968 年中国社会科学院考古研究所在河北满城考古时发掘出土的西汉医针，经分析论证拟定了九针形制（见文前图 1）。

五、九针创制的意义

九针的创制和应用为刺法的形成奠定了基础，具有十分重要的意义。《灵枢·九针十二原》曰："针各有所宜，各不同形，各任其所，为刺之要。虚实之要，九针最妙。"《灵枢·官针》曰："凡刺之要，官针最妙。九针之宜，各有所为，长短大小，各有所施也。不得其用，病弗能移。疾浅针深，内伤良肉，皮肤为痈；病深针浅，病气不泻，反为大脓。病小针大，气泻太甚，疾必为害；病大针小，气不泄泻，亦复为败。失针之宜，大者大泻，小者不移。"由此可见，九针的不同形状有其相对应的疾病，可应用于不同的病证。如果针具不对证，不仅不能治病，反而容易产生不良反应，造成医源性损害。

第二节　新九针概述

一、新九针的概念及新九针疗法

新九针是山西省针灸研究所原所长师怀堂先生经过 50 余年的针灸临床实践，在《黄帝内经》古九针的基础上大胆革新、潜心研制出新的九种针具，包括镵针、磁圆梅针、锟针、锋针（即三棱针）、锋勾针、铍针、圆利针、毫针、火针（包括单头火针、多头火针，火锟针、火铍针）、梅花针及配套器具微型酒精灯（见文前图2）。

　　新九针疗法又称中国怀堂九针疗法，是使用新九针针具进行治病的独特针刺疗法。

二、古九针、新九针针具及用途对照

　　具体内容见表2。

表2　古今九针用途对照表

九针顺序	古九针	新九针	古九针用途	新九针用途
第一针	镵针	师氏镵针	主病在皮肤无常处，热在头身者，浅刺皮肤，去泻阳气	泄热解毒，祛瘀活血，调理肠胃 口腔黏膜划割法：胃肠疾患、面神经麻痹 耳壳划割法：皮肤病如湿疹、黄褐斑等 背部腧穴划割法：外感热病、痤疮等
第二针	员针	师氏磁圆梅针	主分肉间的邪气，揩摩体表，不伤肌肉	1. 内科病证：胃下垂，急、慢性肠胃炎，慢性肠炎，泄泻，神经衰弱，动脉硬化等 2. 骨伤、皮科病证：软组织损伤，肩周炎，颈椎病，蚊虫叮伤，跌打所致的血瘀肿痛，静脉曲张，鹅掌风，风湿、类风湿性关节炎，肱骨外、内上髁炎，脱肛，神经性皮炎等 3. 妇科病证：子宫脱垂、不孕症等 4. 儿科病证：小儿腹泻、小儿遗尿等 5. 耳鼻喉科病证：耳鸣、耳聋 6. 保健：乌发美容

接上表

九针顺序	古九针	新九针	古九针用途	新九针用途
第三针	鍉针	师氏鍉针	主病在脉，气少，当补者，按脉勿陷，以泄邪气	主要用于小儿按摩，治疗疳积、吐泻、消化不良，也用于寻找压痛点、疾病反应点、阿是穴，还用于火针点刺前压痕点穴以做标记，亦可用作火鍉针
第四针	锋针	师氏锋勾针　师氏锋针	主痈痹痼疾，泻热出血	锋勾针：宣通脉络、疏导气血、泻热散滞。用于某些慢性疾患而致的局部功能障碍，或顽固疼痛久而不愈，如肩周炎、神经性头痛、腰背肌劳损、腱鞘炎、脑血管病后遗症、胃肠疾病；也可用于某些感染性疾病，如急性结膜炎、扁桃体炎、急性或慢性咽炎、高烧等 三棱针：疏泄风热、化瘀解毒、刺络放血。主治急性热病、头痛、咽喉肿痛、中暑、昏迷、小儿惊风、疳积、急性淋巴管炎、结膜炎、痤疮、急性扭伤、无名肿毒等临床各科30余种病证
第五针	铍针	师氏铍针	主脓肿外证，切开排脓	切开排脓。主要用于皮肤病和一些外科病证，如对一些稍大的疣赘或肛肠息肉、暴露明显的鼻息肉、良性肉瘤等赘生物均可运用
第六针	圆利针	师氏圆利针	主痈证，痹气暴发者，可深内	具有除顽痹的作用，主治一些顽固性腰腿痛（如骨痹、筋痹等）

接上表

九针顺序	古九针	新九针	古九针用途	新九针用途
第七针	毫针	毫针	主寒热痛痹，静以徐往，微以久留之而养	临床各科病证
第八针	长针		主深邪远痹，深刺	
第九针	大针	师氏火针	主病水肿、大气不能过关节者，泻水，后人用作火针治瘰疬、痈肿	1. 温壮阳气 2. 生肌敛疮：痿证、各种溃疡病以及疮口不闭合者 3. 散寒除湿：各种痹证，尤其是沉寒痼冷、寒痰瘀血凝滞而成的痼疾 4. 祛风止痒：各种以痒为主的皮肤病，如牛皮癣、湿疹、白癜风等 5. 祛瘀排脓：如乳痈、痈肿、血栓性静脉炎、关节腔积液、瘀血性头痛以及臁疮、窦道等病证 6. 散结消肿：如痤疮、瘰疬、瘿瘤、纤维瘤、子宫肌瘤、前列腺肥大、卵巢囊肿等 7. 通络止痛：寒痰瘀血凝滞的顽固性疼痛 8. 清热泻火解毒：如带状疱疹等
		师氏梅花针		疏泄风热、活血化瘀、行气止痛。用于治疗气滞血瘀、风火热邪、麻木痿痹等病证；可治疗临床各科病证，尤其对心脑血管、神经系统、消化系统疾患及血液循环障碍、新陈代谢低下和皮肤疾患等具有良好疗效

三、新九针疗法的施针原则及其特点

（一）新九针疗法的施针原则

辨证施针，针分主辅，合理配伍，综合治疗。

（二）新九针疗法的特点

打破了传统针灸治疗中单一毫针或单一针具施治的局限性，针对不同病证，强调发挥不同针具的特异性作用及不同针具配合的综合作用。各种针具和针法既各自独立，又相互配合，成为一个统一的、整体的治疗体系，从而对一些疑难病症起到单一毫针不能起到的作用。

四、新九针疗法的适应证

新九针疗法对 160 余种病证具有显著疗效，尤其对一些疑难病证具有独特疗效，如：磁圆梅针治疗静脉曲张；火针治疗骨结核、外阴白斑、腋臭、疣赘、痣、老年斑；火铍针结合火锟针治疗肛肠痔瘘，开拓了针灸外科、针灸美容的治疗领域。此外，对中风、截瘫、某些中毒性休克、顽固性面瘫、面肌痉挛、风湿（类风湿）性关节炎、梅尼埃病、肩周炎、各种脑外伤后遗症、癫痫、轻度脑动脉硬化、顽固性鼻衄等也有独特疗效。

第二章 古九针、新九针针具及临床应用

第一节 古镵针与师氏镵针

一、古镵针（第一针）

（一）古镵针的形状

《灵枢·九针论》：一曰镵针者，"取法于巾针[1]，去末寸半，卒锐之，长一寸六分"。"一者，天也。天者，阳也，五脏之应天者肺，肺者，五脏六腑之盖也，皮者，肺之合也，人之阳也。故为之治针，必以大其头而锐其末，令无得深入而阳气出。"

《灵枢·九针十二原》："头大末锐。"

（二）古镵针的作用及应用

1. 去泻阳气，治疗热病

《灵枢·九针十二原》："去泻阳气。"

《灵枢·九针论》："主热在头身也。"

《灵枢·热病》："热病先肤痛，窒鼻[2]，充面，取之皮，以第一针，五十九[3]。"

《灵枢·热病》："热病先身涩[4]，倚[5]而热，烦悗[6]，干唇口嗌[7]，取之皮，以第一针，五十九。"

《灵枢·刺节真邪》："刺热者，用镵针。"

小贴士

五十九刺

　　谓五十九刺者，两手外内侧各三（少泽、关冲、商阳、少商、中冲、少冲，左右共十二穴），凡十二痏。五指间各一（后溪、中渚、三间、少府），凡八痏，足亦如是（束骨、临泣、陷谷、太白，左右共八穴）。头入发一寸旁三分各三，凡六痏。更入发三寸边五，凡十痏（五处、承光、通天、头临泣、目窗、正营、承灵、脑空）。耳前后（听会、完骨）口下者（承浆）各一，项中一（风府），凡六痏。巅上一（百会），聪会一（囟会），发际一（神庭），廉泉一，风池二，天柱二。（《灵枢·热病》）

2. 病在皮肤之表者

　　《灵枢·官针》："病在皮肤无常处者，取以镵针于病所，肤白勿取[8]。"

3. 放血

　　《素问·刺疟篇》："骱酸痛[9]甚，按之不可名，曰胕髓病[10]，以镵针针绝骨[11]出血，立已。"

小贴士

《黄帝内经》中的浅刺法与镵针

　　《灵枢·官针》中九刺、十二刺、五刺中的浮刺、毛刺、半刺、扬刺均属于浅刺，与镵针原理相同，可使用镵针达到治疗目的。

　　九刺："毛刺者，刺浮痹于皮肤也。"

　　十二刺："浮刺者，傍入而浮之，以治肌急而寒者也。""扬刺者，正内一，傍内四而浮之，以治寒气之博大者也。"

　　五刺：半刺者，浅内而疾发针，无针伤肉，如拔毛状，以取皮气，此肺之应也。"

注释:

[1] 巾针:古时缝纫之针。

[2] 窒鼻:鼻塞。

[3] 五十九:指《灵枢·热病》中治疗热病的五十九个穴位,可根据情况从中选取穴位。

[4] 涩:身体不爽。

[5] 倚:音 yǐ,指无力倚靠着。

[6] 悗:音 mán。①烦闷:"清浊相干,乱于胸中,是谓大悗。"②迷惑。

[7] 嗌:音 yì,指咽喉,亦指咽头。这里指咽喉堵塞。

[8] 肤白勿取:杨尚善:"痛处肤当色赤,故白处痛移,不可取也。"

[9] 骱酸痛:骱,指胫骨。骱酸痛即胫骨酸痛。

[10] 胕髓病:胕,音 fū。高世栻注:"按之不可,痛在骨也,髓藏于骨,故曰胕髓病。"《素问识》注:"考《四十五难》'髓会绝骨',今邪伏而附于髓,故针髓会之绝骨,以祛其邪。"张景岳:"其邪深伏,故曰胕髓病"。

[11] 绝骨:绝骨穴,位于外踝尖上 3 寸,腓骨前缘。因此穴定位时由外踝尖往上推,恰好位于腓骨摸不到的地方,故曰绝骨,又名悬钟。

二、师氏镵针

(一)师氏镵针的形状

分针体与针柄两部分(见文前图 3)。

1. **针体**　由耐高温的金属制成,长 4cm,末端扩大为菱形,前面尖部及两边为锋利的刃,继承了古镵针"头大末锐"的特点,以适应"令无得深入而阳气出"的应用目的。针头锋刃可随时修磨，以保持锋利。

2. 针柄 长10cm，为圆柱形，用优质木材或有机玻璃、合金等材料制成，以便于抓握及隔热。

（二）使用方法

以拇、食、中三指以持笔姿势抓握针柄，针体与皮肤呈垂直角度，在穴位皮肤部位划割，以微出血为度。临床常用的划割方法有以下三种：

1. 口腔黏膜划割法 以针头之锋刃，在口腔内颊黏膜的横形条索状白斑（牙痕）或紫斑上进行垂直划割，割至血出为度。每针划割长度以1cm左右为宜。可根据条形斑的长度酌情决定所划割的针数。此法适用于多种胃肠疾患、面神经麻痹等。

小贴士

口腔颊黏膜条索斑

临床上有些患者常在两侧的口腔颊黏膜上有白色条索，如果属于气滞血瘀型多为紫色条索，为上下牙齿咀嚼形成的牙痕，多为胃肠病的反映，面神经麻痹患者亦常见。

---

2. 耳壳划割法 用针尖轻微划割耳内侧、背侧之穴位，或耳背静脉。可按耳穴定位选取划割部位，每次以2～3穴（处）、微出血为度。常用于一些皮肤病，如湿疹、黄褐斑、脓疱疮、银屑病、皮肤瘙痒等。

3. 背部腧穴划割法 即在背部腧穴进行划割，每次以2～3穴、微出血为度。适用于外感热病、痤疮等。

（三）针具消毒

针具使用完毕，用酒精棉擦拭干净，75% 酒精浸泡 30 分钟，收藏，使用前再置酒精灯烧灼消毒，待凉后使用。

（四）师氏镵针的作用及适应证

师氏镵针具有泄热解毒、祛瘀活血、调理肠胃的作用。适用于外感表证，如感冒、发热；多种胃肠疾患，如胃炎、胃及十二指肠溃疡等；面神经麻痹；某些皮肤病，如湿疹、黄褐斑、脓疱疮、银屑病、皮肤瘙痒等。

（五）古今镵针的异同

古今镵针均是用于皮表浅刺、放血的针具，应用于热病，以取泻阳气。师氏镵针在制作形状上继承了古镵针"头大末锐"的特点，以适应刺激皮表不得深入的刺法要求，但其在针具制作上更加精细实用，刺激方法更多样，应用范围也更加广泛，如除了可治疗热病、皮肤病外，还可应用于胃肠病、面神经麻痹等。

三、镵针的现代临床应用

镵针割治对耳轮部治疗湿疹

治疗方法　对镵针针头及双侧对耳轮部消毒，然后用左手固定施治耳郭，使对耳轮部充分暴露，右手用持钢笔式紧握镵针针柄，按对耳轮弧形切线的垂直线方向，用针头之刃在对耳轮上轻轻划割，划痕长度不超过 5mm，划痕间隔距离以 2mm 为宜，使之微微出血，再用消毒棉盖于创伤面，约 3 ～ 4 小时后去掉，对耳轮上血痂待其自然脱落。

疗效　治疗湿疹 12 例均愈，其中急性期 8 例，亚急性期 3 例，

慢性期 1 例，平均疗程 7 天，平均施治次数 3 ～ 4 次。

验案 丁某，女，18 岁。小腿外侧对称性红色丘疹半月余，加重 2 天，夹有小水疱，渗出、糜烂，右侧约 8cm×10cm，左侧约 6cm×8cm，边缘不清楚，皮肤潮红，剧痒难忍，伴有小便短赤，苔薄黄微腻，脉滑数。诊断：湿疹（脾胃湿热）。以上法治疗，3 日后二诊，疮面潮红、结痂，没有渗出液，稍觉痒感，对耳轮上血痂脱落，再次如前施治。5 日后三诊，疮面红润微肿，范围缩小，痒感消失，基本治愈，终止治疗。追访 3 个月，患处皮肤正常，无红肿痒感。

出处 周秋芳，申允中，张明建. 镵针割治对耳轮部治疗湿疹 [J]. 四川中医，1989，8（1）：51-52.

第二节 古员针与师氏磁圆梅针

一、古员针（第二针）

（一）古员针的形状

《灵枢·九针论》："二曰员针，取法于絮针[1]，箭[2]其身而卵其锋，长一寸六分"。"二者，地也。人之所以应土者，肉也。故为之治针，必箭其身而圆其末，令无得伤肉分，伤则气得竭。"

（二）古员针的作用及应用

古员针主要应用于病邪在分肉间的病证。

《灵枢·九针论》："主治分间气[3]。"

《灵枢·九针十二原》："揩摩分间，不得伤肌肉者，以泻分气[4]。"

《灵枢·官针》："病在分肉间[5]，取以员针于病所。"

小贴士

《黄帝内经》刺分肉法与员针

《灵枢·官针》中的分刺、合谷刺均属刺分肉法，但要刺入皮内，不同于员针。

"分刺者，刺分肉之间也。"（即针刺直达肌肉部）

"合谷刺者，左右鸡足针于分肉之间，以取肌痹。"（即在肌肉较丰厚处，针刺得气后退至浅层，又依次再向两旁斜刺，形如鸡爪的分叉，以治疗肌痹）

注释：

[1] 絮针：絮，指棉花的纤维，如棉絮、被絮，或指古代的丝纤维。絮针，即缝制棉絮或丝制品的针。

[2] 筒：音 tǒng，意"直"。马莳《黄帝内经灵枢注证发微》云："筒以竹为主，其体直，故谓直为筒"。这里指针身圆直呈柱形。

[3] 分间气：指分肉间的邪气。

[4] 分气：同分间气。

[5] 分肉间：古代分肉指现代的骨骼肌，故分肉间即现代的肌肉与肌肉之间的间隙。

二、师氏磁圆梅针

（一）师氏磁圆梅针的形状

见文前图 4。

1. **针体**　长 6cm，两端针尖嵌有 3000 高斯磁铁，其中一端为如绿豆大的球形，叫"磁圆针"，另一端形似梅花针针头，叫"磁梅花针"。

2. **针柄**　磁圆针柄为合金铝所制，分为两节，两节间由螺旋丝口衔接，前节较细，长 12cm，后节较粗，长 10cm。

（二）使用方法

1. 磁圆针叩击方法　以手拇、食指握持针柄中部，中指、无名指轻握针柄后部，小指轻托针柄末端，使针头与皮肤垂直，以腕力叩击，形成弹性的叩击力，即"弹刺"。

（1）**磁圆针的三种叩击方法**

①循经取穴叩刺法：即沿经脉循行线找穴叩刺，并重点叩刺相关的重要穴位（主穴）。

②经脉叩刺法：即单纯叩刺经脉。可视病情叩刺一条或数条经脉，也可叩刺一条或数条经脉中的一段或几段。

③穴位叩刺法：即单纯叩刺腧穴。一般来说主穴可重叩或多叩，配穴则轻叩或少叩。

以上三种叩刺方法除可单独应用外，也可配合应用。

（2）**磁圆针的刺激强度**：一般可分为轻、中、重三种刺激强度。

①轻度：局部皮肤无明显改变，叩刺时仅有振动感。

②中度：叩击至皮肤潮红，第二天皮下有黄青色斑点。

③重度：叩时皮下痛感明显，叩后皮下出现黄青色斑点，随即转为青紫色斑点。

（3）**磁圆针的补泻**：一般顺经脉循行方向轻度叩刺为补法；逆经脉循行方向重度叩刺为泻法；沿经脉以中度手法来回叩刺，为平补平泻。

2. 磁梅花针叩击方法　以手拇、食指握持针柄中部，中指、无名指轻握针柄，以与皮肤垂直的方向轻轻叩刺患部或患部周围，主要应用于皮肤病。

（三）磁圆梅针的作用及适应证

1. 磁圆针　磁圆针的"弹刺"可形成振动力，使作用力深入到经脉穴位的肌层（分肉），从而起到通经活络的作用；另一方面，在叩击经脉穴位的同时，可形成动磁力，产生电磁作用，起到活血通络的作用。磁圆针主要应用于以下几方面病证：

（1）内科病证：胃下垂，急、慢性肠胃炎，慢性肠炎，泄泻，神经衰弱，风湿、类风湿性关节炎，动脉硬化，脱肛等。

（2）骨伤科病证：软组织损伤，肩周炎，颈椎病，跌打所致的血瘀肿痛，肱骨外、内上髁炎。

（3）外科病证：静脉曲张（注：治疗前先做深静脉回流试验，如深静脉回流正常，方可使用本法）。

（4）妇科病证：如子宫脱垂、不孕症等。

（5）儿科病证：如小儿腹泻、小儿遗尿等。

（6）耳鼻喉科病证：耳鸣、耳聋。

（7）保健：乌发美容。

小贴士

磁疗原理

磁石的性味及归经：辛咸，平，无毒；归肾经、肝经、肺经。

"磁石味辛、寒。主周痹，风湿，肢节中痛不可持物，洗洗酸消、除大热烦满及耳聋"。(《神农本草经》)

磁石辛咸，色黑，属水。能引肺经之气入肾，补肾益精。(《本草纲目》)

现代研究：磁场的生物学效应：①改善微循环，消肿。②降低血液黏度，减低红细胞的聚集性，增加红细胞之间的排斥力。③提高某些酶的活性，如超氧化物歧化酶(SOD)。④降低血脂。⑤提高免疫功能。⑥增加脑腓肽，镇痛。⑦镇静，改善睡眠。

2. **磁梅花针** 主要用于皮肤科病证，如蚊虫叮伤、鹅掌风、神经性皮炎等。

（四）古员针与磁圆梅针的异同

古代的员针虽然为邪在分肉间而设，但由于分肉间疾病的多样性及复杂性，故古代员针可以认为是针对分肉间邪气的一种针具，并不能解决所有的问题，因此《灵枢·官针》中有分刺、合谷刺、分肉刺等刺法，丰富了病在分肉间的刺激方式和方法。磁圆梅针根据《黄帝内经》记载的古代员针，参照中国古代磁石治病的记载和现代磁疗原理，综合了古员针、现代梅花针及磁疗的治疗作用，其治疗范围较古代员针大大提高，而且疗效也非常好。同时，由于磁圆梅针的便携性及易操作性，目前，已成为许多普通人的保健用具。

三、磁圆梅针的现代临床应用

1. 磁圆针叩击治疗婴幼儿泄泻

治疗方法 首先叩击背部督脉、膀胱经、夹脊，根据病的虚实进行迎随补泻，根据病势的轻重掌握手法的轻重；叩击 3～5 分钟后，再由督脉向两侧进行疏散 1～2 分钟；接着叩击下肢膀胱经及肾经，以膝关节以下为叩击重点，叩 1～3 分钟；再由任脉向两侧疏散叩击 1～2 分钟；然后在胸腹部叩击脾经约 1 分钟；再开始进行下肢的胃经和脾经叩击 1～2 分钟。全过程 10～20 分钟。急性泄泻 1 日 2 次或 3 次，慢性泄泻 1 日 1 次。

疗效 治疗 87 例，治愈率 83.91%，显效 2.64%，无效 3.45%，总有效率 96.55%。

出处 秦建平．磁圆针叩击治疗婴幼儿泄泻 87 例临床疗效观察

[J].山西临床医药杂志，1998，7（3）：189-190.

2. 磁圆针叩击法治疗哮喘

治疗方法 治疗组：主穴：肺俞、定喘。配穴：风寒加列缺、风门；痰涎壅盛加膻中、丰隆；虚证哮喘加太渊、太溪、肾俞、气海、足三里。操作方法：左手固定穴位，右手执磁圆针，用雀啄法叩击穴位，叩击时间为每穴3分钟，叩击频率为每分钟40～60次，每日1次，10次为1个疗程。对照组：按中医辨证分为四型，口服中药汤剂。

疗效 磁圆针组痊愈59.4%，有效37.5%，无效3.1%，总有效率96.9%；中药组痊愈33.3%，显效50.0%，无效16.7%，总有效率83.3%。磁圆针组优于中药组。

验案 杨某，男，5岁。每因天冷或受寒哮喘反复发作，发作时呼吸急促，喉中有哮鸣音，胸膈满闷，痰少咯吐不爽，口不渴喜热饮，形寒怕冷，苔白滑，脉浮紧。至我科就诊，予磁圆针叩击法治疗3次后哮喘缓解，余症消失，再巩固治疗7次，随访半年未复发。

出处 冷钰玲，潘清蓉，李义.磁圆针叩击法治疗哮喘64例临床观察[J].针灸临床杂志，2002，18（12）：32-33.

3. 磁圆针治疗不寐

治疗方法 补法：顺着经脉循行以磁圆针轻叩经脉循行部位5次；泻法：逆着经脉循行重叩10次；平补平泻法：沿着经脉来回中等度叩击8次。实证不寐：泻肝经；补任脉、胃经、脾经、膀胱经、肾经；平补平泻心经、督脉。胸腹部以任脉为中心，腰背部以督脉为中心，分别向两侧中度叩击1～2分钟；太冲、安眠穴重叩20次，涌泉轻叩10次。虚证不寐：补任脉、脾经、胃经、督脉、膀胱经、肾经。胸腹部以任脉为中心，腰背部以督脉为中心，分别向两侧轻叩 1 ~ 2 分钟；内关、神门、足三里、太溪、涌泉、安眠穴分别轻叩 10 次。

验案　张某，女，36 岁。1995 年 6 月 22 日初诊。因家事烦扰彻夜不眠或梦多易醒半月，伴心烦胸闷，面红口苦，神疲乏力，不思饮食，舌红苔薄，脉弦细。此乃肝郁化火，上扰心神。用实证不寐之法治疗 3 次后睡眠明显改善，夜寐 4 ~ 5 个小时，又治疗 7 次后，睡眠复常。

出处　周广成 . 磁圆针治疗不寐 [J]. 江苏中医，1999，20（1）：21.

4. 磁圆梅针治疗阵发性室上性心动过速

治疗方法　将 100 例阵发性室上性心动过速的患者随机分为观察组与对照组，每组 50 例。观察组采用磁圆梅针叩击左侧内关、大陵、胸大肌、乳突肌旁反应点及颈部，对照组则针刺双侧内关穴，观察两组治疗 1 次后的即时疗效。

疗效　观察组即刻缓解 45 例，显效 5 例，总有效率 100%；对照组即刻缓解 0 例，显效 6 例，有效 28 例，无效 16 例，总有效率 68.0%。

出处　解清禄，解同显 . 磁圆梅针治疗阵发性室上性心动过速 50 例 [A]. 世界针灸学会联合会成立 20 周年暨世界针灸学术大会论文摘要汇编 [C]. 世界针灸学会联合会，2007：1.

5. 磁圆梅针局部叩刺治疗皮痹

治疗方法　局部皮肤暴露消毒，操作时手握持针柄后部，食指压在针柄中段，使用手腕之力进行弹刺，使针尖垂直叩打在皮肤上，并立即提起，反复进行，使局部皮肤潮红，充血即可，叩打的部位以病变区为主。隔日治疗 1 次，操作时间为 40 分钟。

验案 某，男，50岁，个体商人。主诉：双大腿外侧皮肤麻木、感觉减退2年余。查体：双大腿外侧皮肤无异常改变，局部约有10cm×15cm范围的感觉减退，触压皮肤发硬，肌肉发硬，成板状，神经系统生理反射存在，病理反射未引出。西医诊断：股外侧皮神经炎；中医诊断：痹证（皮痹）。以上法治疗5次后，病变部肌肉松弛，痛、温觉有所好转；治疗10次后，病变部皮肤及痛、温觉如常人。

出处 孙海青，胡玲.磁圆梅针局部叩刺治疗皮痹的临床体会 [A]. 2011中国针灸学会年会论文集（摘要）[C]. 中国针灸学会，2011：2.

6. 磁圆梅针治疗带状疱疹

验案 杜某，男，54岁，干部。1992年3月12日初诊。患者左腰部3天前抽痛，外贴虎骨膏，昨日左后腰部起许多水疱、灼热疼痛。查体：左后腰部可见范围4cm×5cm大小集簇状水疱，疱壁紧张，水疱周围红晕，舌质红，苔黄腻。辨证：脾湿郁久化热，外感毒邪。治疗方法：叩足三里、血海稍重，然后循经叩击脾经诸穴，以达除湿健脾之功；用磁圆针轻刮皮疹，偶有破溃用青黄散（黄柏19克，青黛0.3克）吹拂皮疹处，用磁梅针稍重叩皮疹周围3cm处，使周围皮疹潮红为度，每日2次，每次20～30分钟。2次后疼痛大为减轻，水疱壁松弛，疱液吸收许多；3天后水疱基本吸收，结痂，改为每日1次；6天后大部分痂脱，疼痛基本消失，继治3天而愈。

出处 石红乔.磁圆梅针在带状疱疹治疗中的运用 [J]. 江苏中医药，1993，37（6）：25.

7. 磁圆梅针循经叩刺治疗糖尿病周围神经病变

治疗方法 糖尿病周围神经病变60例，分甲钴胺组、磁圆梅针组、联合治疗组三组，每组 20 例。所有病例均在控制饮食、合理运动的基础上，根据患者具体情况，在内分泌科医生的指导下继续服用降糖药物，使患者血糖平稳控制在满意水平，空腹血糖7～8mmol/L，餐后 2 小时血糖 8～10mmol/L，且无低血糖发生。甲钴胺组给予口服甲钴胺片，500μg/次，每日 3 次，疗程 1 个月；磁圆梅针组循经叩刺患者患部的经络，每日 1 次，时间为 40 分钟，1 周休息 1 次，5 次为 1 个疗程，共进行 4 个疗程；联合治疗组为在口服甲钴胺治疗的基础上加用磁圆梅针疗法。三组病例治疗前后观察其疗效及神经传导速度和 F 波。

疗效　甲钴胺组有效率 90%，磁圆梅针组有效率 90%，联合治疗组有效率 95%。与甲钴胺组、磁圆梅针组比较，联合治疗组总有效率明显提高，但无统计学意义；与甲钴胺组、磁圆梅针组比较，联合治疗组胫神经的感觉神经传导速度提高。

出处　孙海青，胡玲 . 磁圆梅针循经叩刺治疗糖尿病周围神经病变疗效观察 [J]. 山西中医学院学报，2012，13（5）：47-49.

8. 磁圆梅针治疗肩周炎

治疗方法　操作方法：右手持磁圆梅针，左手固定患部，然后以磁圆梅针两头交替叩刺病变局部，叩刺时采用中度手法循经叩刺肩髃、肩髎、肩井和阿是穴以及所经过的经络，每次 20 分钟，每日 1 次，12 次为 1 个疗程，一般治疗 2 个疗程。

疗效　在 52 例中，痊愈 28 例，显效 12 例，有效 8 例，无效 4例，总有效率为 92.30%。

验案　王某，女，58 岁，工人。1998 年 2 月 24 日初诊，主诉：右肩部疼痛、不能上举 3 月余。患者因 3 个月前受凉，右肩疼痛，上举、外展困难，影响日常穿衣、梳头，经服药治疗疗效欠佳，近日逐渐加重。查体：右肩关节局部呈弥漫性压痛，右肩关节外展60°，内收、上举功能明显受限，右肩局部喜热恶寒，舌淡红，苔白，脉弦紧。诊断：肩凝症（右肩周炎）。辨证：风寒入络，经脉受阻。治宜温经散寒、通经活络。以上法治疗5次后，右肩痛减轻，肩外展至80°，仍按上述方法连续治疗2个疗程，共24次，患者肩痛消失，功能恢复自如而痊愈。

出处 凌楠，陈丽仪.磁圆梅针治疗肩周炎52例[J].针灸临床杂志，2003，19（4）：27.

9. 磁圆锤治疗落枕

治疗方法 患者取端坐位，医者站立于患者患侧，左手托患侧腕部，右手持磁圆梅针，以磁圆针端按压内关穴，手法由轻至重，以患者能耐受为度。同时嘱患者活动颈部，做前倾后仰、左右转动等动作。此时患者自觉颈部松弛，疼痛减轻。每日按压1次，3天为1个疗程。

疗效 60例均于3天内治愈，1次治愈者32例，2次治愈者17例，3次治愈者11例。

出处 郭建山.磁圆针按压内关治落枕[J].中国民间疗法，1996，（5）：16.

10. 磁圆梅针治疗静脉曲张

治疗方法 右手持磁圆梅针，左手作为押手将周围皮肤压住，然后以磁圆针端叩刺病变局部。叩刺时采用重度手法，以腕部力量为主，配合手指力量，在静脉曲张团处由下而上弹刺，以叩至皮下出现隆起、看不见蚯蚓团状的曲张静脉为度。一般叩刺5～10针，每周治疗2次，7～10次为1个疗程。

疗效 本组102例，其中治愈80例，占78.43%；显效20例，占 19.61%；好转 2 例，占 1.96%。

　　验案　颜某，女，35 岁，挡车工。1988 年 3 月 12 日初诊，自诉：双下肢憋困不适，伴下肢血管变粗隆起 10 年，诊断为静脉曲张，建议手术治疗，因畏惧手术，故要求针灸治疗。检查：双下肢明显可见静脉血管青紫扩张。经用上法治疗 2 次后，下肢憋胀明显减轻，曲张隆起的静脉团基本消失，仅遗留局部青黄色；又治 2 次后，症状、体征均告消失；随访 2 年，一切良好。

　　出处　师怀堂，师爱玲 . 磁圆梅针治疗静脉曲张 102 例 [J]. 中国针灸，1990，10（6）：15.

第三节　古锃针与师氏锃针

一、古锃针（第三针）

（一）古锃针的形状

　　《灵枢·九针论》："三曰锃针，取法于黍粟 [1] 之锐，长三寸半"。"三者，人也，人之所以成生者，血脉也。故为之治针，必大其身而圆其末，令可以按脉勿陷，以致其气，令邪气独出。"

　　《灵枢·九针十二原》："三曰锃针，长三寸半……锃针者，锋如黍粟之锐，主按脉勿陷，以致其气。"

（二）古锃针的作用及应用

　　《素问·针解》："三人……人脉应人……故三针脉。"

　　《灵枢·官针》："病在脉，气少，当补之者，取以锃针于井荥分俞 [2]。"

《灵枢·九针论》："三者，人也。人之所以成生者，血脉也。故为之治针，必大其身而圆其末，令可以按脉勿陷，以致其气，令邪气独出。"

《灵枢·热病》："热病头痛，颞颥[3]，目瘈脉痛[4]，善衄，厥热病也，取之以第三针，视有余不足。"

注释：

[1] 黍粟：黍，音 shǔ，黄米，粒较大，煮熟后有黏性；粟，音 sù，小米，粒较小。此处指鍉针末端的形状如黍粟大小。

[2] 井荥分俞：井荥，在此指井、荥、输、经、合五输穴；分俞，指各经腧穴。

[3] 颞颥：颞，音 niè；颥，音 rǔ。颞颥，指颞骨，在头侧，耳前上方，眉后方。

[4] 目瘈脉痛：瘈，音 chì，痉挛之意。目瘈脉痛，即颞颥部引目之脉络抽掣作痛。

小贴士

《黄帝内经》中的刺脉法与鍉针

《灵枢·官针》中五刺中的豹文刺、九刺中的络刺、十二刺中的赞刺均属于刺脉的方法，但与鍉针的刺脉法有所不同。鍉针不刺入皮肤，仅按压脉，治疗气虚、病在脉的虚证；豹文刺、赞刺、络刺均需刺破血管，是放血疗法，用于邪在脉的实证。

豹文刺："豹文刺者，左右前后针之，中脉为故，以取经络之血者，此心之应也。"

络刺："络刺者，刺小络之血脉也。"

赞刺："赞刺者，直入直出，数发针而浅之，出血是谓，治痈肿也。"

二、师氏镄针

（一）师氏镄针的形状

师氏镄针分小镄针、大镄针、弹簧镄针、长镄针四种，其中小镄针在临床最常用（见文前图 5）。

1. 小镄针　小镄针整体长 12cm，其中针体长 3cm，由耐高温的金属制成，末端为绿豆大的球形针头；针柄长 9cm，由优质木材或其他绝热材料制成。

2. 大镄针　针长约 19cm，两端呈圆柱形，长度分别为 5.5cm、3.5cm，柱的直径分别为 1cm、1.2cm，由不锈钢材料制成。

3. 弹簧镄针　形状和小镄针类似，但针体和针柄间加有微型弹簧，使针体部可根据需要伸缩。

4. 长镄针　针长 10cm，末端为直径 0.3cm 的圆头，由不锈钢材料制成。

（二）使用方法

1. 小镄针

（1）标记穴位：在选定的部位、穴位部位按压形成明显凹痕。如火针针刺前对要针刺的穴位或部位进行按压，以出现的凹痕作为标记。

（2）点按法（冷镄针）：在选定的部位、穴位或刺激点等处按压片刻，或做小幅度旋转，以出现针感为度。此法多用于小儿疳积、腹泻、消化不良等的治疗，或某些关节损伤、软组织扭伤等的治疗。

（3）火镄针：即将镄针烧至通红或微红，在患部进行烙烫治疗的方法。包括单纯火镄针刺法、火镄针与火铍针联合刺法、火镄针隔药膏温灸法三种。

①单纯火镄针刺法：将火镄针根据需要在酒精灯上烧至通红或

微红，在特定刺激点灼刺或在患处局部烙烫。主要应用于一般外科病证，如小血管病、疣赘、浅表色素痣、老年斑、内痔、白癜风、久不愈合的溃疡面、瘘管、肛裂等。

②火锟针与火铍针联合刺法：此法系火锟针、火铍针配合运用。方法是：先用火铍针迅速烙割病变组织（切割至与皮肤相平为度），然后以火锟针烙烫，修补结痂，产生强化止血作用。主要应用于外痔，皮肤赘生物，高凸的疣、瘊、瘤等。

③火锟针隔药膏温灸法：将锟针烧热，隔伤湿止痛膏等药膏点灸穴位或患部。操作方法如下：将药膏轻置于穴位处或患处，然后持烧热的锟针隔药膏进行点灸，针头接触药膏后停留 1 ～ 2 秒，如此反复操作，注意切勿烫伤皮肤。主要用于风寒湿痹。

2.　**大锟针**　主要用于妇科宫颈糜烂。使用方法：首先用阴道扩阴器暴露患部并消毒，然后将大锟针在酒精灯上烧到微红，直接烙烫糜烂处。

3.　**弹簧锟针**　主要用于扁桃腺炎、慢性咽炎等治疗。使用方法：让患者张口，医生用左手压舌板压住患者的舌根部，右手持针，用拇指按压针尾端，使锟针头部弹出，然后在酒精灯上烧至 100℃左右，松开拇指，使灼热的针头缩进针套，然后迅速伸进口腔，对准化脓或肿大的扁桃体或咽后壁的滤泡，拇指按压针尾伸出针头烙烫，再松开拇指，使针头缩回至针套，退出口腔，这样可以防止烫伤口腔。

4.　**长锟针**　主要用于肛瘘的治疗。使用方法：先用长锟针伸入瘘管以探明瘘管的深度和盲端位置，然后将锟针在酒精灯上烧至 80℃左右，伸入瘘管烙烫，可反复数次操作，直至瘘管组织完全被破坏。

（三）师氏锃针的作用及适应证

师氏锃针的作用：分冷锃针和火锃针，冷锃针主要用于穴位标记和经脉穴位的按压治病，如小儿疳积、腹泻、消化不良等的治疗，或某些关节损伤、软组织扭伤等的治疗。火锃针根据病变的不同应用小锃针、大锃针、长锃针和弹簧锃针，具体内容见上述使用方法。

（四）古今锃针的异同

古今锃针均为"圆其末"的形状，但古锃针末端如"黍粟"大小，即 2mm 左右，用于按脉取气。师氏锃针的末端也是圆形的，根据各种锃针的不同，其末端的直径也随之不同，如小锃针、弹簧锃针的末端如绿豆大小；大锃针末端如圆柱形，直径约 5mm 左右；而长锃针的末端直径约 3mm。这些不同形状的锃针，除了小锃针可用于按压经脉穴位治疗疾病、标记穴位外，各种锃针用作火锃针，在临床上应用于内、外、妇、儿、骨伤等科的病证，大大扩大了锃针的使用范围，这是师氏锃针的重大创新。

三、师氏锃针的现代临床应用

1. 锃针耳穴治疗胃痉挛

治疗方法　取耳穴胃，在耳轮脚消失处周围胃区用锃针探寻找到压痛点时进行加压，手法由轻到重缓慢压针，直至患者难以忍受痛感时停止加压，将针固定在穴位上，压针 2～5 分钟。多数患者当压针 1～2 分钟时胃痛开始缓解，直至患者胃痛消失或基本缓解时将针慢慢提起。一般取一侧穴位针治即可奏效，如针一侧止痛效果不理想，可令患者休息 5 分钟后再针另侧，方法相同，经两侧治疗效果仍不理想者改用其他方法治疗。

疗效　32 例患者，经一侧治疗疼痛完全缓解者 11 例，两侧治疗疼痛完全缓解者 14 例，两侧治疗后症状减轻者 5 例，治疗无效者 2 例，总有效率 94%。

验案　雷某，女，47 岁。1994 年 10 月 25 日初诊。自诉中午因食冷饮，1 小时后上腹开始剧痛，呕吐一次，口服快胃片加腹部热敷均不能止痛而来诊。查体：除上腹压痛明显外无其他阳性体征。按胃痉挛处置，取右耳胃穴锟针按压，约 2 分钟腹痛减轻，持续按压 3 分钟患者已全无腹痛感觉，停针观察 20 分钟未见复发，5 日后经随访，一切正常。

出处　王贵义 . 锟针耳穴治疗胃痉挛 32 例 [A]. 中国针灸学会全国中青年针灸推拿学术经验交流会论文汇编 [C]. 中国针灸学会，1999：215-216.

2. 火锟针速烙刺法治疗慢性咽炎

治疗方法　患者取坐位，头后仰。医者将冷光灯线调至患者口咽部，左手持压舌板压患者舌，使咽部充分暴露，用 1% 丁卡因咽部喷雾使黏膜表面麻醉，每次 3～5 分钟，共 2～3 次，至咽反射显著减退、无恶心为止。将火锟针于酒精灯上烧至微红，迅速在患者病变黏膜表层施以速烙刺法，以局部黏膜变为白色为度，一般根据病灶大小决定烙刺范围。火锟针速烙刺后，即予生理盐水漱口，治疗后 1 周内，饭后以洗必泰含漱剂含漱，不可进食过热、过粗糙及刺激性食物。一般 1 次治愈，如治疗 10 日后仍有咽部不适感则加治 1 次。

验案　徐某，女，58 岁，山西省灵石县人。2005 年 6 月 18 日初诊，自诉咽部不适，有异物感已 10 余年，伴刺激性咳嗽，晨起用力咳出黏性分泌物，刷牙时有干呕，这次因情绪变化而致症状加重 3 个月。经西医冷冻、雾化及青霉素等抗感染治疗效果不佳，特来求诊。检查：咽后壁淋巴滤泡增生，有分泌物附着。遂用火锒针速烙刺，方法如上述，1次治疗后临床症状消失。

出处　王海军，曹玉霞，祁越．火锒针速烙刺法治疗慢性咽炎[J].针灸临床杂志，2008，24（1）：30-31.

3. 火锒针治疗复发性口腔溃疡

治疗方法　采用山西师怀堂新九针中的锒针，在乙醇灯上烧至通红，迅速在患者每个病变黏膜表层分别施以速烙刺法，以局部黏膜变为白色为度，一般根据病灶大小决定速烙范围。火锒针速烙刺后，即予生理盐水漱口，治疗后1星期内，饭后以洗必泰含漱剂漱口，不可进食过热、过粗糙及刺激性食物。一般1次治愈，如治疗1周后仍有不适则加治1次。

疗效　37例患者，28例1次治愈，9例2次治愈，有效率100%。

验案　某，女，37岁，集团职工。2005年10月初诊，自诉口腔溃疡反复发作已20余年，复发1周，灼痛难忍，经服用中、西药物治疗疗效欠佳，特来就诊。检查见下唇内侧、舌尖、颊黏膜等处共6个圆形溃疡，最大0.6cm×0.4cm，最小0.2cm×0.2cm，溃疡面呈黄色，略凹，上覆分泌物，周围红肿。遂用火锒针速烙刺，方法如上述。1次治疗后疼痛消失，3天后复查溃疡面愈合。

出处　闫支花，韩长根．火锒针治疗复发性口腔溃疡37例[J].上海针灸杂志，2009，27（12）：33.

4. 火锒针治疗肛裂

治疗方法　患者取截石位，常规消毒，用2%盐酸利多卡因做局部麻醉，然后肛门镜涂润滑剂，缓慢插入肛门，充分暴露肛裂病位，旋转肛门镜螺丝使其固定。右手持针，将针在酒精灯上烧至100℃左右，视肛裂类型，施针而刺。单纯性肛裂：用火锒针在肛裂处直接灼刺，使组织变为白色即可，观察5分钟，如有出血，再点刺1～2次以止血，如无出血，涂烫伤膏，敷料包扎。溃疡性肛裂：火锟针点灼裂口至灰白色。对赘皮外痔、哨兵痔，左手持镊，夹持赘皮或哨兵痔顶端将其拉长，右手持火铍针至基底部一次性烙断，割除根治，火锟针封口，涂烫伤膏，敷料包扎。隐窝炎：火锟针点灼成灰白色。肛乳头肥大：左手持镊夹持肛乳头顶端将其拉长，右手持火铍针至基底部一次性烙断，割除根治，火锟针点灼止血封口。裂痔：火锟针点灼使其萎缩。皮下瘘管：火锟针插入瘘管内，烙灼2～3次即可。针后处理：适当休息2～3天，治疗后切忌强劲大便和蹲厕过久。嘱患者多食水果和富含粗纤维的蔬菜以缓解大便干燥，每次大便后用1：5000高锰酸钾溶液或温开水清洗，并涂烫伤膏，或用黄芩、黄连、黄柏、连翘、栀子、大黄各30克，水煎30分钟熏洗肛门。

疗效　患者426例，1次治愈者302例，占70.19%；2次治愈者124例，占29.11%。痊愈率为100%。

出处　王继元，彭润兰，王栋.火锟针治疗肛裂426例[J].中国针灸，2002，22（12）：16.

第四节　古锋针与师氏三棱针、锋勾针

一、古锋针（第四针）

（一）古锋针形状

《灵枢·九针论》："四曰锋针，取法于絮针[1]，筒其身，锋其末，长一寸六分"。"四者，时也，时者，四时八风之客于经络之中，为痼病[2]者也。故为之治针，必筒其身而锋其末。"

《灵枢·九针十二原》："四曰锋针，长一寸六分……锋针者，刃三隅以发痼疾。"

《素问·针解》："四时……人筋应时……四针筋。"

（二）古锋针的作用及应用

《黄帝内经》中锋针主要为放血针具，用于刺络放血、泻热，治疗久病痼结者。

1. 刺络放血，治疗痼疾

《灵枢·官针》："病在经络痼痹者，取以锋针。"

《灵枢·九针论》："主痈热出血……令可以泻热出血，而痼病竭。"

《灵枢·九针十二原》："以发痼疾。"

2. 泻热出血，治疗热病

《灵枢·热病》应用锋针最多。如下：

"热病面青，脑痛，手足躁，取之筋间[3]，以第四针于四逆。"

"热病数惊，瘛疭而狂，取之脉（突出的络脉），以第四针，急泻有余者。"

"热病身重骨痛，耳聋而好瞑，取之骨，以第四针，五十九[4]，刺骨。"

"热病，体重，肠中热，取之以第四针，于其俞，及下诸趾间，索气于胃络得气也。"

"热病夹脐急痛，胸胁满，取之涌泉与阴陵泉，取以第四针，针嗌里[5]。"

3. 泻实

《灵枢·刺节真邪》："刺大者[6]，用锋针。"

注释：

[1] 絮针：絮指棉絮，絮针为缝制棉被的针，故名。

[2] 痼病：痼，音 gù。痼病，积久不易治的病。

[3] 筋间：爪甲为筋之余，故为刺爪甲根部井穴。

[4] 五十九：指《灵枢·热病》中治疗热病的五十九个穴位。

[5] 嗌里：指廉泉穴。

[6] 刺大者：指邪气盛大者。

二、师氏三棱针

（一）师氏三棱针针形状

师氏三棱针分针体与针柄两部分，整体长 58mm，由不锈钢制成（见文前图 6）。

1. 针体　长 28mm，为鱼腹状三棱椎体，三面有刃，尖端锋利。较一般传统三棱针针身做了如下改进：①针身由普通三棱椎体改为鱼腹状三棱椎体。②针身长度较传统三棱针长。

2. 针柄　长 30mm，为六棱鱼腹状柱体，与一般传统三棱针相比，有以下两方面的改进：①由圆柱体改为六棱鱼腹状三棱椎体。②针身长度传统三棱针长。

（二）使用方法

1. 静脉点刺法　亦称速刺缓出点刺法，适用于治疗各科病证时的静脉放血，可具体操作为：针刺前先准备一条胶皮带，然后手持皮带两端拉紧，系于针刺部位上方，因为血液的回路被阻，局部静脉即膨起，这时即可进行针刺；用前述基本手法将三棱针针体部迅速刺入静脉血管，并使三棱针针尖在血管内停留 0.5 ～ 1 秒；将三棱针徐徐退出静脉管，血即随针流出。

注意事项：胶皮带必须绑紧。用师氏三棱针进行静脉放血，点刺血管时不可用力过猛，否则容易刺透对侧血管壁。如因用力过猛刺透血管里侧的管壁，则可能使血内溢，此时患者局部即有酸楚或疼痛感，局部皮肤亦呈青紫色。如发生这种情况，可迅速予以揉按，以促进血液的吸收，一般数小时内即可恢复；如出血量较多，这样处理效果不明显时，可用毛巾热敷。

2. **末梢速刺法**　这种刺法适用于各科病证在肢端部位腧穴、反应点放血。方法是：先用左手拇、食、中三指捏住所刺部位的皮肤，然后用右手持三棱针迅速刺入皮下，并立即出针，使出血量如绿豆或黄豆大小即可。如出血不畅，可用手指挤压局部，使血液尽快地流出。

3. **散刺法**　这种刺法适用于一些外科病证以及痹证。方法是：用三棱针在患部周围点刺，然后用双手轻轻将血从刺激点挤出。如出血不畅，可辅以火罐，使恶血邪气尽出。

4. **密刺法**　这种刺法适用于皮肤病、周围末梢神经麻痹、顽癣，以及脑出血、脑血栓后遗症等。方法是：在患病部位用三棱针轻轻点刺，以患部微出血为度。

（三）师氏三棱针的作用及适应证

师氏三棱针常用于刺络放血、清热解毒或启闭开窍，治疗急性热病、头痛、咽喉肿痛、中暑、昏迷、小儿惊风、小儿疳积、急性淋巴管炎、结膜炎、痤疮、急性扭伤、无名肿毒等病证。

（四）古锋针与师氏三棱针的异同

师氏三棱针与古锋针的形状均以"锋其末，刃三隅"为特征，以刺络放血、泻热，治疗热病、久病痼结者。师氏三棱针除单独运用外，对于许多疑难病症，常与其他新九针针具配合使用，其疗效尤为显著。

师氏三棱针与现代一般的三棱针（又叫锋针）的形状结构、适应证基本类似，故在后面的临床应用中将现代三棱针也选为范例。

（五）锋针的现代临床应用

1. 锋针点刺太阳穴治疗三叉神经痛

验案　陈某，女，50 岁，1985 年 9 月 1 日初诊。主诉：左侧额、面颊阵发性剧痛 20 年，加重 2 天。现病史：患者左侧上额及面颊阵发性、闪电样、火烧样剧烈疼痛，时轻时重，常因情绪急躁、疲劳、洗脸、刷牙、进食等因素诱发，诊断为三叉神经痛（Ⅰ、Ⅱ支）。近日因愤怒而诱发，从左侧眉棱骨处开始痛，窜至眼球，向左侧颈项及鼻翼、齿根扩散，面颊灼热疼痛，目赤，涕泪、口涎俱下。每次疼痛持续 1 分钟左右，每天发作数十次，兼有胃热恶心、心烦易怒，口苦而渴，喜冷饮，便秘。检查：左面颊皮肤粗糙，肌肉反射性抽搐，左太阳穴处有明显压痛，而肌肉无运动障碍，舌质晦暗，苔薄黄，脉弦数。中医辨证系肝阳乘胃，风热上扰，脉络瘀阻。治则：活血祛瘀，祛风清热，通络止痛。取左侧太阳穴，以锋针刺之出针后拔火罐，放出黑紫血约 3～4mL。毫针刺下关穴，以疏调局部经气；刺原穴合谷以清泻阳明热邪；泻荥穴内庭，以制上炎之火；取肝原穴太冲，以调和肝胃；补肾原穴太溪，以滋阴降火。针后患者立感头清目爽，疼痛全消，目赤减退。2 日后患者来述，疼痛已止。随访 5 年未见复发。

出处　石信箴．锋针点刺太阳穴为主治疗面痛 80 例 [J]. 新疆中医药，1991，10（2）：20-21.

2. 锋针治疗腱鞘囊肿

治疗方法 囊肿局部常规消毒后，医者左手固定囊肿，右手持一锋针对准囊肿最高点，迅速刺入，捻捣两三次，立即出针，同时双手拇、食二指用力挤压肿块，务使囊内胶性黏液从针孔全部排出，再用酒精棉球擦净局部，绷带加压包扎即可。

验案 任某，女，32 岁，成都市永丰公社百花五队农民，1980年 11 月 16 日初诊。左手腕部背面正中有突出皮表约 3cm×3cm 肿块一个，已 3 年。肿块呈圆形，有弹性，推之能动，表面光滑，手腕酸痛乏力，阴雨天气疼痛加重，活动不便，局部有轻微压痛，手掌下垂时肿块更加明显，遂诊为腕部腱鞘囊肿。用上述方法刺出胶冻状黏液约 5mL，当即肿块消失，针孔消毒后，外盖 5 分消毒硬币，绷带加压包扎，7 天痊愈，随访 3 年未见复发。

出处 杨介宾.锋针治愈腱鞘囊肿 [J].四川中医，1985，4（6）：45.

3. 锋针挑刺治疗肱骨外上髁炎

治疗方法 主穴为肱骨外上髁局部压痛点，配患肢手三里、手五里穴。患者取坐位，穴位常规消毒后，以 1% 普鲁卡因注射液1mL 局麻。医者右手持针，以左手食指和中指绷紧所刺部位的皮肤，锋针针尖与皮肤成 30° 角迅速斜刺入 0.5 寸左右，然后持针分别向上、向左、向右三个方向用力提拉 30～40 次，期间可听到粘连组织松解的"吱吱"声。挑治完毕后按进针方向出针。三穴操作相同。伤口以酒精及碘酒再次消毒，并盖以消毒纱布。24 小时内伤口勿沾水。1 次为 1 个疗程，2 周后可行下一个疗程，2 个疗程后进行疗效评定。

疗效 显效 19 例，有效 13 例，好转 6 例，无效 2 例，总有效率达 95%。

　　验案　陈某，女 48 岁，1998 年 12 月 24 日就诊。主诉：右肘关节疼痛反复发作 5 个月，加重 1 周。症见：右肘关节后外侧疼痛，痛点固定，疼痛以夜间为甚，旋转、背伸、提拉等动作时疼痛加剧，并可向前臂放射。检查：肱骨外上髁处压痛明显，微肿胀，无发红。5 个月前，在无明显诱因下发病，期间行局部封闭治疗，疼痛稍缓解，但随后症状反复，未见彻底好转。遂以上述方法行挑治 1 次后，疼痛明显减轻，仅余肘局部酸胀感，活动时无不适。休息 2 周后，行第 2 个疗程巩固疗效。随访半年未再复发。

　　出处　何颖，王继宁. 锋针挑治肱骨外上髁炎 40 例 [J]. 辽宁中医学院学报，2001，3（3）：36.

三、师氏锋勾针

（一）师氏锋勾针的形状

　　锋勾针是结合锋针和民间钩针的形状特点研制而成。"勾"，顾名思义，就是针尖为钩形，与针身呈 45° 角，且钩尖锋利，三面有刃，末端钩尖，长约 3mm。锋勾针采用不锈钢材料制成，整体长约 14cm。有单头型和双头型两种，单头型即一端有钩；双头型即两端有钩，针体中间为柄，较粗，两端渐细，针头钩回（见文前图 7）。

（二）使用方法

　　1. 刺络放血　右手拇指、食指、中指持捏针柄，呈持笔式。左手食指、中指和拇指绷紧所刺部位的皮肤，右手持针，针尖与皮肤呈 75° 角，迅速将针头刺入皮下。在选定部位如穴位或刺激点上迅速点刺，用于放血。该方法主要通过刺脉络放血以泻热通络，治疗某些感染性疾病，如急性结膜炎、扁桃体炎、急性或慢性咽炎、高烧等。

2. **割治法** 右手拇指、食指、中指持捏针柄，呈持笔式。左手食指、中指和拇指绷紧所刺部位的皮肤，右手持针，针尖与皮肤呈75°角，迅速将针头刺入皮下。刺入后，针体与皮肤垂直，挑刺、勾割皮下纤维。上下提动针柄，勾割皮下纤维，可听到"喀嚓"声。将针体恢复到进针时的角度出针，针尖部分顺孔而出，可减轻皮损。出针后用棉球按压。该法剥离或割断皮下一些脂肪及肌纤维，具有疏通局部之壅滞、剥离粘连的作用，常用于某些慢性疾患而致的局部功能障碍，或顽固疼痛久而不愈，或痛点固定的疼痛性疾病，如肩周炎、神经性头痛、腰背肌劳损、腱鞘炎、脑血管病后遗症、胃肠疾病等。

（三）师氏锋勾针的作用及适应证

师氏锋勾针具有刺络放血、宣通脉络、泻热散滞、剥离粘连、疏导气血等作用。用于某些感染性疾病，如急性结膜炎、扁桃体炎、急性或慢性咽炎、高烧等；或某些慢性疾患而致的局部功能障碍及顽固性疼痛，如肩周炎、神经性头痛、腰背肌劳损、腱鞘炎、脑血管病后遗症、胃肠疾病等。

（四）古锋针与师氏锋勾针的异同

师氏锋勾针结合了古锋针与现代钩针的形状研制，不仅可以用于刺络放血治疗热病、痼疾，还可用于割治、剥离粘连，以疏通气血的凝滞，对于一些顽固性疼痛、有固定病位的筋结点的治疗有明显疗效。

（五）师氏锋勾针的现代临床应用

1. **锋勾针治疗急性软组织损伤**

（1）治疗方法一

治疗方法 肩胛提肌和菱形肌损伤者，操作时患者取坐位，患侧手叉腰，健侧手向前扳住患侧肘部，使患侧肩胛内上角翘起；棘上韧带和腹外斜肌损伤者，操作时患者取俯卧位，双手自然下垂于治疗床两侧。然后于局部常规消毒，将锋勾针与皮肤呈45°角快速刺入皮肤，直达痛点（肩胛提肌损伤者，还需将针慢慢调至肩胛骨内上角前缘），然后沿肌纤维走行方向划拨3～5次，再将针体倾斜45°角出针，常规消毒针孔，敷贴创可贴，嘱患者3日内不沐浴，1周后复诊。3次为1个疗程。

疗效　治疗急性软组织损伤18例，均收效良好。

验案　刘某，男，35岁，2002年4月20日初诊。因用力过度后出现右背部痛，耸肩、头前屈及扩胸时疼痛加重，夜间不能右侧卧，翻身困难。查体：右肩上抬畸形，右肩胛骨脊柱缘内上角压痛，上肢后伸受限，肩胛提肌抗阻试验阳性。诊断为右肩胛提肌损伤，行锋勾针治疗2次即愈。

出处　曾伶，李亮.锋勾针治疗急性软组织损伤18例[J].中国中医急症，2005，14（1）：58.

（2）治疗方法二

治疗方法　根据疾病的种类选择适当的体位，暴露疼痛部位，找到压痛点，做一标记。皮肤常规消毒，用10mL注射器抽取2%利多卡因注射液5mL、维生素B_1注射液2mL、维生素B_{12}注射液1mL、地塞米松注射液1mL，共9mL，每个压痛点注射3mL，从浅入深注入药液。一次最多取3个压痛点。局麻完后，取消毒后的师氏锋勾针，押手绷紧或捏起所刺部位的皮肤，刺手持针，针头与皮肤呈75°角刺入皮肤，直达肌肉层，感觉有阻力时勾割3～4针，此时可听到割断皮下纤维的"吱吱"声。勾割完毕，即可出针（出针时应将针体恢复到进针时的角度，使针尖部位顺针孔而出）。出针后立即用棉球按压针孔。稍后在针孔处拔火罐，拔出瘀血约 2mL，取下玻璃罐，针孔处用棉球擦净，创可贴固定。勾治后适当进行功能锻炼，活动病变肢体。每 3 日勾治 1 次，5 次后统计疗效。

疗效　痊愈：软组织损伤处疼痛消失、局部无压痛点、功能活动正常者 28 例，占 70.0%。好转：软组织损伤处疼痛减轻、局部压痛点减轻、功能活动改善者 12 例，占 30.0%。本组 40 例全部有效。

验案　刘某，女，35 岁，家庭妇女。2003 年 7 月 9 日初诊。主诉：背部疼痛 7 天。病史：平常喜好玩麻将，7 天来双侧肩背部疼痛，无心悸及咳嗽时加重感，上肢活动自如。检查：肩背部有明显压痛点 2 处。胸部正侧位 X 线片示：心肺及锁骨、肋骨未见异常。诊断为肩背肌筋膜炎。用上述方法治疗后，1 次即愈，随访半年未复发。

出处　史雅琴 . 锋勾针治疗软组织损伤所致疼痛 40 例 [J]. 中国针灸，2006，S1：62.

2. 锋勾针治疗头夹肌损伤

治疗方法　患者取俯卧位或坐位稍低头，取大椎穴处或项韧带两侧头夹肌附着处的压痛点，常规消毒。刺时以左手食指、中指绷紧所刺之皮肤，右手以拇、食、中指以持钢笔式姿势紧捏针柄，先以针尖迅速垂直刺入皮下，深度约 10 mm，遂将针柄扭正至与皮肤垂直，上下提动针柄，即可听到割断皮下纤维的"嚓嚓"声。出针时将针柄恢复进针时的方向与角度，使针尖部顺原针孔而出，出针后用棉球按压即可。每周 1 次，4 周后统计疗效。

疗效　治愈 65 例，占 73.0%；好转 24 例，占 27.0%。有效率达 100.0%。

出处　金生飞 . 锋勾针治疗头夹肌损伤 89 例 [J]. 中医针灸，

2009，29（5）：416.

3. 锋勾针治疗项韧带损伤

治疗方法 取俯卧位，头颈部探出治疗床的床头，或取坐位，颈部呈前屈状态。在枕外隆凸下缘或隆凸两侧压痛点，颈部正中线上棘突顶及其上下点，以及韧带周围肌肉附着区的压痛点上，常规消毒。刺时以左手食指、中指绷紧所刺之皮肤，右手以拇、食、中指以持钢笔式姿势紧捏针柄，先以针尖迅速垂直刺入皮下，遂将针柄扭正至与皮肤垂直，上下提动针柄，即可听到割断皮下纤维之"嚓嚓"声。出针时将针柄恢复至进针时的针向与角度，使针尖部顺原针孔而出，出针后用棉球按压即可。1周1次，4周后统计疗效。

疗效 痊愈61例，占70.11%；好转26例，占29.89%。总有效率100%。

验案 吴某，女，45岁，长期从事计算机操作，就诊于2007年11月10日。自述：颈项部酸胀不适，枕后部疼痛，转侧不利，头部不能过度前屈或后伸，每遇劳累或感受寒湿后症状反复发作，难以忍受。曾经予以普通针刺和推拿、理疗等方法治疗，只能暂时缓解。现症见：枕外隆凸下缘附着处有明显压痛，弹拨项韧带明显感觉有弹响声。遂在枕外隆凸下缘处定点，常规消毒后，以锋勾针垂直刺入皮下5mm左右，上下提插针柄，听到皮下纤维被割断的"嚓嚓"声，针后即感枕后部明显轻松；1周后复诊，述症状明显好转，唯颈项部仍有紧绷感，遂在项韧带附着处的压痛点上再以锋勾针治疗1次；2个月后随访未见复发，无疼痛及不适感，病告痊愈。

出处 金生飞.锋勾针治疗项韧带损伤87例[J].中医外治杂志，2009，18（3）：27.

4. 锋勾针治疗急性腰损伤

治疗方法 选取痛点或压痛点，锋勾针进入到预定部位后，施医者运用腕力的抖动，着力于针尖部，由左向右或由右向左进行弹拨抖动，可视病情弹拨 3 ～ 7 针。本病一般治疗 1 次后腰部活动基本正常，2 次可治愈。

疗效 治疗 283 例，治愈 265 例，占 93.6%；好转 18 例，占 6.4%；无效 0 例。总有效率达 100.0%。

出处 王黎明，李萍，王延玉，等 . 锋勾针治疗急性腰扭伤 283 例疗效观察 [J]. 青海医药杂志，2012，42（10）：74.

5. 锋勾针治疗髌下脂肪垫损伤

治疗方法 患者仰卧，屈曲膝关节，使足掌平稳放于床上。在髌骨下缘和胫骨粗隆之间的压痛点上做皮肤常规消毒，针尖朝向膝关节腔，针体与皮肤呈 45° 角刺入，深达髌韧带下方，先做纵向勾割剥离，然后将勾针提至髌韧带内面脂肪垫的上面，将针体横向倾斜，和韧带平面呈 15° 角，在髌韧带和脂肪垫之间进行勾割剥离，然后使针体提至韧带下，向相反方向进针，重复上述手法，将髌下韧带和脂肪垫的另一侧剥离开来，出针，贴创可贴，预防针孔感染。在检查寻找压痛点时，若发现在髌骨下 1/2 段边缘下方有压痛点，治疗时应将患肢平放于床上，医者左手拇、食指按住髌骨底内外缘推向远侧，使髌骨向前上方向突起，充分暴露痛点，右手持锋勾针在压痛点处进针，针尖达到骨面后行纵向勾割，横向剥离，出针后贴创可贴。为防止新的粘连，术后数日内注意让患者多做患肢的曲伸运动，并口服小剂量地塞米松、消炎痛 3 ～ 4 天。

疗效 治疗 59 例，经 1 ～ 3 次治疗，痊愈（膝痛消失，半年内未复发）50 例，显效（膝痛消失，仅在劳累后或登高时出现膝部酸胀、乏力）9例。总有效率达100%。

出处　程清萍，高山，刘东明.锋勾针治疗髌下脂肪垫损伤59例 [A]. 国际传统医药大会论文摘要汇编 [C]. 中华人民共和国国家中医药管理局、世界卫生组织，2000：501

6. 锋勾针治疗腱鞘炎

治疗方法　令患者伸开手指，掌心向上，在患指掌指关节处的掌面有一硬结或条索状物，其压痛明显，在极度伸屈患指时，其硬结或条索状物随之滑动，而滑动的距离就是狭窄部位，也就是针刺勾割的施术部位（不可将结节或条索状物当成狭窄部位）。伸直患指，用镵针做好标记，局部常规碘酒酒精消毒。医者用左手食指、中指固定施术部位肌腱，右手持笔式持针，使针柄与皮肤呈75°角迅速刺入狭窄部位，然后将针柄扭正与皮肤垂直，上下提动针柄（用力要均匀），可听到割断皮下纤维的"吱吱"声，一般提动针柄勾割10次左右就听不到"吱吱"声了，这说明已将狭窄部位完全割开。出针时针柄恢复到进针时的角度，使针尖部顺针孔而出，可减少皮损。出针后再将患指向远端背屈、牵拉，促使瘀血排出，用酒精棉球按压针孔。检查手指屈伸有无绞锁，如有绞锁，需调整进针部位重做1次，直至屈伸无绞锁，才告施术完毕。嘱患者每日练习患指伸屈20次左右，防止粘连。若1次治疗后仍未彻底痊愈，可间隔1周后行第2次治疗（因为针后1周内，在施术部位有轻微创伤，若针刺则痛甚）。

疗效　治疗有50指1次而愈，6指2次而愈，治愈率100%。

验案　张某，女，48岁，家庭妇女，1993年10月10日初诊。主诉：右手拇指掌指关节处疼痛2年余。屈伸时有弹响声，活动不利，曾口服消炎痛等药物疗效不佳。检查：右手拇指呈扳机状，掌指关节掌面有压痛，可摸及 0.2cm×0.2cm 大小的硬结。极度屈伸患指时硬结随之上下滑动，其距离约 0.3cm。用上法施治，在硬结滑动过的部位（即狭窄部位）的中点进针，勾割 10 余次，听不到割断皮下纤维的"吱吱"声为止，治疗 1 次而愈。

出处　吕岗，吕峰.锋勾针治疗屈指肌腱狭窄性腱鞘炎 52 例 [J].中国针灸，1998，（6）：23.

7. 锋勾针治疗颈型颈椎病

治疗方法　在颈肩部风池、百劳、肩井等穴位及其附近采用指压方法寻找压痛点，以局部酸、胀、麻、痛，甚则放射至同侧上臂，或指压时手下出现结节、颗粒状感觉为准。定位后皮肤常规消毒，左手食指、中指和拇指绷紧所刺部位的皮肤，右手持针，针尖与皮肤呈 75° 角，迅速将针头刺入皮下。刺入后，针体与皮肤垂直，上下左右提动针柄，挑刺、勾割皮下纤维，可听到"咔嚓"声。将针体恢复到进针时的角度出针，针尖部分顺针孔而出。出针后吸以玻璃罐，放血 3～5 mL。隔日治疗 1 次，治疗 3 次为 1 个疗程，治疗 2 个疗程，疗程间休息 3 天。

疗效　治疗 20 例，显效 8 例，好转 10 例，无效 2 例，总有效率 90%。

出处　李知行，孙健，董嘉怡，等.锋勾针治疗颈型颈椎病 20 例 [J].中国民间疗法，2014，22（2）：16.

8. 锋勾针治疗坐骨神经痛

治疗方法　选穴：主穴取阿是穴，配穴取环跳、阳陵泉、悬钟、委中、承山。操作方法：患者取侧卧位，常规消毒所选各穴，使用消毒后的锋勾针，用左手拇指和食指绷紧所刺之皮肤，右手迅速将针尖刺入，刺时针尖与皮肤垂直，然后将针柄扭正再与皮肤垂直，进针深度为 0.5～1 寸，上下提动针柄，即可听到割断结缔组织和皮下纤维的"嚓嚓"声，每穴勾割 3～4 次后即应按进针方向倒退出针，用棉球按压针孔片刻即可。隔日 1 次，3 次为 1 个疗程，疗程间休息 3 天，按病情再行第 2 个疗程。

疗效 治疗 198 例，痊愈 179 例，显效 8 例，好转 11 例。痊愈 179 例中，治疗 1 个疗程者 46 例，2 个疗程者 93 例，3 个疗程者 40 例。

验案 于某，男，36 岁，工人。1991 年 3 月 2 日初诊。自诉患慢性腰腿痛 3 年，时轻时重，1 周前因受凉后复发，近 2 天来加重。现右侧臀部、大腿后部、小腿的前外侧呈持续性胀痛，疼痛难忍，夜间尤甚，屈腿、翻身均受影响，卧床不起，呈阵发性烧灼样痛由臀部向外侧足尖放射。因针灸、封闭等治疗无效而来诊。查体：神清，痛苦貌，步履艰难，右侧直腿抬高 20°，臀部正中、大腿后侧、腓肠肌压痛明显，局部无红肿。腰椎 X 线片示无异常。诊断：右侧原发性坐骨神经痛。遂以锋勾针治疗，针毕自觉疼痛大减，除小腿肚略有不适外，诸症基本消失，可轻松独步行走数百米。2 天后复针 1 次，告愈。半年后随访无复发。

出处 孟庆良，赵存君，张三品，等.锋勾针治疗原发性坐骨神经痛 198 例 [J].中国针灸，1994，14（3）：29-30.

9. 锋勾针治疗血管性头痛

治疗方法 施术局部常规消毒，右手拇、中、食指握笔式持针，左手食、中指分开头发，绷紧皮肤，对准痛点，迅速点刺 5～7 下，令其出血。每次取穴以 2～4 处为宜。点刺深浅适度，出血量则实证以每针孔 1～3 滴血为宜，虚证微出血即可。每穴施术完毕，用消毒棉球擦去血珠，按压针孔片刻即可。施术时应避开大血管，针刺前额及侧头痛时点刺力度宜重，头顶及后头痛点刺力度宜轻。

治疗后局部勿用手搔抓，3 日内不可洗头，以防感染。治疗时以头痛发作时为宜，每日治疗 1 次，3 次为 1 个疗程。

疗效　治疗 86 例，经临床 1～3 个疗程治疗治愈 69 例，占 80.2%；好转 16 例，占 18.6%；无效 1 例，占 1.2%。总有效率达 98.8%。

验案　王某，男，26 岁，1989 年 11 月 2 日初诊。自诉患偏头痛 8 年余，每因精神紧张或劳累后诱发，持续 5～7 天逐渐减轻，每月发作 1～2 次，有明显家族病史。曾各地求治无效，后行 CT 检查排除脑占位性病变，诊断为血管神经性头痛。就诊时患者双手拍头，双目紧闭，头痛正剧，呈极度痛苦面容。以左耳后完骨部向上绕耳至耳前太阳穴部，随血管搏动而疼痛，痛势较剧烈，眩晕欲呕。遂局部消毒，选疼痛敏感点完骨、浮白、悬颅、太阳穴依上法重力点刺，每穴点刺 2 次，挤出 3～5 滴血，施术 1 次，当即痛止。次日头痛又发，痛势明显减轻，伴头晕乏力，又依上法每穴点刺 3 次后，约 2 分钟痛止，此后 3 个月未复发。半年后又因饮酒睡迟而诱发，痛势不剧，部位如前，继如前法，治疗 1 次而痛止。后随访至今，未见复发。

出处　杨学山，戴艳芳.锋勾针治疗头风 86 例临床观察 [J]. 宁夏医学院学报，1997，19（3）：87-89.

第五节　古铍针与师氏铍针

一、古铍针（第五针）

（一）古铍针的形状

《灵枢·九针论》："五曰铍针，取法于剑锋，广二分半，长四寸，主大痈脓，两热争者也"。"五者，音也。音者，冬夏之分，分于子午，阴与阳别，寒与热争，两气相搏，合为痈脓者也。故为之治针，必令其末如剑锋，可以取大脓。"

《灵枢·九针十二原》："五曰铍针，长四寸，广二分半……铍针者，末如剑锋，以取大脓。"

《素问·针解》："五音……人声应音……故五针骨。"

（二）古铍针的作用及应用

《灵枢》以"铍针"泻痈脓，或放血，放腹水。《素问·针解》虽然以铍针应"音"，对应于人体"骨"，但未见铍针应用于音、骨相关病的治疗，可能仅是理论层面的论述。

1. 破痈排脓，治疗痈脓

《灵枢·九针论》："主大痈脓。"

《灵枢·官针》："病为大脓者，取以铍针。"

《灵枢·刺节真邪》："刺痈者，用铍针。"

《灵枢·终始》："重舌 [1]，刺舌柱 [2] 以铍针也。"

2. 放腹水

《灵枢·四时气》："徒㾦 [3]，先取环谷下三寸 [4]，以铍针针之，已刺而筒之，而内之，入而复之，以尽其㾦，必坚，来缓则烦悗，来急则安静，间日一刺之，㾦尽乃止。"

小贴士

五邪与铍针、锋针、圆利针、镵针、毫针的应用

《灵枢·刺节真邪》：黄帝曰：余闻刺有五邪，何谓五邪？ 岐伯曰：病有持痈者，有容大者，有狭小者，有热者，有寒者，是谓五邪……黄帝曰：官针奈何？ 岐伯曰：刺痈者，用铍针；刺大者，用锋针；刺小者，用圆利针；刺热者，用镵针；刺寒者，用毫针也。

注释：

[1] 重舌：出《灵枢·终始》。症见舌下血脉肿胀，状似舌下又生小舌，或红或紫，或连贯而生，状如莲花，饮食难下，言语不清，口流清涎，日久溃腐。多见于西医学之舌下腺炎、舌下腺囊肿、舌下间隙感染等。

[2] 舌柱：舌下系带。

[3] 徒痜：痜，音 shuí，徒痜，指单纯的水肿病。

[4] 环谷下三寸：据明代太医马元台分析，各经无环谷穴，足少阳胆经有环跳穴，其下三寸是否为风市穴，待考证。

二、师氏铍针

（一）师氏铍针的形状

铍针分针体与针柄两部分（见文前图 8）。针柄为圆柱形，由优质木材或其他绝热材料制成；针头为宝剑形状，尖端与两边均为锋利刃，由耐高温金属制作，在高温条件下不退火、不易折，保持施治时所需的钢度与韧性，且针头经高温烧灼后使用，可起到消毒作用。

（二）使用方法

1. **切割疣赘**　常规消毒患处皮肤，将火铍针在酒精灯上烧至发红发亮。左手持止血钳或镊子，夹持提拉病变组织，右手持烧红的铍针，对准其根部，迅速齐根灼割之，然后观察数分钟，伤口如有渗血或切割不平整，用火针或火锟针修补，然后常规包扎。可治疗皮肤疣赘、皮肤良性瘤、痣、瘊子、肛肠息肉、外痔等。

2. **切开排脓**　常规消毒患处皮肤，将火铍针在酒精灯上烧红，以均匀稍慢的速度切开脓疡处皮肤，使脓液流出，拔罐使脓血出完，包扎伤口。可治疗脓肿痈疡。

3. **切开清除囊内物**　常规消毒患处皮肤，将火铍针在酒精灯上烧红，切开囊壁，挤出内容物，然后用火锟针烧热烫灼破坏瘤壁或囊壁，包扎。可治疗粉渣瘤、腱鞘囊肿。

4. **愈合伤口**　常规消毒，将火铍针在酒精灯上烧至微红，烙烫肛裂口，火锟针修复，包扎伤口。嘱多食稀饭蔬菜，保持软大便，便后注意清洗。可治疗肛裂、手足皲裂等。

注意事项：由于师氏铍针的刀刃虽然锋利，但与外科手术刀比较还是不够锋利，故在应用时主要依靠火铍针的烧灼来切割，操作时不要很快，而是边烧灼边切割，方可有效达到切割效果。

（三）师氏铍针的作用及适应证

铍针的作用为切割、破痈排脓，主要用于皮肤病及外科病证，如皮肤疣赘、皮肤良性瘤、瘊子、脓肿痈疡、粉渣瘤、腱鞘囊肿、肛肠息肉、陈旧性肛裂、外痔等。

（四）古今铍针的异同

师氏铍针继承了古铍针末如剑锋的形状特点，二者均可用于切开排脓，但师氏铍针在酒精灯上烧红用作火铍针是其创新，用于切割疣赘、清除囊内物、愈合伤口。其特点有三：一是针烧灼后切割皮肤渗血少，甚至不出血；二是经铍针切割的 1.5 ~ 2cm 以下的切口，无须缝合处理，可自然愈合；三是铍针切割、烧灼后的切口或伤口，一般无需包扎，愈合快，不易感染，不留瘢痕。

注：目前有一种针叫新铍针，采用钛合金材料研制，其形状和应用不同于师氏铍针，读者应注意。

三、师氏铍针的临床应用

铍针切除外痔

治疗方法　肛门常规消毒后，在局麻下，用弯头止血钳将痔核凸起部分全部夹住，再用 0.5% 布比卡因 5mL 加亚甲蓝 1mL，混合注入靠钳夹下痔核根部的周围皮下，然后取铍针置酒精灯上烧红后，迅速沿止血钳下部将痔核切除。由于本法主要靠铍针的高温将痔核灼割掉，因此切除一个痔核一般需将铍针烧红 2～4 次，灼割时须做到稳、准，切不可大意，以免伤及痔核以外的正常组织。术后用消炎生肌纱条每日便后换药。

疗效　60 例患者，经用此法治疗后全部一期愈合。愈合时间以痔核大小不同，一般在 1～15 天。

出处　杨月波.铍针切除外痔 60 例疗效观察 [J].贵阳中医学院学报，1989，1（1）：35.

第六节　古圆利针与师氏圆利针

一、古圆利针（第六针）

（一）古圆利针的形状

《灵枢·九针论》："六曰圆利针，取法于氂针[1]，微大其末，反小其身，令可深内也，长一寸六分。"

《灵枢·九针十二原》："六曰圆利针，长一寸六分；圆利针者，大如氂，且圆且锐，中身微大。"

《素问·针解》："六律……人阴阳合气应律……故六针调阴阳。"

（二）古圆利针的作用及应用

1. 痈痹

《灵枢·九针论》："主取痈痹者也。"

《灵枢·厥病》："足髀不可举，侧而取之，在枢合[2]中，以圆利针，大针不可刺。"

《灵枢·杂病》："膝中痛，取犊鼻，以圆利针，发而间之。针大如氂[1]，刺膝无疑。"

2. 暴气

《灵枢·九针十二原》："以取暴气[3]。"

《素问·通评虚实论》："腹暴满，按之不下，取手太阳经络者，胃之募也，少阴俞去脊椎三寸旁五，用圆利针。"

注释：

[1] 氂针：氂，音 máo，牦牛尾。氂针，指形如牦牛尾毛的针。

[2] 枢合：指足少阳胆经环跳穴。

[3] 暴气：病痹气暴发者。

二、师氏圆利针

（一）师氏圆利针的形状

圆利针为柱形粗针，长度为 10cm，分针体与针柄两个部分。针体长 6cm，针身直径 1.5 mm，针尖为尖而圆的松针形；针柄由金属丝缠绕而成，长 4cm（见文前图 9）。

（二）使用方法

用押手拇、食二指持捏消毒干棉球，裹住针身下端，露出针尖

2～3分，将针尖固定在所刺腧穴的皮肤表面位置，刺手捻动针柄，双手协同施力，将针刺直刺入腧穴，深度3.5～4cm（1.5～2寸），行滞针手法（见毫针），一般不留针。多取腰夹脊、秩边、环跳等处。重要脏器附近不宜使用。

（三）师氏圆利针的作用及适应证

圆利针较毫针稍粗而长，用于深刺人体的一定部位而产生治疗作用。具有除顽"痹"的作用，主治一些顽固性颈肩痛、腰腿痛，如颈椎病、颈源性头痛、肩周炎、腰间盘突出、梨状肌损伤等，而且对某些重病、顽症、急病尤为适用。

（四）师氏圆利针与古圆利针的异同

与古圆利针"末端尖锐，中部略膨大，针身反细小"不同，师氏圆利针针尖部分与毫针相同，为尖而圆的松针形；针体较古圆利针粗，并且比古圆利针的长度长。师氏圆利针针体直径一般为1.5mm，长度为60mm。二者均治病痹气暴发者，如腰腿疼、暴痹等。

注：目前市场除了师氏圆利针，尚有不同直径和长短的圆利针，形状与师氏圆利针基本一致，适用于不同疾病的需求，故在后面的临床应用中均选为范例。

三、圆利针的临床应用

1. 圆利针治疗梨状肌损伤与便秘验案二则

验案一 某，男，30岁，司机，2000年10月11日初诊。主诉：左侧腰腿痛半年余。患者自诉半年前卸货时不慎将腰扭伤，左侧腰胯疼痛向同侧下肢放射，夜间明显；左腿不能负重，脚外侧麻木，诊断为左侧梨状肌损伤。治疗采用圆利长针垂直深刺患侧秩边，深度3寸左右，行强刺激，针感至足趾后出针，不留针。隔日治疗1次。针5次后，疼痛减轻。又治疗5次后，腰腿痛止，麻木消失。

验案二　某，男，42岁，干部，1987年4月6日初诊。患者近20天来大便干硬，每4～5天大便1次，且粪块硬结，难以排出，舌质红，苔黄燥，脉沉实，经服各种通便药无效。治疗取大肠俞，用圆利针快速刺入皮下，进针1.5寸，行强刺激。隔日治疗1次。第1次治疗后当日即排便。治疗1周后，由原4～5天大便1次转为2～3天1次。继续治疗1周后，大便恢复正常。随访3年，未复发。

出处　冀来喜，田建刚，郝重耀.新九针圆利针疗法 [J].上海针灸杂志，2009，28（10）：620.

2. 圆利针为主治疗银屑病

治疗方法　取穴方法：主穴取神道、灵台。配穴一：取血海、三阴交、曲池、合谷。配穴二：局部病灶鳞屑厚成片者配合围针疗法。操作方法：主穴选用不锈合金钢丝制成直径1mm、长5cm的圆利针，针尖不宜太锐。针前穴位常规消毒。患者取端坐姿势，两前臂交叉放于胸前，头下低，两肩下垂，使背部皮肤拉紧。医者左手指固定进针点，右手指持针，进针时针尖向下呈30°角，由神道穴快速进入皮下，针尖沿皮下平刺达灵台穴，大约进针3cm多时，以患者局部或双臂有沉、酸、麻、胀感为度，留针40分钟，留针期间针体不捻转。配穴选用30号毫针，配穴一，针刺手法平补、平泻，得气后留针20分钟；配穴二，在癣块四周大约2～3cm进针，针尖向癣区中心，呈15°角斜刺，视病灶大小取4～8针，用泻法，留针 30 ~ 40 分钟。每周针刺 5 次，2 个月为 1 个疗程，治疗 4 ~ 6 个月后进行对照分析。

疗效　治疗 1000 例，痊愈 60%，好转 20%，有效 15%，总有效率为 95%。病灶局部以分散点状、色泽浅红、白色鳞屑较薄、发病时间较短者恢复较快。鳞状成片或单块状、色泽鲜红或晦暗、鳞屑较厚、发病时间较长者恢复较慢。

出处　张竞民.圆利针为主治疗银屑病临床观察 [J]. 天津中医药，2003，20（4）：68.

3. 圆利针治疗肩周炎

治疗方法　①治疗组：取穴：以肩关节上举功能受限为主者，取冈上肌的止点肱骨大结节处的阳性点及肌腹点（即压痛点或皮下结节）；肩关节搭肩功能活动受限为主者，取肱二头肌短头及喙肱肌的起点喙突处的阳性点和肌腹点；肩关节后伸摸背功能受限为主者，选肱二头肌长头起点盂上结节和大圆肌止点肱骨小结节嵴处的阳性点及肌腹点；肩关节活动功能完全受限者上述阳性点全选。操作方法：患者取侧卧位，患肩在上。根据肩关节活动功能受限的不同选择相应肌肉起点或止点附近的阳性点，局部常规消毒后，采用一次性无菌圆利针（0.5mm×50mm）呈扇形面斜向下针刺，先向左、右与皮肤约呈 45° 角向阳性反应点斜刺，达到针刺要求（即针刺局部胀痛或穿透结节）后将针退至皮下，然后直刺，达针刺要求后出针，用干棉球按压针眼 1 分钟。每日 1 次，7 日为 1 个疗程。②对照组：取肩髃、肩髎、臂臑、肩贞、肩前、手五里、曲池，用针灸针刺入，进针后提插捻转，患者出现较强针感后接上电针仪，采用疏密波，以患者耐受为度，留针，每日针 1 次，7 日为 1 个疗程。两组均以 2 个疗程后总结疗效。

疗效 治疗组痊愈 21 例，显效 7 例，有效 1 例，无效 1 例，总有效率 96.7%；对照组痊愈 11 例，显效 8 例，有效 4 例，无效 7 例，总有效率 76.7%。治疗组明显优于对照组。

出处 周伟，杨松 . 圆利针治疗肩周炎的疗效观察 [J]. 中国医药指南，2013，11（29）：186-187.

4. 圆利针治疗乳腺增生症

治疗方法 ①圆利针组：取穴：灵台透至阳、天宗（患侧，双侧患病取双侧）、乳根（患侧，双侧患病取双侧）、三阴交。操作：患者取俯卧位，局部皮肤常规消毒后，取 0.8mm×40mm 圆利针，从灵台进针沿皮下透刺至阳，做扇形摆动，天宗用"合谷刺"法深至肩胛骨骨面；刺乳根穴时取仰卧位，左手上托患乳，右手持针，快速垂直进针至皮下浅筋膜层，一般进针 3mm 左右，继而将针体与皮肤呈 15°～30° 角推进入皮下至针身约 2/3 后，针尖朝向增生部位，做 90°～180° 左右扇形摆动 2～3 个回合，以医者手感空松、患者无酸麻胀痛等感觉为宜；三阴交直刺 20mm。诸穴不留针，7 天 1 次，1 次为 1 个疗程，月经期间停止治疗，3 个疗程后观察疗效。②药物组：口服逍遥丸，每次 8 丸，每日 3 次；乳癖消，每次 2 片，每日 3 次。半个月为 1 个疗程，月经期间停服，3 个疗程后观察疗效。

疗效 圆利针组治疗 56 例，治愈 41 例，好转 15 例，无效 0 例，有效率 100%。药物组治疗 30 例，治愈 5 例，好转 13 例，无效 12 例，有效率 60%。圆利针组治愈率和有效率均优于药物组。

出处 孙治东，王娟娟 . 圆利针治疗乳腺增生症 56 例 [J]. 中国针灸，2010，30（3）：217.

5. 圆利针治疗神经根型颈椎病

治疗方法　①治疗组：根据病史、临床特点结合影像学所见，推断病变部位，以病变部位相应的夹脊穴及症状较重的阿是穴为主穴，施行圆利针松解术。用指甲切甲痕于皮肤做进针标记，皮肤常规消毒，用双手速刺法，将针尖快速地刺入皮下，然后使针尖缓慢地到达病变组织，此时医者针下有沉紧感，患者则觉针下有明显酸胀、发热或蚁行感。此时可先顺肌肉纤维呈纵行剥离松解，而后沿肌纤维垂直方向撬动 3～5 下后即可起针。起针后压迫针眼 3 分钟，以防出血。一次治疗可选 3～5 个点，针刺点不宜过多。一般 1 周治疗 2 次，3 次为 1 个疗程，治疗 2 个疗程后评定疗效。②对照组：针具采用直径 0.32mm、长 2～2.5 寸毫针。操作方法：患者取坐位，头前倾 0°～30°。穴位皮肤常规消毒，取上述毫针于颈夹脊穴以 70° 角沿脊柱方向进针，深入 1.5～2 寸，待针感传导至枕、肩、臂、肘、指等处时，稍退留针。然后接 C6805II 型电针治疗仪，选择频率 100～200Hz 脉冲疏密波，以能引起肌肉收缩而患者能忍受为度。每天治疗 1 次，10 次为 1 个疗程，共治疗 2 个疗程后评定疗效。

疗效　治疗组：47 例患者，痊愈 40 例（占 85.1%），好转 6 例（占 12.8%），无效 1 例（占 2.1%）总有效率为 97.9%。对照组：45 例患者，痊愈 31 例（占 68.9%），好转 8 例（占 17.8%），无效 6 例（占 13.3%），总有效率为 86.7%。

出处　韩国刚，李东兴，孙立春 . 圆利针治疗神经根型颈椎病临床观察 [J]. 中国冶金工业医学杂志，2011，28（5）：620-621.

6. 圆利针治疗臀上皮神经痛

治疗方法　根据病史和临床特点，推断病部位，即摸到异常滚动和隆起的神经及软组织损害病灶后，再摸清原位沟痕，用蓝笔画点加以标识。慢性患者因神经粗大，周围软组织挛缩、粘连，原位沟痕不明显，常以压痛点及其周围软组织损害病灶作为标识点，用蓝笔画点标识。常规消毒后，用圆利针按标记点向髂骨面垂直刺入，针尖触及髂骨后，将针退至皮下，然后向各个方向透刺。

疗效 临床治愈 150 例，占 75%；显效 40 例，占 20%；好转 10 例，占 5%。总有效率为 100%。

验案 李某，男，42 岁，驾驶员，2006 年 7 月 3 日初诊。主诉：腰臀部疼痛 2 天。患者于 7 月 1 日中午扭伤腰部，当时能行走，活动时稍不适，未引起重视。当天下午开车到永平，下车时突感腰臀部疼痛加重，自感腰部无力，起坐困难，需人帮扶才能起来，行走不便，咳嗽时自感右臀部疼痛加重。在永平某医院给予推拿按摩等治疗后，疼痛更加重，经人介绍，特来我科门诊就诊。查体：右髂嵴中点外触及一滚动绳索样物，触压时有酸胀感并向右臀部、大腿放射。诊断为右臀上皮神经损伤，行圆利针松解术，术后自感症状明显减轻，可自行起坐行走。1 周后仍稍感不适，再给予圆利针松解术 1 次。今年 5 月份随诊时诉，自第 2 次圆利针松解术后，疼痛完全消失，至今未发。

出处 张玉和.圆利针治疗臀上皮神经痛 [J]. 中国医药指南，2008，6（24）：356.

7. 圆利针治疗膝关节骨性关节炎

治疗方法 在膝关节周围病灶组织及其他引起膝关节病的软组织病灶采用圆利针密集多向针刺，不留针，针刺结束后休息片刻，再行固定双踝关节悬吊牵引，以腰骶部离开床面为度，牵引 10 ～ 15 分钟即可。每 2 周治疗 1 次，共治疗 5 次。

疗效 40 例患者，临床治愈 18 例（45%），显效 12 例（30%），好转 10 例（25%），总有效率为 100%。

验案 李某，女，52 岁，2005 年 8 月 15 日初诊。患者于 6 年前于无明显诱因下自感膝关节疼痛，行走或上、下楼梯时疼痛加重，经多方对症治疗后，病情仍无明显改善，2005 年 4 月 16 日在他院摄片诊断为左膝关节骨性关节炎，给予针灸、理疗、外敷中药等治疗后仍收效甚微，经人介绍特来我科就诊。查体：左膝股四头肌轻度萎缩，左膝关节轻度内翻畸形，无红肿瘀斑，髌尖、双膝眼、髌骨内外侧缘压痛明显，髌骨移动受限，左膝功能明显受限，被动屈曲只能弯成 120° 角。X 线片显示：左膝关节间隙变窄不等宽，边缘骨质增生。实验室检查：血常规正常。2005 年 8 月 16 日用圆利针取髌上韧带，内外膝眼、髌尖上、髌骨内外侧缘针刺松解，隔 2 周后再治疗 1 次，针刺后仰卧，行固定踝关节悬吊牵引，高度以腰骶部离开床面即可，共治疗 5 次后痊愈。2008 年 6 月随访，患者疼痛完全消失，行走自如，左膝内翻畸形消失，现可自行到山地上干农活。

出处 张玉和．圆利针治疗膝关节骨性关节炎 40 例 [J]．亚太传统医药，2009，5（3）：60-61．

8. 圆利针直刺治疗腰椎间盘突出症

治疗方法 取穴：气海俞、大肠俞、关元俞、小肠俞、居髎、环跳、承扶、殷门、陵后、绝骨、昆仑、太冲、阿是穴。针刺方法：常规消毒后，采用圆利针对穴位直刺，针刺深度视胖瘦而定，一般深度不要超过 2 寸为好，其中居髎穴多采用齐刺法，其他穴位采用苍龟探穴法。治疗后嘱患者以卧床休息为主。

疗效 本组 80 例中，治愈 56 例，占 70%；有效 16 例，占

20%；无效 8 例，占 10%。总有效率达 90%。

验案　谢某，男，50 岁，干部，1999 年 8 月 31 日初诊。主诉：右侧腰腿部反复疼痛、麻木半年，加重 1 周。患者半年前于无明显诱因下，自感右大腿后中 1/2 段疼痛麻木，半月后右大腿中后部麻胀，多行走后麻胀疼痛加重，休息后消减，近 1 周来右侧腰腿部疼痛加重，不能平卧，夜间疼痛不能入睡。CT、MRI 检查，提示 L4 ～ 5、L5 ～ S1 椎间盘向右突出，伴椎管轻度狭窄，我院骨科建议手术治疗，患者因恐手术治疗，今日特来就诊。查患者腰椎向左侧偏移，曲度变直，直腿弯腰指尖距地 25cm 时，右下肢疼痛加重，右侧腰部、大腿根部、右腓骨头部压痛明显，疼痛加重，右侧直腿抬高试验 25° 时引出右下肢麻木，压痛明显，咳嗽时腰腿部疼痛加重，屈颈试验阳性。诊断为腰椎间盘突出症，用上法治疗 4 次，3 个月后临床症状全部消失，活动自如。今年 7 月随诊时诉，4 年间腰腿部无异常，活动自如，每周末去爬山、背水，一直不间断。

出处　张玉和 . 圆利针治疗腰椎间盘突出症 80 例 [J]. 针灸临床杂志，2005，21（4）：15-16.

小贴士

苍龟探穴

《金针赋》："苍龟探穴，如入土之象，一退三进，钻剔四方。"

《医学入门》则指出："苍龟探穴针法行针时以两指扳倒针头，一退三进，向上钻剔一下，向下钻剔一下，向左钻剔一下，向右钻剔一下，先上而下，自左而右，如入土之龟"。

9. 圆利针治疗坐骨结节滑囊炎

治疗方法　患者取膝胸侧卧位，患侧在上，双手抱膝。医者仔细查找患侧坐骨结节压痛点，并用记号笔标记。常规皮肤消毒，左手为押手，拇指或食指紧压固定在坐骨结节滑囊痛点上，右手持圆利针（针长 75mm，直径 0.7mm），垂直进针，直达骨面后分别做与进针垂直线呈 30° 角方向的左右上下提插，各方向约 2～3 次即可出针。隔日治疗 1 次，3 次后统计疗效。

疗效　75 例患者经治疗后，治愈 64 例，好转 11 例，总有效率为 100%。

出处　杨翊 . 圆利针治疗坐骨结节滑囊炎 75 例 [J]. 上海针灸杂志，2013，32（2）：18.

10. 圆利针合谷刺治疗髂胫束损伤

治疗方法　针刺点：选取患侧股骨大粗隆阳性结节压痛点（或髂前上棘阳性结节压痛点）、股骨中下段 1/3 处（即髂胫束处）阳性条索压痛点，以及股骨外上髁阳性结节压痛点为针刺部位。针刺方法：阳性针刺点选取后，常规消毒，沿条索结节方向平刺，进针 2～2.5 寸后将针退至皮下，分别向左右旁开 30° 角平刺，使针法上形成 3 个方向的合谷刺法，即股骨大粗隆点和髂胫束点分别向下刺，股骨外上髁点向上刺。针刺后不留针，用消毒干棉球按压针孔。出针后令患者屈髋屈膝数下，被动内收患肢于最大限度后结束治疗。隔天 1 次，7 次为 1 个疗程。

疗效　治疗 72 例，痊愈 60 例，占 83.3%；好转 8 例，占 11.1%；无效 4 例，占 5.6%。

出处　胡超伟，张华林 . 圆利针合谷刺治疗髂胫束损伤 72 例 [J]. 中国针灸，2004，24（4）：262.

11. 圆利针撬法治疗环枕筋膜挛缩

治疗方法　患者坐位，头伏于桌上，额枕棉垫，自然放松。医者在患者的两乳突连线部严格消毒，以风府穴为中点，向左、右每隔 0.5 寸各取 1 个进针点，每侧 2 个点，紧贴枕骨缘进针，向下斜刺，进针 0.5～0.8 寸，使针尖位于枢椎两侧、项韧带深部。得气后，医者以手掌抵住所有圆利针针柄，以枕骨缘为支点，向下按压，以撬动针尖下的深层组织，使粘连、痉挛松解，气血流畅。按压撬动时手法须轻柔和缓，以每分钟 6～8 下为宜。连续撬动 3～5 分钟后留针 30 分钟，闭孔出针。每日或隔日 1 次，10 次为 1 个疗程。

疗效　痊愈 19 例，占 63.4%；好转 10 例，占 33.3%；无效 1 例，占 3.3%。总有效率为 96.7%。

出处　徐小兵. 圆利针撬法治疗环枕筋膜挛缩 30 例 [J]. 针灸临床杂志，2007，23（7）：48.

12. 圆利针松解治疗偏头痛

治疗方法　进针部位：肩胛提肌的起止点（肩胛骨内上角和第 1～4 颈椎横突单侧或双侧）、头夹肌的起止点（第 7 颈椎棘突、枕骨上项线处）等颈部肌腱和韧带附着处的压痛点或阳性结节。进针方法：找准压痛点，用指甲切甲痕于皮肤做进针标记，皮肤常规消毒。用双手速刺法，将针尖快速地刺入皮下，然后使针尖缓慢地到达病变组织，以针感到达头侧为准。此时可先顺肌肉纤维呈纵行剥离松解，而后与肌纤维垂直方向撬动 3～5 下后即可起针。起针后压迫针眼 3 分钟，以防出血。一次治疗可选 1～3 个压痛点，针刺点不宜过多。3～5 天治疗 1 次，3 次为 1 个疗程，治疗 2 个疗程后评定疗效。

疗效 治疗 68 例中, 治愈 54 例, 占 79.4%; 显效 12 例, 占 17.7%; 无效 2 例, 占 2.9%。有效率 97.1%。其中经 1 次治疗告愈者 25 例。

注: 头部触诊, 可见枕骨缘、枕骨粗隆、颞区皮下, 特别是风池穴和太阳穴附近皮下有硬化组织或痛性结节。从解剖分析, 压痛点位于肩胛提肌和头夹肌的起止点上, 病程较长者常伴有痛性结节。对颈部压痛点或痛性结节应用圆利针松解其病变组织, 可降低肌张力, 恢复颈椎力学平衡, 快速改善血液循环, 缓解椎动脉痉挛, 从根本上治疗偏头痛。圆利针因针体较粗, 不易弯针、折针、滞针, 且较容易在粘连的组织中撬拨。临床验证它与毫针的使用同样方便, 只要有较好的解剖学基础, 应用就会得心应手。由于针粗, 要防止出血, 起针后要按压局部片刻。针眼处用碘酒消毒, 防止感染。

出处 李月来. 圆利针松解治疗偏头痛 68 例 [J]. 中国针灸, 2000, 20（1）: 11.

第七节　古毫针与师氏毫针

一、古毫针（第七针）

（一）古毫针的形状

《灵枢·九针论》:"七曰毫针, 取法于毫毛, 长一寸六分, 主寒热痛痹在络者也。"

《灵枢·九针十二原》:"七曰毫针, 长一寸六分……毫针者, 尖如蚊虻喙, 静以徐往, 微以久留之而养, 以取痛痹。"

（二）古毫针的作用及应用

古代文献除外科病以外的针灸方中凡不注明具体针具者，多指毫针而言。

《灵枢·九针论》："主寒热痛痹在络者也。"

《灵枢·卫气》："气在胫者，止之于气街与承山、踝上以下。取此者用毫针，必先按而在久应于手，乃刺而予之。"

《素问·缪刺论》："邪客于足少阳之络，令人留于枢中痛，髀不可举，刺枢中以毫针，寒则久留针，以月死生为数，立已。"

二、师氏毫针

师氏毫针的形状、使用方法和适应证均与现代普通毫针一致，适用于临床各科疾病，但师老毫针的滞针手法颇具特色，故特做介绍。

滞针手法是师老创新的一种独特运针手法，这种手法类似针刺意外事故的"滞针"，但属于手法滞针，和意外事故不同的是只有针头部与周围组织缠住，针与肌肉组织缠得很紧，用手提拔针柄，可感到针下沉紧，不能拔出。滞针手法可以持续地产生并保持强烈针感，促进针感传导，提高临床疗效。

1. **操作方法**　将针快速刺入真皮下，以左手食、中二指紧压穴位两旁，并紧紧压住皮肤，微微向外用力将穴周围皮肤绷紧，以右手拇、食指将针缓缓刺至所需深度，同时根据需要直刺病所，或使针尖朝病位所在方向，捻转提插取得针感后，即单方向捻针，使针尖部肌纤维将针滞紧。此时提动针柄，手下即有沉紧的感觉；将押手离去，单用刺手不易将针捻动，亦不能拔出，医者感到针下十分沉紧，患者会感到针感十分强烈。起针时将针轻轻倒捻几转，就可顺利出针。

2. 滞针手法的操作关键　将针刺到所需深度后，医者应有意识地使用指上"内力"使针尖与周围组织缠住滞紧，但只能是针尖，而不能让针身、针根与周围的组织及表皮缠住，特别是不能让表皮与针根滞住，否则会引起局部疼痛，也不能达到针感要求。

3. 滞针手法的作用　滞针手法可以加强针感，扩大感传范围，具有促使气至病所的作用。此外，滞针手法具有撕脱组织粘连的独特功效，可用于一些慢性炎症所致的组织粘连和腹部外科、妇科手术后造成的肠粘连等，从而使这些患者免除手术治疗粘连之苦。

4. 滞针手法的适用范围　一般病证均可使用，尤其适宜于麻痹疼痛方面的病证，对因慢性炎症导致的局部组织粘连，如因肩周炎造成的粘连，出现伸举、旋转困难等症状的，以及术后腹壁与肠管粘连等，运用滞针手法，疗效尤为卓著。

第八节　古长针与师氏长针

一、古长针（第八针）

（一）古长针的形状

《灵枢·九针论》："八曰长针，取法于綦[1]针，长七寸。"

《灵枢·九针十二原》："八曰长针，长七寸……长针者，锋利身薄。"

（二）古长针的作用及应用

1. 祛风治疗深邪远痹

《素问·针解》："八风……人出入气应风，八针除风。"

《灵枢·九针论》："八曰长针……主取深邪远痹者也。"

《灵枢·九针十二原》："八曰长针……可以取远痹。"

《针经摘英集》："治腰胯疼痛不得转侧，刺足少阳经环跳二穴，在髀枢中，侧卧伸下足，屈上足取之。用长针针入一寸。"

2. 启闭治疗癃闭、大便不通

《灵枢·癫狂》："内闭不得溲，刺足少阴、太阳与骶上以长针。"

"治大便不通，刺任脉气海一穴，在脐下一寸五分。用长针针入八分，令患者觉急便三五次为度。治转胞小便不通，刺任脉关元一穴，在脐下三寸，小肠之募也，足太阴、少阴、厥阴之会。下纪者关元也，用长针针入八分，患人觉如淋沥三五次为度。"(《针经摘英集》)

注释：

[1] 綦：音 qí。① 青黑色：綦巾。② 极，很。长针即綦针，很长的针。

二、师氏长针

师氏长针与现代普通长针形状及应用基本相似（见文前图 10），常包括在毫针中使用，一般为 6 ~ 7 寸（相当于 20 ~ 23cm）或更长一些，多用于深刺，以治疗慢性风湿病、坐骨神经痛、肩周炎、膝骨关节炎、面瘫等。为全面了解长针的现代应用，本书收录了现代长针应用的临床报道。

三、长针的现代临床应用

1. 长针深刺颈夹脊治疗神经根型颈椎病

治疗方法 主穴：取 C3 ~ 7 夹脊穴，根据病变椎体，每次选 3

对夹脊穴。配穴：随症取穴，肩背疼痛加天宗、肩井；上肢疼痛麻木加曲池、手三里、外关、合谷。操作：患者坐位，头自然低垂，暴露颈部及患侧肩背。根据患者临床症状，在病变部位触按，寻找压痛点，结合 X 线、CT 检查结果，选取相对应的颈夹脊穴，穴位常规消毒后，用 30 号 3 寸长针垂直进针，进皮后，双手持针，缓慢推进，视患者的胖瘦，进针 1.5～2 寸。当患者出现酸胀重麻得气感后，即施以提插捻转手法，使针感向病变部位传导放射，即上肢疼痛麻木者，针感传至患侧前臂或手指；肩背拘挛疼痛者，针感放射至患侧肩背部；颈项僵直疼痛、转动不利者，使局部出现强烈酸胀感。其余配穴用 30 号 1.5 寸毫针，针刺得气后，亦施以提插捻转手法加强针感。留针 30 分钟，每 15 分钟运针 1 次。隔日 1 次，10 次为 1 个疗程，疗程间休息 3 天。

疗效　痊愈 12 例（26.7%），显效 16 例（35.5%），有效 13 例（28.9%），无效 4 例（8.9%），总有效率 91.1%。

出处　熊飙，肖达. 颈夹脊穴长针深刺法治疗神经根型颈椎病的研究 [J]. 现代康复，2001，5（7）：36-37.

2. 长针齐刺法治疗肩胛肋骨综合征

治疗方法　取天髎、神堂、膈关穴位常规消毒，用长 75mm 毫针，快速进针 5mm，然后与皮肤呈 15°～30° 角、针尖朝向肩胛骨内面进针，刺入 50～65mm，要求针身一定要刺入肩胛骨与胸廓之间。捻转行针 1 分钟，留针 5 分钟，再捻转行针 1 分钟后出针。每天 1 次，治疗 10 次为 1 个疗程，疗程结束后判断疗效。患者在治疗期间禁服止痛药。

疗效　治疗 39 例，痊愈 25 例，显效 8 例，有效 5 例，无效 1 例，总有效率为 97.4%。

出处 赵喜新，冉鹏飞，王艳敏．长针齐刺法治疗肩胛肋骨综合征 39 例 [J]．中国针灸，2009，29（1）：26．

3. 长针透刺治疗肩周炎

治疗方法 用长针透穴法。用 4～6 寸的长针，肩外陵透臂臑，肩贞透极泉，曲池透少海，养老透内关，中渚透阳池，用提插捻转泻法。每次用 3～4 对透穴组，效果较佳。每日 1 次，每次行针 30～40 分钟。14 次为 1 个疗程，疗程间休息 3 天。

疗效 治疗 233 例，痊愈 147 例，好转 63 例，无效 23 例，总有效率 90.13%。

验案 高某，男，52 岁，干部，1991 年 4 月 5 日初诊。主诉：左上肢肩部疼痛 3 个月，昼轻夜重，经常在睡觉时疼醒。左上肢不能上举及后搭，无外伤史，但曾有劳累及受风寒病史。拍片颈椎及肩、关节未见异常。曾服中西药物疗效不佳，从外科转来针灸。查体：肩关节外观无异常，肩峰及臂三角肌处有压痛，上肢内、外旋受限。诊断为肩周炎。用长针透穴法治疗，3 次后疼痛大减，夜能入寐。治疗 10 次后上肢已能上举至头。共治疗 2 个疗程，左上肢已活动自如，一切症状消失而痊愈。随访 1 年未复发。

出处 吴奇方．"长针透穴"治疗肩周炎 233 例 [J]．江西中医药，1996，27（4）：41．

4. 长针治疗急性腰扭伤

治疗方法 粗长针针刺膻中。患者取坐位或仰卧位，膻中穴皮肤常规消毒，选用 26 号 4 寸粗长针，向下呈 45° 角斜刺进针，至皮下后，再沿任脉向下平刺 3 寸，此时患者针处有麻胀感，行捻转泻法约 30 秒，然后以胶布固定针柄，嘱患者站起，做腰部前屈、后伸、左右侧屈及环转等运动，动作由小到大，由缓到急，由轻到重，范围不断扩大直到正常。留针 30 分钟，留针期间每隔 10 分钟行针 1 次。1 次未愈者次日再针 1 次。

疗效 42 例均在 3 次内治愈。其中 1 次治愈者 33 例，2 次治愈者 7 例，3 次治愈者 2 例。

验案 丛某，男，35 岁，干部，2000 年 12 月 21 日初诊。患者因晨练时不慎扭伤腰部，伤后腰痛剧烈，活动不便，咳嗽时腰痛加重。查体见右侧骶棘肌张力增高，压痛广泛，脊柱右侧弯，摄腰椎 X 线片未见异常，诊断为腰肌扭伤。以上法治疗 1 次而愈。

出处 胡希军，张南玲，李春军，等 . 粗长针针刺膻中穴治疗急性腰扭伤 42 例 [J]. 针灸临床杂志，2002，18（1）：47.

5. 长针治疗膝骨关节炎

治疗方法 取穴：内膝眼、犊鼻、阳陵泉和阴陵泉。操作：用直径为 0.3mm、长为 125mm 规格的毫针，自犊鼻进针向内膝眼方向透刺，进针 40 ～ 50mm，膝关节局部可有酸胀感；由阳陵泉直刺进针，向阴陵泉方向透刺，进针 75 ～ 100mm，局部有酸胀感或有麻电感向足部放射。隔日治疗 1 次，7 次为 1 个疗程，疗程间休息 3 天。

疗效 治疗 32 例，治愈 8 例，显效 12 例，好转 8 例，无效 4 例，总有效率 87.5%。

验案 患者，男，54 岁，2002 年 3 月 7 日初诊。主诉：双膝疼痛伴活动障碍 1 年，加重 1 周。患者于 1 年前在膝关节受寒后出现局部疼痛，无明显肿胀，无膝关节活动受限等，经服用芬必得后症状消失。1 周前在膝部受寒后重新出现上述症状，日渐加重，并出现走路跛行，上下楼梯困难，同时伴有膝关节活动受限等。查体：双膝关节肿胀，局部广泛压痛，研磨试验阳性，膝关节屈曲受限超过30°。X 线片示膝关节退变。确诊为膝骨关节炎。按上法取穴治疗，均要求产生强烈针感，经 5 次治疗，症状全部消失。随访 3 个月，未见复发。

出处　张必萌，吴耀持，沈健.长针透刺治疗膝骨关节炎的临床研究 [J].中国针灸，2004，24（9）：23-24.

6. 长针提胃法治疗肥胖

治疗方法　取任脉的巨阙穴透刺至足少阴肾经左侧的肓俞穴。操作：患者取仰卧位，双下肢屈曲，使腹部放松，常规消毒后，选用 0.45mm×175mm 长针，自巨阙穴快速刺入皮下，针体沿皮下缓缓向左侧肓俞穴斜刺，待针尖刺至左侧肓俞穴下方时，得气后先采用搓法，造成人为滞针现象，然后手持针柄与皮肤呈 30° 角慢慢上提，医者手下有重力感，患者脐周与下腹部、胃体等有上提感。提针过程中，医者若感到重力感消失或有脱落感时，须将针退出大半，然后再重复进针，皮下刺至左肓俞穴后稍捻转再慢慢提针。间歇 5 分钟左右重复进行，反复操作 5～6 次，留针 10 分钟。最后将针按反方向单向捻转，待针体松动后即可出针。每日 1 次，10 次为 1 个疗程，第 2 个疗程改为隔日 1 次，共治疗 3 个疗程。

疗效　治疗 30 例，痊愈 5 例，占 16.67%；显效 14 例，占 46.67%；有效 7 例，占 23.34%；无效 4 例，占 13.33%。总有效率 86.67%。

出处　肖会，覃健，杜一鹏，等.长针提胃法治疗胃火亢盛型肥胖症患者 30 例临床观察 [J].中医杂志，2011，52（5）：405-407.

7. 长针透刺四花穴治疗呃逆

治疗方法　取穴：四花穴（双侧膈俞、双侧胆俞）配至阳。操作：取俯卧位，穴位常规消毒，用 28 号 6 寸毫针，先于一侧膈俞垂直快速刺入约 0.5cm。得气后，将针沿皮向胆俞透刺，边推进边施捻转行针术，使针感向四周扩散，透至胆俞时留针，继如前法透刺另侧。再以至阳分透膈俞，针法同前。然后双手循环行针膈俞透胆俞、至阳透膈俞，留针 20 分钟。

疗效　痊愈 47 例，占 90%；显效 3 例，占 6%；有效 1 例，占 2%；无效 1 例，占 2%。总有效率为 98%。

验案　李某，男，33 岁。主诉：频繁打呃不止 5 天。5 天前，患者中午食后即感气逆上冲喉间，受凉空气刺激后加重，呃逆，每分钟 30 次左右。经某医院诊治，口服西药、穴位注射不效，遂来我科就诊。刻下症见：呃声连连，短促有力，频发不止，每分钟 35 次左右，牵引胸腹部痛，不能进食，二便正常，舌淡红，苔薄黄，脉弦滑有力，尤以右脉为甚。诊断：呃逆。治以宽胸利膈，理气降逆。取穴：四花穴配至阳。按上法施术，呃逆声明显减少。翌日，如法针刺 1 次告愈。

出处　王玉明.长针透刺四花穴治疗呃逆 52 例 [J].辽宁中医杂志，1990，10（36）：34.

8. 长针治疗非阻塞性尿潴留

治疗方法　患者平卧，取膀胱腹部投影两上角为进针点（注：成人膀胱空虚时呈锥体形，充满时形状变为卵圆形，顶部可高出耻骨上缘）。穴位常规消毒后，以 30 号 3～4 寸毫针迅速直刺过皮，然后针身与腹壁约呈 30° 角，并与腹股沟平行，缓缓将针尖向下推入肌层，使针体始终保持在肌层内。根据患者体型及膀胱充盈情况进针约 2.5～3.5 寸，轻捻转，有酸胀感暂停。待双侧进针完毕后，双手同时用滞针手法将针顺时针方向捻转，并轻轻上提，刺激量以患者能忍受为度，反复多次。留针 20 分钟，留针期间用同样手法行针 2～3 次。起针时，将针向反方向轻轻捻转，待针体松动后，徐徐将针拔出，并以消毒干棉球按压针孔稍长时间，以防出血。拔针后30分钟仍不能自行排尿者，行导尿术，次日再行针刺治疗。

疗效　中枢型27例患者，痊愈19例，好转8例；产后12例、普外术后17例患者均全部治愈；脊椎损伤型9例，痊愈3例，好转4例，无效2例。总有效率96.9%。

验案　廖某，女，62岁，退休，因脑梗死于2001年3月4日收入院。次日，患者出现排尿困难，予以导尿，数日后拔管仍不能自行排尿。反复导尿数次，历时2月余，都不能自行排尿，期间并发泌尿系感染，经治已愈。后因再次拔管而不能自行排尿，患者极度紧张，于5月17日邀我科会诊。查体：患者神清，对答切题，偏瘫，腹部膨隆，自耻骨联合至脐下压痛，叩诊呈浊音。遂嘱患者放松，用上法针刺，待针拔出约10分钟即能自行排出大量尿液，以后每日小便如常，无复发。

出处　黄任秀.长针滞针法治疗非阻塞性尿潴留65例[J].中国针灸，2004，24（3）：47.

9. 长针透刺治牙痛

治疗方法　主穴：太阳透颊车。随证配穴：风火牙痛加阳溪（双）、外关（双），针刺使用泻法；胃火牙痛加内庭（双），行泻法；虚火牙痛加太溪（双），行补法。操作：患侧太阳穴用75%酒精局部消毒后，取一根28号3寸左右的长毫针，速刺进针约2～3分后，将针横卧向下平刺，针体与皮肤约成15°角左右，并通过颧骨弓内侧直透颊车穴。行捻转泻法，使局部产生明显的酸胀之感，并向牙根部传导。留针30分钟，每5分钟行针1次，每日针1次。

疗效 治疗 105 例，痛止者 102 例，有效率达 97.1%，其中针刺 1 次痛止者 48 例，针刺 2 次痛止者 51 例，针刺 3 次痛止者 3 例。针刺 3 次后痛未止者为无效，有 3 例。

出处 刘继明 . 太阳穴长针透刺治牙痛 [J]. 中国针灸，1994，14（S1）：334.

10. 长针治疗口疮

治疗方法 针具：6 ～ 8 寸 26 ～ 28 号钢针一根。进针点（区）：剑突下 3 ～ 5cm 之腹中线向右旁开 1 ～ 2cm 处。止针点（反应区）：脐左旁开 2 ～ 3cm。两点相连为进针线。操作：患者平卧，医者站在患者左侧床边，消毒进针区皮肤，将长针倾斜刺入进针点皮下（约 3 ～ 6mm）后，顺皮下脂肪层沿进针线直达反应区皮下。当患者有下腹部膨胀感时，即可停针，再将长针提拉 20 分钟（可让患者自提），最后将针与皮肤面成 90° 角捣针（强刺激）数十次后拔针。疗程：每 3 天针刺 1 次，4 ～ 6 次为 1 个疗程，间隔 1 周后可做第 2 个疗程。

疗效 治疗 27 例，痊愈者 17 例，好转 3 例，无效 7 例。治疗最少 1 次，最多 21 次，平均 4.3 次。

验案 女，46 岁，干部，1976 年 11 月 6 日初诊。主诉：反复口烂 18 年。近十年来，常年口烂，几无间断，影响进食与言语。查体：舌尖部有 6 个大小不等的小溃疡，右舌缘有 10mm×5mm 溃疡面。诊断：复发性口疮。长针 1 次治疗后舌疼痛减轻，治疗 4 次后，溃疡消失。随访一年半，仅于 1978 年 3 月 1 日在舌背部复发一次，当日经过长针 1 次治疗，3 天后溃疡消失，现未复发。

出处 长针治疗复发性口疮的体会 [J]. 辽宁中级医刊，1979，2（3）：37.

11. 长针透刺治疗面神经麻痹

治疗方法　从太阳穴沿皮针刺入地仓穴，再从地仓穴沿皮斜刺入颊车穴，再从颊车穴沿皮斜刺入承浆穴，得气后针柄加微电流，用锯齿波，留针半小时左右。每日 1 次，6 次为 1 个疗程，每个疗程间休息 3 天，3 个疗程为统计疗效。配穴可根据病情加鱼腰穴透太阳穴、下关穴透人中穴。

疗效　治疗 128 例，治愈 112 例，占 87.5%；显效 12 例，占 9.4%；无效 4 例，占 31%。总有效率 96.8%。

验案　娜某，女，26 岁，会计。1986 年 11 月 13 日早晨发觉面部麻木，口水自该侧下淌，泪液外溢，对镜观看，口眼㖞斜，次日来我处就诊。患者表情肌瘫痪，前额皱纹消失，眉毛下垂，睑裂扩大，鼻唇沟平坦，口角下垂，面部被牵向健侧，说笑时更显。诊断为面神经麻痹，用长针透穴法加微电流，锯齿波，治疗 2 次后自觉面部舒适，口眼㖞斜基本趋于正常，4 次后诸症消失，无不良反应告愈。

出处　刘荣平，赵永和.长针透穴治疗面神经麻痹 128 例疗效观察 [J].内蒙古中医药，1995，14（4）：24.

第九节　古大针与师氏火针

一、古大针（第九针）

（一）古大针的形状

《灵枢·九针论》："九曰大针，取法于锋针 [1]，其锋微圆，长四寸。"

《灵枢·九针十二原》："大针者，尖如梃[2]，其锋微圆。"

（二）古大针的作用及应用

《灵枢》以"大针"取"机关之水"。

1. 泻机关之水，治疗关节痹证

《素问·针解》："人九窍三百六十五络应野[3]……九针通九窍，除三百六十五节气。"

《灵枢·九针论》："九曰大针……主取大气不出关节者也。"

《灵枢·九针十二原》："大针者……以泻机关之水[4]也。"

2. 治疗蛔虫腹痛

《灵枢·厥病》："心肠痛，侬[5]作痛肿聚，往来上下行，痛有休止，腹热喜渴涎出者，是蛟蛔[6]也，以手聚按而坚持之，无令得移，以大针刺之，久持之，虫不动，乃出针也。"

注释：

[1] 锋针：锋，刀、剑等的尖端或锐利部分。锋针，即尖端锋利的针。

[2] 梃：音 tǐng，棍棒。

[3] 野：九野，界限，范围。《吕氏春秋·有始》："天有九野，地有九州。"九野，天之八方中央也。

[4] 机关之水：机关，指人体之关节。《骨释》："凡肘、腋、髀枢两端相接骨，通曰机关，亦曰关。"《素问·厥论》："机关不利者，腰不可以行，项不可以顾。"机关之水即水留关节引起的关节水肿。

[5] 侬：音 nóng，《针灸甲乙经》作"发作"。

[6] 蛟蛔：指蛔虫。

小贴士

1. 关于大针与燔针、焠针、火针

《黄帝内经》焠刺法中的针具称为"燔针""焠针"，如《灵枢·官针》："九曰焠刺，焠刺者，刺燔针则取痹也。""热则筋纵不收，无用燔针。"《灵枢·寿夭刚柔》："刺寒痹者奈何？ 刺大人以药熨之，刺布衣者以火焠之"。《灵枢·经筋》云："焠刺者，刺寒急也。""治在燔针劫刺，以知为数，以痛为腧"。《素问·调经论》曰："病在筋，调之筋。病在骨，调之骨……病在骨，焠针药熨"。这些焠刺用的针具，并未叫"大针"，后世为何认为今之火针即九针之"大针"？ 其与"大针"的关系如何？《针灸大成》中记载："大针一名燔针，长四寸。"《针灸集成》："九曰大针……一名燔针。""火针"名称的提出，首见晋·陈延之的《小品方》，其中记载了火针治疗附骨疽，并首次提出眼科疾病也可以用火针治疗。由此可见，大针是用于火针治疗的一种针具。古代记载的火针针具形状不尽相同，临床根据疾病的差异，选用的火针也不一样，即许多针具可以用作焠刺，大针是其中之一，锋针也用于火针使用，现代的"毫火针"即毫针烧红用作火针。

2. 火针的其他名称

张仲景的《伤寒论》中称火针为"烧针""温针"，如云："荣气微者，加烧针者血留不行，更发热而烦躁也"；"阳明病，脉浮而紧，咽燥口苦……若加温针，必惕，烦躁不得眠"等。营气虚及某些阳明里热证、太阳中风证、太阳伤寒证、少阴病都禁用火针。

《针灸资生经》中将火针称之为"白针"。

《针灸聚英》中记载"川僧多用煨针，其针大于鞋针，火针，以火烧之可用，即九针中之大针是也。"煨针是川蜀习惯用的火针工具。

二、师氏火针

（一）师氏火针的材质

师氏火针的针体由耐高温材料制成，不退火、不断裂、不弯曲、不变形，保持施针时所需的钢度与韧性。针柄为盘龙针柄，或为木质及其他性能优良的隔热与散热材料。

（二）师氏火针的类型

师氏火针主要有单头火针，另有多头火针（三头火针）、扁头火针、勾火针，以及锟针、铍针烧红后应用的火锟针、火铍针（见文前图 11）。

（1）单头火针：针柄长 5cm，针身长度可依据需要伸缩。根据针身直径的不同分为细、中、粗火针三种，其中细火针直径为 0.5mm，中火针直径为 0.75mm，粗火针直径为 1.2mm。

（2）多头火针：主要由三支细火针针身缠在一起形成，故又称为三头火针。针身长 3cm，针柄长 5cm。

（3）扁头火针：针身直径同细火针，在前端 0.5cm 处为扁头。

（4）勾火针：在距针尖 0.8cm 处弯成 100° 角。

（三）操作方法及适应证

1. 选穴

（1）局部取穴

①阿是穴：痛点。

②病变部位：肿块类疾病，实质性肿块如子宫肌瘤、前列腺肥大等，囊性肿物如卵巢囊肿、腱鞘囊肿等；脓性肿物如乳腺炎、痤疮等；弥散性水肿，如中风后手足肿胀等；皮肤病，如带状疱疹、溃疡、疮口、窦道等；关节及其周围组织病变，如关节炎等。

（2）辨证选穴：根据病情辨证选穴。

2. 标定穴位　因为火针针刺需要烧红针，快速准确刺入穴位，因此，必须提前标定需要刺入的穴位或阿是点。古时以墨汁标定，如高武指出："以墨记之，使针时无差，穴点差，则无功……以左手按定其穴，然后针之"。现在有的人用碘酒标定。但以上方法均易在针眼处遗留痕迹，影响美观。师氏九针疗法则用师氏锟针按压出凹痕来标定，既可标定穴位，又不遗留痕迹，而且使用更方便。

3. 消毒　应用火针时，穴区的皮肤消毒一定要严格，否则易感染。火针的消毒主要靠高温烧灼。

4. 烧针　将针倾斜45°，放在火焰的中上部烧灼，烧针程度分白亮、通红、微红三种热度。一般单头火针的三种粗度火针深刺时均需将针烧至白亮，浅而点刺时需将针烧至通红即可；三头火针、火铍针、火锟针常用慢而烙烫法，需将针烧至微红即可。

5. 针刺方法

（1）单头火针

①深而速刺法：主要为单头火针的用法。将针烧至白亮，速进速出，根据病情掌握针刺深度。本法适用于肌肉丰厚处的穴位及需要深刺的病证。

②浅而点刺法：主要为各种单头火针、三头火针的用法。各种细火针将针烧至通红，速入疾出，轻浅点刺。本法主要适用于肌肉浅薄处的穴位及病在表的病变，如头面、四肢末端部的穴位及一些皮肤病。

③留刺法：将针烧至白亮，迅速刺入穴位，停留3秒钟左右，再出针。此法适用于寒痹及筋脉瘤结的疾病，如顽固性的梨状肌损伤、脂肪瘤等。

（2）三头火针、火镊针

①慢而烙熨法：主要为三头火针、火镊针的用法。将针烧至微红，在施术部位表皮轻而稍慢地烙烫。主要用于色素痣、老年斑、雀斑、寻常疣、扁平疣、浅表血管瘤、内痔、肛裂、外阴白斑、小面积的白癜风及久不愈合的溃疡。

②点灸法：将针烧至微红，在患病局部或穴位上轻点，每穴可点灸 2～3 针。适用于虚寒性胃脘痛、慢性泄泻、风湿性关节炎等。

（3）扁头火针：浅而刮刺法为扁头火针的用法。将针烧至微红，然后由浅渐深点灼患部，同时刮出有色素的组织。本法适用于较深的色素痣。

（4）勾火针：将针烧热后，对准胬肉的位置，边烙烫边勾挑。适用于胬肉攀睛。

6. 深度 火针针刺的深度要根据病情、体质、年龄和针刺部位的肌肉厚薄、血管深浅而定。一般四肢、腰腹针刺稍深，可刺 2～5 分深；胸背部穴位针刺宜浅，可刺 1～2 分深；夹脊穴可刺 3～5 分深。

7. 出针

（1）快速出针：明·高武《针灸聚英》："凡行火针，一针之后，疾速便去，不可久留，寻即以左手速按针孔上，则痛止，不按则痛甚"。有助手时，可在出针后，请助手用酒精棉球或棉签迅速按压针孔以止痛，如需放血，则不用按压，待血出干净后再按压。

（2）留刺出针：即针烧红刺入穴位后，停留 3 秒钟后再出针。

8. 疗程 主要根据病情决定火针的治疗次数，如慢性病需要多次治疗的，细火针一般一周 1～2 次，同一穴位或部位交叉针刺，直至病愈；对于一些表面肿起的病变，一般一次可治愈的，中病即止。

（四）火针的作用及适应证

1. 温壮阳气，散寒除湿 各种痹证，尤其是沉寒痼冷、寒痰瘀血凝滞而成的痼疾。

2. 促进肌肉运动功能的恢复 如顽固性面瘫、痿证。

3. 生肌敛疮 各种溃疡病、疮口不闭合者以及臁疮、窦道等。

4. 祛风止痒 各种以痒为主的皮肤病，如牛皮癣、湿疹等。

5. 祛瘀排脓 如乳痈、痈肿、血栓性静脉炎、关节腔积液等。

6. 散结消肿 如腱鞘囊肿、痤疮、瘰疬、瘿瘤、纤维瘤、子宫肌瘤、前列腺肥大、卵巢囊肿等。

7. 通络止痛 寒痰瘀血凝滞的顽固性疼痛，如瘀血性头痛、三叉神经痛等。

8. 去除疣、痣等 如痣、扁平疣、寻常疣等皮肤的疣赘。

9. 清热泻火解毒 如带状疱疹等。

不同类别的火针又有不同的适应证。如单头火针：一般疾病均以细火针为主，中、粗火针用于各种关节腔积液、囊肿、小面积黏膜溃疡、乳痈、疖肿、脂肪瘤、小面积的色素痣、血管瘤、各类疣。三头火针：主要用于烙刺中等大小的痣、雀斑、老年斑、黏膜溃疡、牛皮癣、小面积的神经性皮炎、外阴白斑等。火铍针、火锟针：外痔、皮肤赘生物、高凸的疣、瘤等。火锟针还可用于浅表的溃疡、肛裂、浅表的血管痣、大面积浅表痣、老年斑、内痔等。扁头火针：主要用于较深的色素痣。勾火针：适用于胬肉攀睛。

（五）火针疗法的注意事项

1. 定神 《针灸聚英》有"火针甚难，须有屠儿心，刽子手，方可行针"的记载，故凡行火针，必先安慰患者，令勿惊心。

2. 烧针的注意事项 单头火针需要深刺时必须将针烧至白亮，

快速刺入穴位，再快速出针，否则针滞不易出针，如强行出针则易疼痛。如需留刺，停留片刻后再出针，则易出针，而且也不会引起疼痛。

《千金要方·用针略例》卷二十九曰："以油火烧之，务在猛热，不热，则与人有损也"。《针灸大成》说："灯上烧，令通红，用方有功。若不红，不能去病，反损于人"。笔者曾用细火针治疗一例退行性膝骨关节炎的患者，因为当时手中无95%的酒精，故用75%的酒精来烧针，针自然不能烧到白亮，针刺后患者出现个别针眼处红肿化脓，出现较为严重的并发症，后经输液消炎、局部切开排脓才愈合。至此，方理解古人为何强调"灯上烧，令通红，用方有功。若不红，不能去病，反损于人"的真正含义。另外，当火针需要刺入皮内时，如烧不红，刺入针和拔出针时均容易使针体黏着肌纤维，导致刺入不畅或拔出时将肌肉黏着在针身上带出，引起患者的疼痛和损伤。因此，烧针是使用火针非常重要的一个环节，不可忽视。

3. **进针要准** 火针需烧红针后，瞄准穴位，快速针刺。因此，初学火针者，应经常练习烧针、瞄准穴位刺入的技术，通常可在一些软硬适中的物体上练习，如土豆、苹果等。

4. **掌握好深度** 明·高武《针灸聚英》："切忌过深，深则反伤经络，浅则治病无功，但消息取中也。凡大醉之后，不可行针，不适深浅，有害无利"。

5. **出血处理** 火针因为针相对粗，如碰到血管容易出血，如恰好需要放血，令其自然止血即可，如不需放血，用棉球按压片刻止血即可。

6. **火针治疗后的注意事项**

（1）不要搔抓患处；火针治疗后4～7天内针处勿湿水，以保护针孔的清洁，防止感染。如局部微红，高出皮肤，为火针治疗后的正常反应。在针眼愈合时，往往会瘙痒，嘱咐患者勿搔抓针眼结痂，以免影响愈合。

（2）有时个别患者火针治疗后出现"恶寒发热"的反应，一般2天即可消失。

（六）古大针与师氏火针的异同

古大针只是用作火针的一种针具，仅用于寒痹、关节放水，而师氏火针有单头火针，且分粗、中、细，又有三头、扁头、勾火针等不同，以及火锟针、火铍针等诸多种类，根据需要适用于不同种类的疾患，大大地扩大了火针治病的范围和适应证。

三、火针的现代临床应用

火针治疗疾病的临床报道非常多，为了全面介绍火针的应用，故以下除介绍师氏火针的应用外，还收录了目前临床其余火针的治病报道。

1. 火针治疗偏头痛

治疗方法 取穴：头维、率谷、阿是穴、阳池、丘墟。在已选好的腧穴上做常规消毒，再涂上一层薄薄的万花油，点燃酒精灯，右手持火针，用酒精灯的外焰将针烧至红白，点刺腧穴约2～3mm，迅速拔出，并用消毒干棉球按压针孔片刻，再涂上一层万花油。3日1次,5次为1个疗程，所有患者均接受1个疗程的治疗。

疗效 痊愈38例，显效17例，有效15例，无效8例，总有效率为89.7%。

出处 范兆金，林国华，李丽霞.火针治疗偏头痛78例临床观察[J].中国针灸，1998, 18（8）：475-476.

2. 火针点刺百会穴治疗痰浊上蒙型眩晕病

治疗方法　取百会穴，拨开穴位处头发，在百会穴上涂一薄层跌打万花油，取 0.4mm×27mm 火针，置于酒精灯上烧至白亮，在百会穴上快速频频点刺，深度约 1mm，针温下降后再依上法烧针继续点刺，待患者自觉有热力内传时即可。每天 1 次，7 次为 1 个疗程，治疗 1 个疗程后评定疗效。

疗效　痊愈 5 例，显效 11 例，有效 7 例，无效 7 例。总有效率为 76.7%，愈显率为 53.3%。

出处　黄昌锦，吴艳华.火针点刺百会穴治疗痰浊上蒙型眩晕病 [J].中国针灸，2013，33（3）：284.

3. 火针治疗高血压病

治疗方法　先取坐位，百会穴处皮肤常规消毒，以粗火针刺穴位 2 次，间隔约 10 秒，速进疾出，以深达帽状筋膜为度，不按压针孔，如有出血，待其自止后擦净。然后取卧位，气海穴局部皮肤常规消毒，火针点刺 3 次，每次间隔 10 秒，深 5～7mm，针后疾按针孔。治疗开始前 3 天每日 1 次，以后隔日治疗 1 次。每 2 周为 1 个疗程，连续治疗 2 个疗程，共 16 次（1 个月）。

疗效　治疗 15 例，显效 10 例，有效 3 例，无效 2 例，总有效率 86.67%。本法对于各种中医证型的高血压均有疗效。

验案　王某，男，68 岁。患高血压病 30 余年，反复头晕，最高血压达 210/120mmHg，长期服用心痛定、复方降压片及牛黄降压丸等药物，血压维持在 120/105mmHg 左右。1 个月前因突发左侧偏瘫经查颅脑 CT 等，诊断为混合性中风、高血压病收住院。入院后测血压 195/105mmHg，予口服心痛定、巯甲丙脯酸等及肌注利血平治疗 1 个月不效，血压时有升高，并反复出现鼻衄，遂改用火针针百会、气海穴，治疗 1 次后，鼻衄渐止，次日血压降至 158/105mmHg，又继续治疗 1 个月，头晕消失，血压维持在 150/90mmHg 左右。3 个月未复发。

出处　王映辉.火针治疗高血压病的初步临床观察 [J].针灸临床杂志，1995，11（6）：32-34.

4. 三九火针治疗支气管哮喘

治疗方法　选取数九寒冬的一九、二九、三九的中午行火针施治。选穴：主穴取大椎、风门、肺俞、膈俞、定喘、天突、丰隆，配穴取列缺、尺泽、曲池、太溪、足三里、气海、关元。刺法：主穴以中粗火针，速刺法，针刺深度不超过 0.5 寸；配穴根据解剖位置不同可刺 0.5 ～ 1 寸。火针治疗时医者应掌握"红、准、快"三字原则，要保证刺激量大、穿透力强、效果显著而患者痛苦小。火针治疗后嘱患者 3 日内不可洗浴，忌辛辣酒毒、油腻之品，保证充足睡眠，保持心情愉快。

疗效　40 例三九火针与随机对照的 40 例三伏贴膏比较，两组方法临床均有效，对中医证候的最终改善效能相同，无统计学差异。但三九火针对患者全身症状、寒热汗出情况的改善优于三伏贴膏，而对呼吸道症状的改善三伏贴膏优于三九火针。

出处　徐守臣.三九火针与三伏贴膏对照治疗支气管哮喘临床观察 [J].光明中医，2014，29（3）：502-504.

5. 火针治疗慢性萎缩性胃炎

治疗方法　①火针组：主穴：a.膈俞、脾俞、上脘、建里、足三里；b.肝俞、胃俞、中脘、下脘、足三里。配穴：脾胃虚弱加章门；肝胃不和加期门；胃阴不足加三阴交；胸闷恶心加内关。主穴两组交替使用，配穴左右交替使用。上午 8 ～ 10 时治疗，隔日 1

次，10 次为 1 个疗程，每个疗程之间隔 10 日，共治疗 3 个疗程。操作：对穴位严格消毒后将细火针在酒精灯上烧至白亮，迅速刺入穴内即出针（约 0.5 秒），随后用消毒干棉球按压针孔。四肢、腰腹针刺 2～5 分，胸背部穴刺入 1～2 分。②毫针、西药对照组：a.毫针组：选穴及治疗时间和疗程同火针组。操作：对穴位常规消毒后，用 28 号毫针刺入，进针后施平补平泻手法，留针 30 分钟，每 10 分钟行针 1 次。b.药物组：维酶素、维生素 E、三九胃泰、猴头菌菇片连服 3 个月。治疗前、后均做纤维胃镜检查，并分别在胃窦和胃体大、小弯前后壁的同一部位做活检观察，疗效判定根据临床症状、胃镜和病理检查结果。

疗效　火针组 285 例患者，总有效率为 93%；毫针组 60 例患者，总有效率为 80%；药物组 75 例患者，总有效率为 39%。火针组疗效明显高于毫针组和西药组（$P<0.05$）。

出处　曹少鸣.火针治疗慢性萎缩性胃炎临床研究 [J]. 湖北中医杂志，1997，19（5）：42.

6. 火针治疗慢性结肠炎

治疗方法　取穴：水分、中脘、天枢、关元、阴陵泉、命门、足三里。操作：穴位局部常规消毒，将火针在酒精灯上烧至白亮，在已选穴位上快速点刺。水分、中脘、天枢、关元穴，针刺深度不超过 3mm；阴陵泉、足三里，刺入 10mm。每 3 天治疗 1 次，7 次为 1 个疗程，疗程间休息 5 天。治疗时间短者 3 次，最长不超过 2 个疗程。

疗效　临床痊愈 30 例，显效 10 例，有效 11 例，无效 9 例，总有效率为 85%。

验案　患者，女，65 岁。腹痛、腹泻间歇发作 4 年，加重 1 个月。现每日腹泻 5 ～ 6 次，伴大量黏液脓血，痛则腹泻，腹胀，排便黏腻不爽，腰酸腹痛，恶寒喜暖，少食乏力，明显消瘦，舌质淡，苔白，脉沉迟无力。便常规检查：白细胞（＋＋＋），红细胞（＋＋＋）。纤维结肠镜检查：横结肠下黏膜充血、水肿，有散在出血点，降结肠黏膜充血、水肿，直肠黏膜重度充血、水肿，覆盖黏液，可见黏膜广泛糜烂。诊断为溃疡性结肠炎，予上法火针治疗。1 个疗程后，腹痛、腹泻、腹胀、便溏、形寒肢冷等诸症明显改善；2 个疗程后，症状全部消失，大便每日 1 次，成形。结肠镜检示肠黏膜正常，无糜烂及溃疡面，大便常规正常。半年后随访未复发。

出处　柴增辉 . 火针治疗慢性结肠炎 60 例 [J]. 中国针灸，2011，31（5）：476.

7. 火针治疗急性期周围性面瘫

治疗方法　取患侧地仓穴及地仓穴上 0.5 寸、下 0.5 寸并排的 3 个点及健侧地仓穴。选择细火针，将针烧至发白后迅速刺入选定部位，只点刺而不留针，各穴位进针深度为 2 ～ 5mm（穿透也不要紧）。嘱患者创面 2 天禁水。隔 3 天治疗 1 次，3 次为 1 个疗程，24 天后统计疗效。

疗效　痊愈 38 例，占 82.6%；显效 4 例，占 8.7%；有效 4 例，占 8.7%；无效 0 例。总有效率 100%。

出处　洪婕，张蕾 . 火针治疗急性期周围性面瘫 46 例 [J]. 中国民间疗法，2009，17（3）：8.

8. 火针治疗面肌痉挛

治疗方法　常规消毒所刺部位，以细火针在酒精灯上烧红、烧透，从针根烧至针尖，使针尖发白，准确速刺。所刺部位首选痉挛跳动的始发局部，次选面部腧穴。局部应多刺、重刺，所循经线腧穴少刺、轻刺，每次刺 4 ～ 10 针，也可酌情多刺。每隔 2 ～ 3 天治疗 1 次，10 次为 1 个疗程，疗程间可休息也可继续治疗，2 个疗程后统计疗效。治疗期间嘱患者充分休息，心情放松，饮食宜清淡，勿食辛辣之品，治疗后 24 小时内不洗面部。

疗效　治疗 36 例，临床治愈 24 例，占 66.67%；有效 7 例，占 19.44%；无效 5 例，占 13.89%。

验案　冯某，女，62 岁。自述：右眼睑（下）抽动 3 个月余，近日加重，并扩展至右面颊、口角，抽动时向右牵拉致口面拘挛在一起，抽动几无间隔，讲话时尤甚。曾服卡马西平等药，疗效不佳。求针灸治疗，辨证后，常规针灸 5 次后抽动稍减轻；改火针治疗时，令患者闭眼，针烧透后在痉挛之下睑外眦处（始发）点刺数下。间隔 2 天后复诊，患者自述痉挛减轻，下睑跳动次数减少，面部有舒展感。如上法治疗 3 次后痊愈，随访 3 个月未复发。

出处　程远钊，王文彪，郭学军 . 火针治疗面肌痉挛 36 例 [J]. 中医外治杂志，2006，15（3）：53.

9. 火针治疗三叉神经痛

治疗方法　疼痛部位用 75% 酒精棉球消毒，选用细火针，烧红后痛点局部点刺，不留针，针刺深度约 0.1 寸。隔日 1 次，5 次为 1 个疗程。

疗效　临床治愈 23 例，好转 7 例，无效 2 例，有效率为 93.8%。

验案　李某，女，42 岁。患者左侧面颊部疼痛 1 年余，于 1997 年 2 月因劳累生气后出现左侧面颊部疼痛，呈阵发性、刀割样痛，每日发作 6 次，每次持续约 1 分钟。舌红，苔薄黄，脉弦。中医诊断：面痛（肝胃实火）。西医诊断：三叉神经痛（第 2 支）。予以局部火针点刺，隔日 1 次。第 1 次治疗后患者述疼痛大减。经 6 次治疗，患者病情痊愈。

出处　文绍敦.火针点刺治疗三叉神经痛 32 例疗效观察 [J].青海医药杂志，1993，36（4）：38.

10. 火针治疗热痹

治疗方法　将火针在酒精灯外焰烧至通红发亮，对准穴位迅速刺入即出，不留针，深浅度根据针刺的不同部位而慎重把握。局部红肿热痛之处应根据肿胀情况决定刺入的深浅。夹脊穴刺入要浅，一般不超过 0.5 寸。火针操作之前，针刺局部行常规消毒，针刺后嘱患者 4 天内不近水，以免污染针孔，出汗后当勤换衣，谨防感染。尤其是关节附近红肿处，若刺入较深，稍有不慎就有感染的可能。一旦感染则患者表现为全身高热不退，局部红肿加重，久之侵及关节和周围软组织，造成不良后果。

验案　邹某，女，47 岁。主诉：周身大小关节疼痛伴右足趾关节及双手指关节红肿 3 天。病史：患者 2 周前因外感出现咽痛、咳嗽、咯黄色黏痰，无发热，此后出现髋关节疼痛伴活动不利。3 天前无明显诱因出现右手第 3、4 掌指关节与左手拇指关节，及右足第 2、3、4 趾关节红肿热痛，伴低热（37.9℃），前往本厂医务所就诊，诊断为急性风湿性关节炎，经肌注青霉素、口服布洛芬等治疗诸症无明显改善，故来我院就诊。测体温 36.4℃。化验示：血沉 62mm/h，抗链 "O" > 625U/mL，类风湿因子阴性。中医诊断：痹证（风湿热痹）。西医诊断：急性风湿性关节炎。入院后中、西药治疗效果不明显。后予火针治疗，取夹脊穴和红肿痛部阿是穴，当日行火针治疗 1 次。3 日后查房诉疼痛症状有所减轻，关节肿减轻，膝、髋关节处红斑仍存在。此后约每隔 4～5 天行火针治疗 1 次，关节红肿热痛逐渐得到控制，并逐渐好转，红斑渐渐退去，查血沉渐至 13mm/h，病趋好转。前后治疗 2 个月，患者手指关节肿胀消退，关节疼痛症状消失，肢体活动功能恢复，纳、寐可，二便调，舌质淡红，苔薄白，脉沉细。复查血沉 8mm/h，抗链 "O"、类风湿因子正常，以临床痊愈而出院。

出处　何莉. 火针治疗热痹之我见 [J]. 针灸临床杂志，2001，17（4）：36-37.

11. 火针治疗风寒湿痹

治疗方法　患者均以局部取穴和邻近取穴为主，上肢痹痛加手三阳经的郄穴温溜、会宗、养老；下肢痹痛加足三阳经的郄穴梁丘、外丘、金门；背脊痛加大杼、肾俞；行痹加膈俞、血海；着痹加足三里、商丘；痛痹加关元、命门。火针组在选好的腧穴上常规消毒后，涂一层薄的万花油，用小号火针，在酒精灯上将火针烧至红白时，迅速点刺入选好的腧穴，深约 0.2 ～ 0.3cm，迅速拔出，并用消毒的干棉球按压针孔片刻，再涂一层万花油。每 3 日治疗 1 次，5 次为 1 个疗程，疗程间隔 1 周。对照组：毫针电针加病变局部照射TDP30 分钟。

疗效　治疗组治愈 95 例，好转 89 例，无效 11 例，总有效率 94.6%。对照组治愈 84 例，好转 73 例，无效 20 例，总有效率88.7%。两组比较，治疗组疗效明显优于对照组。火针对治疗组中不同中医分型患者的总有效率分别为行痹 90%、着痹 92.8%、痛痹95.8%，三型疗效相比无显著性差异。

验案　李某，男性，54 岁。右踝关节外伤后疼痛 23 年，加重 1 年，近 1 周又加重。现右踝关节疼痛，日轻夜重，伴关节屈伸不利。局部脉络怒张，舌淡暗，苔白，脉弦紧。诊断为痛痹，取穴阿是、丘墟、金门、外丘、命门，予火针治疗，针后疼痛即基本消失，关节活动自如。3日后复诊再巩固治疗1次，症状完全消失，随访1年未复发。

出处 林国华，李丽夏，范兆金，等.火针治疗风寒湿痹195例[J].中国民间疗法，2001，9（5）：10-11.

12. 火针治疗痛证

治疗方法 在病变部位所在肌肉、韧带的起止点、肌腹等处，仔细推按，寻找压痛点或阳性反应物（即条索状、软泡状物），而在压痛点往往可触及阳性反应物，然后在此点用拇指指甲做一"十"字标记，其"十"字交叉点即为治疗点。一般每次确定1～3个治疗点。根据病变部位，选择患者舒适又便于医者操作的体位。用75%的酒精常规消毒治疗点及医者左手手指皮肤，医者左手拇、食、中指提捏治疗点皮肤，右手握笔式持针，将针尖与火焰呈45°角置于点燃的酒精灯的外焰中，待针尖烧至发白，用指力和腕力快速刺入治疗点约2～3mm深，再快速出针，如刺入不到所需深度，可于痛点旁约1mm处旁刺1～2针。治疗结束后，用创可贴贴敷针眼，并嘱患者治疗部位2～3天不得沾水。每3天治疗1次，最多治疗4次。

疗效 68例患者经火针治疗全部治愈，治愈率100%，其中治疗1次者38例，治疗2次者20例，治疗3次者7例，治疗4次者3例。

验案 王某，女，43岁。主诉：右肩部疼痛10天。10天前，因肩部受凉致右肩部疼痛，于私人诊所诊疗（诊断不详），给予针刺、拔火罐等治疗，疼痛无明显缓解，经人介绍来我科诊治。症见：右肩部疼痛，以夜间为甚，疼痛呈持续性酸胀痛，向上臂内侧放射，右肩关节活动受限。查体：右肩前轻度肿胀，结节间沟及其上方、肩峰下压痛明显，右肩外展、外旋活动受限。西医诊断：右侧肱二头肌长头

肌肌腱炎。中医诊断：痛证。取穴：阿是穴，即查体之压痛点处。第1次治疗因考虑到患者恐惧心理，只取结节间沟压痛点施治。治疗后第2天随访，自述疼痛明显减轻。间隔4天后，行第2次治疗，取结节间沟上方及肩峰下压痛点进行治疗。4天后电话随访，疼痛、肿胀均消失，肩关节活动正常。

出处　邰秀芬.火针治疗痛证 68 例 [J]. 中医外治杂志，2009，18（2）：57.

13. 火针针刺夹脊穴治疗雷诺病

治疗方法　先用毫针针刺八邪，行先泻后补法，留针20分钟；然后选用火针，长5cm，直径0.5mm，穴取夹脊 T1～3及夹脊 L1～3，穴位常规消毒后，将针身前中段在酒精灯上烧红，对准穴位，速刺疾出，出针后用消毒棉签轻按针孔以防出血。隔5天治疗1次。嘱患者点刺处不可搔抓且24小时内不可沾水。

验案　许某，女，36岁。自诉患雷诺病2年，每因寒冷或情绪激动即双手指发冷、发麻，指端皮肤苍白、青紫，伴有疼痛，数小时后皮肤颜色恢复正常。曾间断服用钙拮抗剂治疗效果不佳，要求行中医治疗。刻下症见：面色少华，小便清长，舌暗淡，苔薄白，脉沉涩。证属阳虚寒凝，经络瘀阻。行上述火针疗法，隔5天治疗1次。嘱患者点刺处不可搔抓且24小时内不可沾水。第1次复诊时，患者指端疼痛症状基本消失，皮肤颜色变红。继续治疗2次后，诸症基本消除。随访3个月，未见复发。

出处　姜珊.火针针刺夹脊穴治疗雷诺氏病验案 [J]. 江苏中医药，2013，45（7）：40-41.

14. 火针治疗腋臭

治疗方法　采用师氏火针中的细火针、师氏微型酒精灯。腋窝患处局部常规消毒。医者左手持点燃的酒精灯，右手持细火针在灯上将针烧至白亮，迅速刺入腋下汗腺中点处 1 ～ 1.5 厘米，然后围绕腺体中心围刺 7 ～ 10 针。火针点刺完毕后用消毒纱布外敷患处。每周针刺 2 次，3 ～ 5 次为 1 个疗程。

疗效　治愈 46 例，占 62%；好转 2 例，占 4%；无效 2 例，占 4%。其中，针刺 1 个疗程根治者 25 例，2 个疗程根治者 21 例。

验案　张某，女，22 岁，工人。患者自幼两腋下散发出一种难以名状的骚臭味，随年龄增长，其味愈来愈强烈，尤其在天气较热时更为明显。予以细火针点刺 1 次，隔一日来诊，其味明显减轻，又针治 2 次后，狐臭味消失。随访 2 年，再无复发。

出处　师怀堂，师爱玲．师氏火针治疗腋臭的临床研究 [J]. 天津中医学院学报，1992，11（1）：7.

15. 火针治疗下肢静脉曲张

治疗方法　针刺部位：曲张的静脉血管。针刺方法：患者取坐位或站立位，常规消毒针刺部位，点燃酒精灯，左手持酒精灯靠近针刺部位，右手以握笔式持针，将火针的前中段烧红，对准曲张的静脉血管垂直快速进针，速刺疾出，令其出血。对静脉曲张较重者，用止血带结扎曲张静脉的上部，用火针点刺放血后，松开止血带，使血自然流出，待血止后，用干棉球擦拭针孔。每周治疗 2 次，4 次为 1 个疗程，1 个疗程后判定疗效。嘱患者保持局部清洁，针后 24 小时内不要洗浴，避免针孔感染，治疗期间均不采取其他治疗方法。

疗效　治愈 19 例，好转 9 例，无效 2 例，有效率占 93.33%。

验案　某，男，46 岁。主诉：左下肢静脉曲张 10 余年。症见左下肢小腿后面及左踝关节附近静脉迂曲隆起，高于皮肤，伴左下肢胀痛，乏力，久立及行走后症状加重，左下肢胫骨前缘中下 1/3 及左足部皮肤颜色呈暗紫色，伴瘙痒，舌质暗淡，苔白，脉沉。西医诊断：左下肢静脉曲张。中医诊断：筋瘤，证属气滞血瘀。按上述方法用火针点刺病灶，共治疗 2 次，静脉曲张消失，皮肤颜色明显变浅，无肿胀、疼痛及瘙痒感。随访半年无复发。

出处 张洪涛，赵霞，刘文霞 . 火针放血治疗下肢静脉曲张 30 例 [J]. 中医研究，2012，25（12）：62-63.

16. 火针治疗颈淋巴腺结核

治疗方法 部位：肿大的结核肿块。方法：左手固定肿大的结核肿块，用酒精灯烧红不锈钢火针，快速刺入肿块中心，迅速拔出，针刺深度以刺中结核中部而不伤到正常组织为度。可根据肿块大小刺 1～5 针，大者先刺肿块边缘后刺中央。肿块多者每次可取 1～3 个，若有脓液流出可用消毒干棉球擦净，然后用引流药线蘸煅石膏和升丹各半研细的药粉进行引流，每日或隔日换药 1 次，直至痊愈。火针治疗每 5～7 天 1 次。

疗效 全部病例均经 1～5 次治疗后痊愈。

验案 孙某，女，38 岁，农民，1990 年 11 月 4 日初诊。颈部左侧淋巴腺结核 4 年，经链霉素、异烟肼、利福平等抗痨药物治疗 1 年余疗效欠佳。自诉：体乏无力，精神倦怠，食欲不振，夜间有时盗汗。查体：左颈部有大小不等的肿块 4 枚，最大的约 3cm×2.5cm×2.5cm，中心部暗红色稍有波动感，推之不动；小的约 1.5cm×1.5cm×1cm，按之坚硬。查血常规及血沉正常，胸透无异常。诊断：颈淋巴腺结核。按上述方法治疗，大者刺出脓液约 2mL，擦净脓液用药线引流后外敷纱布，小者刺 1～2 针，共治疗 4 次，肿大的淋巴结消失而愈。3 年后随访未复发。

出处　康维清.火针治疗颈淋巴腺结核 48 例 [J]. 中国针灸，1997，17（5）：280.

17. 火针治疗痤疮

治疗方法　穴取患部每个结节或囊肿顶部中央及基底部，加肺俞、膈俞、脾俞。选用盘龙火针。对每位患者使用统一的针具，规格为 0.4mm×45mm。面部痤疮患者取仰卧位（项背部皮损患者取俯卧位），医者坐于患者头颈部端，充分暴露皮损部位，选好进针点。左手持酒精灯，尽可能接近施术部位，右手拇、食、中指持针柄，置针于火焰的中焰，先加热针体，再加热针尖，把针烧至发白。先点刺皮损局部，左手持酒精灯微向外移，烧针后右手运用手腕力量，持针迅速垂直刺入皮损顶部。若皮损为丘疹、黑头、脓疱，常点刺一下即可，稍加挤压，把皮疹上的黑头粉刺或脓疱分泌物、脓栓、脓血清除；若皮损为坚硬的结节，则应在其中心和周围多处点刺，切忌挤压，以防炎症扩散；若为囊肿，刺破囊壁时则有落空感，用棉签轻轻挤净囊内物，用消毒棉签蘸干并轻按针孔，酒精再次消毒，暴露针孔。针刺深度取决于皮损深度，以针尖透过皮肤病变组织，未接触正常组织为宜。每个皮损部位控制在 5 针内，针孔稀疏而均匀。速进疾出，每次 0.5 秒。背部俞穴常规消毒，烧针后迅速直刺各穴，每穴点刺 3 下，深度控制在 5mm 内。出针后，消毒干棉球轻按针孔，严禁揉搓，以防出血。火针治疗后不要搔抓点刺处；点刺处 24 小时内不要沾水，以局部红晕完全消失为度；不要污染局部；如局部微红，则为火针后正常反应。5 天 1 次，连续 4 次，20 天后观察结果。

疗效　治疗 1068 例，痊愈 561 例（52.5%），显效 283 例（26.5%），好转 149 例（14.0%），无效 75 例（7.0%），总愈显率为 79.0%。

出处　黄蜀，周建伟，张颜，等 . 火针疗法治疗痤疮 1068 例临床研究 [J]. 上海针灸杂志，2008，27（2）：10-13.

18. 火针治疗蜘蛛状血管瘤

治疗方法　局部消毒后，根据瘤体膨胀部位大小，选用适宜的针，在酒精灯上烧红针尖，立即垂直插入瘤体中心凸出部位约 0.1～0.2cm，随即拔针，这时瘤体全部或绝大部分向周围辐射的分支即随之消失。

疗效　31 例患者全部 1 次治愈，治愈率达 100%。

出处　赵学义，朱爱明，兰建平 . 火针打孔法治疗前胸部脂瘤 31 例临床观察 [J]. 世界中西医结合杂志，2009，4（7）：510.

19. 火针点刺龈交穴治疗痔疮

治疗方法　患者取仰卧位，取龈交穴。痔疮患者的上唇系带（龈交穴）多可见一芝麻大小的滤泡。医者左手固定翻开的上唇，常规消毒该穴位，右手持火针在酒精灯上将针尖烧至白亮，快速轻轻点刺该滤泡（滤泡不明显时点刺龈交穴），使该滤泡（龈交穴）形成焦痂，若出少许血，可常规消毒以防感染。该法隔日 1 次或 3 日 1 次，一般治疗 3 次即可。

疗效　治疗 36 例，治愈 28 例，占 77.8%；显效 8 例，占 22.2%；总有效率 100%。治疗时间最短 1 次，最长 5 次。

出处　丁向荣，蒋又祝 . 火针点刺龈交穴治疗痔疮 [J]. 中国针灸，2003，23（10）：39.

20. 火针治疗术后伤口不愈合

治疗方法　在伤口周围有硬结炎性增生处或炎性渗出处，根据伤口大小每次选取 5～10 个点，局部常规消毒，将火针前中段置于点燃的酒精灯外焰烧至红白发亮时，以稳、准、快的手法刺入所选点约 0.2～0.8mm。若有窦道者可适当深刺，并迅速拔出。针孔若有出血或渗出液，待其自然止血或渗出液渗出完毕后用消毒干棉球压迫针孔 1～2 分钟。5～7 天治疗 1 次，间隔期间可用艾灸或神灯照射伤口。

疗效 32 例患者全部治愈，其中 1 次治愈者 5 例，2 次治愈者 17 例，3 次以上治愈者 10 例，治愈率 100%。

验案 姜某，女，55 岁，教师，于 2000 年 9 月因右手中指指腹术后不愈月余来我科就诊。患者自述 1 月前因剖鱼不慎，鱼刺刺入中指指腹部，当时疼痛肿胀较重，疑为鱼刺断于指内，在某医院行异物清除术。术后至今已月余，手指仍肿胀疼痛，刀口愈合不全，常有炎性物渗出，遂以火针治疗，1 周后复诊，肿消伤愈，随访半年无复发。

出处 蔡少忍．火针治疗术后伤口不愈合 32 例 [J]．河南中医，2003，23（11）：73.

21. 火针治疗神经根型颈椎病

治疗方法 ①火针组：取穴：颈夹脊 C4～7、肝俞、肾俞、大椎、后溪、曲池、外关、合谷。针刺方法：患者取俯卧位，穴位常规消毒，点燃酒精灯，将针身的前中段烧红，迅速刺入颈夹脊 C4～7，随即快速拔出，出针后用消毒干棉球重压针眼片刻，然后针刺其余穴位。嘱患者注意保持局部清洁，避免感染。②毫针组：选穴同火针组，毫针针刺，平补平泻手法，留针 20 分钟。两组患者均每周针刺 3 次，连续治疗 6 周。

疗效 火针组总有效率 94.6%，毫针组为 78.4%，火针组优于毫针对照组（$P<0.05$）。

出处 李彬，谢新才，冯毅 . 火针治疗神经根型颈椎病疗效观察 [J]. 北京中医药，2010，29（12）：920-922.

22. 火针治疗棘上韧带炎

治疗方法 患者取俯卧位，使病变部位充分暴露。医者以拇指在脊柱上按压寻找压痛点并标记，局部用 25% 碘酊消毒，待干后用 75% 的酒精脱碘。将火针在酒精灯上烧红后，迅速准确地将针刺入压痛点 3～5mm（根据肌肉丰厚程度），立即出针，若出血则以干棉球压针孔片刻，再次烧红火针并继续针刺，每次每个痛点均用火针针刺 3 次。每 3 天治疗 1 次，共治疗 4 次。火针治疗后 24 小时内不宜着水或搔抓针孔，以防止感染。个别患者火针术后局部皮肤可出现灼热、发红、微痛、瘙痒等各种现象，一般不需特殊处理，1 周后术口处可结痂并自行脱落。

疗效 治疗 78 例，经 1～4 次治疗，痊愈 72 例，其中 1 次治愈者 7 例，2 次治愈者 19 例，3 次治愈者 34 例，4 次治愈者 12 例。显效 4 例，无效 2 例。有效率达 97%。

出处 谢晓龙，李惠，左土佩 . 火针治疗棘上韧带炎 78 例 [J]. 中国中医药现代远程教育，2012，10（1）：54-55.

23. 火针治疗肱骨外上髁炎

治疗方法 取穴：患侧上肢阿是穴（即肱骨外上髁桡侧伸肌腱附着处及附近的压痛点）、对侧下肢的膝阳关穴。操作方法：局部常规消毒，将中粗火针在点燃的酒精灯外焰中烧至红亮，迅速刺向所选穴位，深度约 0.5～1 寸。火针出针后，用无菌干棉球迅速按压针孔，以减轻疼痛。如针处出血，一般可待其自止。治疗时注意避开血管、神经。每周治疗 3 次，2 周为 1 个疗程，治疗 2 个疗程，30 日后统计疗效。同时嘱患者注意局部保暖与休息，针后不得搔抓患处，保持针孔清洁干燥，24 小时内禁淋浴，不要污染局部，禁食生冷辛辣之品。

疗效　治疗 48 例，治愈 42 例，好转 5 例，无效 1 例，总有效率为 97.9%。

验案　某，女，53 岁，因右肘关节外侧疼痛 4 个月就诊。患者于 4 个月前劳累后感到右肘关节外侧疼痛，当时未引起重视，仍继续劳作而疼痛加剧，并向前臂外侧放射，休息后稍轻，用力即加重。曾在当地中医院用针灸、理疗、中药和封闭等方法治疗，均无效。查体：肘关节不红不肿，肱骨外上髁桡侧伸肌腱附着处压痛明显，伸肌腱牵拉试验阳性。按上述方法治疗 2 次，疼痛明显减轻，再继续治疗 4 次而痊愈，随访半年未复发。

出处　旷秋和 . 火针巨刺治疗肱骨外上髁炎 48 例 [J]. 中国民间疗法，2011，19（5）：21.

24. 火针治疗腰椎间盘突出症

治疗方法　取患侧腰阳关、腰俞、肾俞、大肠俞、白环俞、环跳、承山、阿是穴。腰骶部疼痛甚者加长强、承扶、殷门；伴下肢疼痛麻木者加委中、飞扬、承山、昆仑。每次选用以上 2 ～ 3 个穴位。患者取俯卧位，常规局部消毒，用 2 寸火针，将针身放于火焰上，以针身烧红为度，迅速刺入选定的穴位，速刺疾出。隔日 1 次，7 次为 1 个疗程。

疗效　治疗 51 例，其中治愈 24 例，显效 14 例，好转 12 例，无效 1 例，总有效率 98.04%。

出处　胡美新 . 火针治疗腰椎间盘突出症 51 例疗效观察 [J]. 浙江中医杂志，2013，58（4）：280.

25. 火针治疗慢性坐骨结节滑囊炎

治疗方法　①火针组：患者取俯卧或侧卧位，充分暴露患部。在坐骨结节部肿胀、压痛处，结合 B 超、MRI 检查结果，选 3～5个进针点进行标记。选用中号火针，局部皮肤常规消毒后，将火针针体置于酒精灯上烧至通红，迅速刺入已标记好的位置，刺入深度以达到滑囊腔为度，随即迅速出针。每周治疗 2 次，治疗 8 次后统计疗效。②对照组：取患侧阿是穴、环跳、委中、承山、阳陵泉。穴位皮肤常规消毒，刺入后用强刺激或中等刺激，平补平泻手法，得气后接 6805-1 电针治疗仪，疏密波，刺激强度以患者耐受为度，留针 30 分钟。每次 30 分钟，每日 1 次，8 次为 1 个疗程，每疗程间休息 2 天，3 个疗程后统计疗效。

疗效　火针组治疗 31 例，治愈 20 例，好转 7 例，无效 4 例，总有效率 87.10%，总有效率优于电针组（$P<0.05$）。对照组 31 例，治愈 10 例，好转 13 例，无效 8 例，总有效率 74.19%。两组疗效对比，火针组总有效率优于电针组（$P<0.05$）。

出处　黄政德.火针治疗慢性坐骨结节滑囊炎疗效观察 [J]. 内蒙古中医药，2013，32（13）：75.

26. 火针治疗膝关节积液

治疗方法　在关节肿胀部位（髌骨外上缘）常规消毒，用师氏粗火针在乙醇灯上烧至白炽状，迅速在关节高突部位采用疾刺法，点刺 3～4 针，点刺要达到一定深度，刺入后滑囊液立即从针孔流出，一次可放液 30～600mL，剩余部分通过拔罐拔出剩余液体。每日 1 次，2 次为 1 个疗程，1 个疗程后不愈者视为无效。积液消除后用针刺巩固治疗 5～10 天，取梁丘、血海、犊鼻、阳陵泉等穴为主。

疗效　治疗 208 例患者中，治愈 143 例，占 68.8%；有效 56 例，占 26.9%；无效 9 例，占 4.3%。总有效率为 95.7%。

出处　李萍，王黎明，王延玉，等. 火针治疗膝关节积液 208 例 [J]. 上海针灸杂志，2010，29（3）：160.

27. 火针阿是穴治疗跟痛症

治疗方法　①火针组：取阿是穴，即痛点。在穴位处用安尔碘进行局部消毒，消毒完毕后，点燃酒精灯，左手将酒精灯端起，靠近针刺穴位，右手以握笔状持针，将针尖、针体置入酒精灯外焰烧至白亮，用烧红的针体迅速刺入穴位，并快速拔出，时间大约是 10 秒 1 次，出针后用消毒干棉球按压针孔。压痛点范围较大者，可火针点刺多次。每 3 日治疗 1 次，5 次为 1 个疗程。②电针组：取太溪、昆仑、承山、阿是穴。常规消毒后，进行常规针刺，得气后接电针仪，留针 30 分钟。每日治疗 1 次，15 天为 1 个疗程。

疗效　火针组和电针组各治疗 30 例，其中火针组痊愈 10 例（33.3%），显效 12 例（40%），有效 7 例（23.4%），无效 1 例（3.3%），总有效率为 96.7%；电针组痊愈 2 例（6.7%），显效 10 例（33.3%），有效 10 例（33.3%），无效 8 例（26.7%），总有效率为 73.3%。火针组疗效显著优于电针组（$P<0.05$）。

出处　赵明华，李巧林. 火针阿是穴治疗跟痛症 30 例 [J]. 上海针灸杂志，2012，31（7）：519.

28. 火针治疗带状疱疹后遗神经痛

治疗方法　①火针组：选穴：皮损周围部位的阿是穴。操作：常规消毒局部皮肤，以握笔式持火针，将针尖置于点燃的酒精灯外焰加热，以针尖烧至通红发白为度，快速点刺原有皮损周围部位，深度以 1～2mm 为宜，垂直进针，出针要求迅速，大约 0.1 秒完成。视局部面积的大小共点刺 3～5 处。每 3 日 1 次，30 日为 1 个疗程。②对照组：口服卡马西平，每次 100mg，每日 3 次，连续 30 日。

疗效 两组各治疗 37 例，火针组治愈 25 例，显效 8 例，有效 2 例，无效 2 例，总有效率为 94.6%；对照组总有效率为 62.2%。火针治疗优于对照组。

出处 陈建雄，张子谦，童娟.火针治疗 74 例带状疱疹后遗神经痛临床观察 [J].现代医院，2007，7（9）：78-79.

29. 火针治疗神经性皮炎

治疗方法 选病灶处为局部治疗部位。选用直径为 0.8mm 的火针，在患部周围以 2cm 左右等距离进行局部点刺，并在中心点刺 1 针，若患处面积较大，可在病灶中心多点刺几针。一般皮损较轻仅呈丘疹样改变者，应采取轻浅手法，若皮损已呈苔藓样改变，瘙痒顽固而剧烈者，应采取密刺法（即用火针密集地刺激病灶局部的一种刺法，一般间隔 1cm，如病重可稍密，病轻则稍疏）。治疗每隔 3 日 1 次，15 次为 1 个疗程，2 个疗程间隔 5～7 天。施用火针术后，其病变部位的皮肤出现灼热、发红、微痛、瘙痒等各种现象，一般不需特殊处置，约 1 周内便会自行消失。若施火针术时刺破血管，引起出血，应立即用消毒棉球压迫止血，24 小时后一旦发生感染，局部红肿较重，分泌物增多，或出现化脓病灶时，应该采取必要处置。

疗效 治疗 89 例，其中痊愈 68 例，占 76.4%；显效 19 例，占 21.4%；无效 2 例，占 2.2%。除显效及无效的 21 例治疗 2 个疗程外，其余 68 例均在 1 个疗程治愈，其中有 10 例仅治疗 8 次即痊愈。

验案 孙某，女，52 岁。主诉：右下肢瘙痒 6 年余。病史：6 年中曾外用、内服中、西药，治疗无效，入夜瘙痒剧烈，挠抓至出血方感痒轻，影响睡眠。查体：右下肢可见 3cm×7cm 大小的皮损，呈苔藓样改变，边界清楚，布满暗红色粒状丘疹及鳞屑，并有抓痕和血痂，按之坚韧。诊断：神经性皮炎。在病灶部位予以火针治疗，4 天 1 次。治疗 3 次后，瘙痒减轻，治疗 7 次后，苔藓样改变消退并结厚痂。治疗 15 次后痂退，患处皮肤恢复正常，夜寐安。随访 8 个月未复发。

出处　潘书林，潘明，孙晓兰．火针治疗神经性皮炎 89 例 [J]．中国针灸，2006，25（10）：740．

30. 火针治疗外阴白斑

治疗方法　针具：细火针一根，酒精灯一盏，自配麻沸散少许。操作方法：先用棉球浸麻沸散液外敷白斑处，10 分钟左右待麻醉后，左手持酒精灯，右手的拇、食、中三指紧捏针柄，针尖部在酒精灯上烧至通红透亮时，即对准选定的白斑部位，迅速、准确地刺入（深度 2 至 3 分）即拔出。这时，助手将蘸有麻沸散的棉球立即压住针孔。刺一针，压一次。针距约 2 ～ 5mm。每周 2 次，6 次为 1 个疗程。注意：火针要烧至通红透亮，进针要达到一定深度，方能确保疗效。对白斑面积过大的患者，一次性治疗不耐受者，则分片轮换治疗。治疗 1 个疗程未愈者，休息 1 周后再治疗。

疗效　治疗 20 例，痊愈 7 例，占 35%；显效 7 例，占 35%；好转 5 例，占 25%；无效 1 例，占 5%。总有效率为 95%。

验案　赵某，女，48 岁，工人。外阴白斑 5 年，经妇科确诊后到我科治疗。患者大、小阴唇均有明显白色病损，白斑约为 4cm×7cm，白带清稀量多，外阴轻度萎缩，皮肤干皱粗糙，瘙痒难忍，舌胖，舌质淡红，苔薄白，脉细滑。经火针治疗 1 次后，当天止痒。经过 1 个疗程的治疗，白斑处皮肤颜色接近正常。巩固 3 次，即半个疗程后，白斑消失，瘙痒症状消失，外阴恢复正常。

出处　周以琴，吴杨杨.火针治疗外阴白斑20例疗效观察 [J].针灸临床杂志，1997，13（4）：58.

31. 火针治疗乳房纤维瘤

治疗方法　采用火针，局部常规消毒，左手将肿块捏起，右手持针，用酒精灯将针头部烧红约3cm后，迅速刺入肿块中心部位，然后根据肿块大小，沿周边用火针刺3～5针，烧一次，刺一针。肿块小者浅刺，肿块大者深刺，以刺至病灶基底部位为宜。刺后以手轻轻按揉2～3分钟，用消毒敷料覆盖，以胶布固定，1周内禁触水，以防感染。10天治疗1次，3次为1个疗程。针后局部皮肤出现微红灼热、轻度肿痛等症状属正常现象，一般1周内可消失。

疗效　治疗68例，痊愈54例，占79.4%；有效14例，占20.6%。总有效率为100.0%。

验案　封某，26岁，已婚。2002年3月2日初诊。主诉：左乳房发现一肿块1年余，曾多方治疗无效，肿块日渐增大。查体：左乳房外上方有一肿块如桂圆大小，肿块外皮色不变，质地坚实，表面光滑，边界清楚，活动度大，肿块与皮肤不粘连。经红外线扫描诊断为乳房纤维瘤。采用火针疗法，1次即见效，1个疗程后肿块明显缩小，2个疗程后肿块消失，追访1年无复发。

出处　李造坤，李欢，宋小静.火针治疗乳房纤维瘤68例 [J].中国针灸，2005，25（3）：196.

32. 火针治疗小儿遗尿

治疗方法　取穴：关元、中极、气海、肾俞（双）。用碘伏消毒穴位皮肤，用细火针快速点刺，腹部穴位进针深度为0.2～0.5寸，肾俞进针0.5～0.8寸。点刺完毕，用消毒干棉球压按片刻，不出血即可，嘱2日内勿洗澡。隔日针刺1次，7次为1个疗程。疗程间休息 3 天，一般治疗 1 ～ 2 个疗程。

疗效　1 个疗程内治愈者 8 例，2 个疗程内治愈者 6 例、好转者 2 例、无效者 0 例，有效率 100%。

验案　陈某，男，12 岁，学生。自幼尿床，每夜 3 ～ 4 次，均不能自醒，劳累后尤甚。查体见患儿精神倦怠，身体瘦弱，面色萎黄，舌苔白，脉细。诊断为先天肾气虚弱，下元不固。给予火针治疗 5 次后，自诉夜间无尿床发生，偶有醒来排尿 1 次；又治疗 3 次巩固疗效，停止治疗，随访半年无复发。

出处　安金格 . 火针治疗小儿遗尿 16 例 [J]. 针灸临床杂志，2002，18（12）：26.

33. 火针治疗口腔溃疡

治疗方法　①火针组：根据溃疡面大小，选择不同型号的三头火针。先将溃疡面完全暴露，固定好位置，行常规消毒，将火针在酒精灯上烧至通红，迅速点刺溃疡面，将溃疡面全部点净，但注意不要伤及正常组织。一般治疗 1 次。②对照（药物治疗）组：口服维生素 C 100mg、维生素 B_2 10mg，每日 3 次，溃疡面外敷锡类散，每日数次，7 天为 1 个疗程。

疗效　火针组治疗 300 例，均一次性治愈，治愈率为 100%；对照组治疗 60 例，治愈 12 例，有效 33 例，无效 15 例，有效率 75%，治愈率仅为 20%。火针组疗效优于对照组。

验案　某，男，34 岁，1998 年 6 月 5 日初诊。主诉：口舌生疮 5 天，疼痛明显，吃食物时痛甚，外敷锡类散效果不明显。查体：舌边及舌前 1/3 处各有一黄豆般大小的溃疡面，覆以黄色伪膜，舌红，脉数。当即用火针治疗，疼痛即止，饮食正常，无痛感，3 天后疮面愈合。

出处　陶恩学，田文平．火针治疗口腔溃疡 300 例疗效观察 [J]．潍坊医学院学报，2000，22（2）：93．

34. 火针灼刺治疗耳郭假性囊肿

治疗方法　在耳郭表面常规消毒铺巾，局麻后用美蓝在囊肿底部的皮肤上做两个平行的标记点，两点之间相距 6mm。采用火针在酒精灯上烧红以后，立即对准皮肤上的标记点进行灼刺，直至将囊肿壁烧穿为止，接着将另一个标记点也烧穿，使之成为 2 个开放性小口。然后将囊液彻底挤压干净，局部盖以消毒敷料并加压包扎。第 3 天、第 5 天各换药 1 次，10 天后可见囊肿消失，灼刺孔愈合，局部不留明显瘢痕，皮肤不增厚。治疗期间应用抗生素预防感染。

疗效　治疗 60 例，全部治愈。

出处　肖志军，彭安锦．火针灼刺治疗耳郭假性囊肿 60 例 [J]．中国社区医师，2005，21（2）：34．

35. 火针治疗斑秃

治疗方法　患者取俯卧位，取背俞穴和督脉背部穴位（肺俞、心俞、膈俞、肝俞、脾俞、肾俞、大椎、至阳、命门），用 75% 酒精消毒皮肤，医者右手持中粗火针，左手持酒精灯，将中粗火针于酒精灯外焰上，先加热针体，再加热针尖，针身的烧针长度与刺入的深度相等，待针身烧至通红后，对准穴位垂直刺入 1 ~ 1.5cm；然后患者取仰卧位，取任脉腹部穴位和胃经腹部腧穴（中脘、下脘、气海、关元、天枢、外陵、水道），操作同前；最后患者取坐位，取阿是穴（斑秃区），用 75% 酒精消毒皮肤，多头火针烧红后，采用速刺疾退法，每次 0.5 秒，从脱发区边缘向脱发区中心散刺，刺破即可，无须过深，尽量令瘀血流出至其自止。每周治疗 1 次，14 次为 1 个疗程。以毫针针刺以上诸穴为对照。

疗效 火针组、毫针组治疗后斑秃面积均明显减小，且火针减少斑秃面积优于毫针，火针组长出毳毛和毳毛变黑时间均短于毫针组。火针组治疗4周、10周、14周的总有效率均明显高于毫针组。

出处 付源鑫，李岩，苑婷，等.火针治疗斑秃临床观察 [J].上海针灸杂志，2013，32（12）：21.

36. 火针治疗痤疮后色素沉着

治疗方法 火针治疗主要选局部色素沉着部位。暴露面部色素沉着部位，常规消毒后，用细火针（直径0.5mm）在酒精灯上烧红后，垂直快速点刺皮损中央部，病变部位小者点刺1次，大者可点刺2次，但每个部位不超过3次，点刺深度不超过2mm，且不能点刺正常皮肤，术后用干棉签挤压、擦拭。

疗效 临床治愈18例，占90%；显效2例，占10%；无效0例。

验案 某，女，23岁。每次月经前面部出现多个粉刺，自行挤压后留有色素沉着，严重影响美观。用火针将色素沉着部位点刺，2天后结痂，6天后痂痕脱落，黑色素也随之消失，仅留有浅淡疤痕，25天后疤痕完全消失。

出处 王晓庆，张金生，周源，等.火针治疗痤疮后色素沉着20例 [J].中国民间疗法，2010，18（9）：13.

第十节　师氏梅花针

一、师氏梅花针

（一）师氏梅花针的形状

师氏梅花针分针体、针座、针柄三部分（见文前图12）。针体为七枚不锈钢针嵌于针座内，针尖由传统的尖锐改为钝尖，避免了叩刺时皮肤产生刺痛；针座由金属制成，用于镶嵌固定针体，且针座由螺丝扣与针柄相连，以便于更换；针柄由尼龙制成，具有良好弹性。各部分均由螺丝口衔接，拆装方便，全针总长 28cm。

（二）使用方法

1. **持针法**　右手食指指腹伸压在针柄上，其余四指以适当力量握住针柄，针尾端止于腕横纹前一横指。持针不可过紧亦不可过松，紧则腕关节肌肉紧张，用力不够灵活；松则针柄左右晃动，易松动针头，使针尖不能垂直于皮肤，容易刺破皮肤出血。

2. **基本手法**　采用弹刺法。弹刺是指叩刺时针尖接触皮肤后，产生一种反向作用力，使针轻微弹起，顺势敏捷提针。叩刺时，针尖对准叩击部位有节奏地运用腕力，一虚一实，灵活弹刺，即 2 次动作只接触皮肤 1 次。

3. **常用的叩刺方法和部位**

（1）循经叩刺：沿经络循行部位叩刺，可根据不同病情选取一条或数条经脉进行叩刺，也可选取一条或数条经脉中的一段或几段进行叩刺。

（2）穴位叩刺：根据辨证结果选取相应腧穴，如五输穴、络穴等特定穴，或脐周四边穴、三阴交、次髎、天枢、阑尾穴及下腹麦氏点等，或疾病反应点。

（3）微针叩刺：结合手、足、头、面、鼻、耳、眼、腹、背等微针理论，选定治疗区进行叩刺。

（4）局部叩刺：在局部病灶或病灶周围进行叩刺。

4. **刺激强度**　依病情、体质、年龄、刺激部位不同，而采取轻、中、重度手法。老弱幼者轻，壮实热重者先轻后重。

5. **疗程**　一般每天治疗 1 次或隔天 1 次，10 次为 1 个疗程，2 个疗程之间休息 5 ～ 7 天。慢性病可隔天治疗 1 次，急性病 1 日可施治数次，直至病情转危为安。

6. **注意事项**

（1）叩刺时针尖着落要平、稳、准。

（2）一定要弹刺、平刺，绝不能慢刺、压刺、斜刺、拖刺。

（3）力量发自腕部。

（4）频率适中，以 70 ～ 100 次 / 分。每穴以 5 ～ 15 次为宜。连续叩刺 30 ～ 50 次时可间歇 20 ～ 30 秒，稍事休息，以缓解疼痛。

（三）师氏梅花针的作用和适应证

师氏梅花针具有疏泄风热、活血化瘀、行气止痛、宣发消肿的作用，对临床各科如心脑血管、神经系统、消化系统疾患及血液循环障碍、新陈代谢低下和皮肤疾患等具有良好疗效。尤其对气滞血瘀型疾病以及风、火、热、毒邪所致的麻木痿痹疗效更佳，如头痛、头晕、失眠、感冒、支气管炎、哮喘、过敏性鼻炎、胃炎、胃神经官能症、神经衰弱、面神经麻痹、肋间神经痛、中风后遗症、近视眼、脱发、扭伤、股外侧皮神经炎、带状疱疹、关节肿痛等。

（四）师氏梅花针与现代皮肤针的异同

现代普通梅花针针柄较软，针尖尖锐，因此针刺时容易引起皮肤疼痛。师氏梅花针针柄是硬的，针尖由传统的尖锐改为钝尖，避免了叩刺时皮肤产生刺痛，同时还能根据刺激量的不同使叩刺的振动力渗透于经络穴位的不同层次，因此，不仅治病范围大大增加，疗效也相应有了提高。

二、师氏梅花针的现代临床应用

1. 师氏梅花针治疗胸部软组织扭挫伤

验案　刘某，52 岁，干部，2000 年 6 月 9 日初诊。主诉：胸部疼痛 3 天。病史：患者 3 天前洗浴时不慎滑倒，背部着地后觉胸部疼痛，呼吸及站立行走时加重，自行外涂红花油及止痛药物治疗 3 天后症状逐渐加重，经人介绍来我院求治。症见：表情痛苦，右足不能着地，胸部疼痛，呼吸受限，肤色正常，舌质红，苔白，脉弦细。诊断：岔气（胸部软组织扭挫伤）。证属气滞经络，不通则通。治以理气通络为法。取用师氏梅花针沿胸部各经轻度叩刺，叩至皮肤潮红。经治 1 次，患者胸部疼痛随即消失，呼吸畅快，行走利落，满意而归。

出处　吴宏东，付国宾．师氏梅花针临床应用体会 [J]．河南中医药学刊，2002，17（4）：60.

2. 师氏梅花针治疗跖痛症

验案　路某，男，46 岁，工人，2000 年 8 月 16 日初诊。主诉：左足冷痛 4 年。病史：患者 4 年前劳作汗出，以足跖贴墙休息后，左足始现疼痛，以涌泉穴附近为甚，经多方治疗，病情渐加重，以致夏夜睡眠时需穿两层袜子，再用塑料布裹足，外盖两床棉被，否则左足疼痛不能入眠。症见：局部肤色略苍白，舌淡，苔白，脉沉迟。诊断：痹证（跖痛症）。证属寒凝经络，气血不利。治以通经散寒、行气利血为法。取师氏梅花针沿肾经膝以下叩刺，叩至皮肤潮红。经治 3 次，患者疼痛锐减，已不用覆被及裹塑料布。

出处　吴宏东，付国宾．师氏梅花针临床应用体会 [J]．河南中医药学刊，2002，17（4）：60.

3. 师氏梅花针治疗风湿性关节炎

验案　李某，女，34 岁，家庭主妇，2000 年 3 月 16 日初诊。主诉：四肢关节疼痛 1 年，加重伴关节肿胀月余。病史：患者 1 年来四肢诸关节疼痛，呈游走性，以手、足关节为甚，在某医院诊为风湿性关节炎，迭服中、西药物，疗效欠佳，月余来症状加重，关节疼痛难忍且伴肿胀，求治于师老。症见：四末触之冰凉，双手指关节畸形并肿胀，双足踝部以下肿胀青紫，疼痛异常，跛形行走，舌质暗，苔白，脉沉涩。实验室检查示：RF（－），ASO（＋）。诊断：痹证（风湿性关节炎）。证属阴寒凝结，血脉瘀滞。治以散寒通经、活血化瘀为法。取师氏梅花针于四肢肘、膝以下阳经重叩，叩至皮肤出血，同时叩击十二井穴以活血通经。经治 1 次，患者当即行走正常，复诊时关节疼痛肿胀减轻，肤色青紫改善。守上法治疗 5 次，患者手足关节疼痛明显减轻，肿胀消失，肤色正常，余症以他法缓图。

出处　吴宏东，付国宾 . 师氏梅花针临床应用体会 [J]. 河南中医药学刊，2002，17（4）：60.

下 篇

常见病的新九针治疗

第一章　内　科

第一节　头　痛

【疾病概述】

头痛是临床常见的自觉症状，可单独出现，也可见于多种疾病。头痛一般指头部上半部眼眶以上至枕下区之间的疼痛，主要因头部的血管、神经、脑膜等对疼痛敏感的组织受到刺激引起的头部不适。头痛常见于西医的紧张性头痛、血管性头痛、神经性头痛或高血压、脑动脉硬化、头颅外伤、脑震荡后遗症及脑膜炎等。

头痛属于中医学"头风""脑风"范畴。本病多因外感六淫、跌打损伤、内伤杂病或情志抑郁致气滞血瘀、痹阻经络所致；或由气血亏虚，不能濡养脑髓所致。

【新九针治疗方法】

一、锋勾针

1. 锋勾针治疗血管性头痛　见上篇锋勾针（47 页）。

2. 锋勾针治疗神经性头痛

治疗方法　取穴：风邪入络型，主穴取天柱、合谷、太冲、痛点；瘀血阻滞型，主穴取天柱、大椎、太阳、风池、痛点。配穴取百会、悬颅、悬厘、足临泣。操作：选准穴位，局部常规消毒。右手拇、食、中指紧紧握持针身，留出所勾刺的长度，再以左手食、

中指紧压穴位两旁，露出欲勾刺的穴位，迅速将锋勾针刺入皮下组织，稍待片刻，在穴位组织内牵拉白色纤维，再行上下勾割 3～4 次，待听到勾割的"吱吱"声，即按进针方向倒退出针，左手急速拿棉球按压针孔即可。每周 1 次，3 次为 1 个疗程。

疗效　治疗结果 156 例，临床治愈 145 例（占 92.95%），显效 6 例（占 3.85%），好转 3 例（占 1.92%），无效 2 例（占 1.28%），总有效率为 98.72%。其中 1 次临床治愈 95 例（占 60.90%）。

验案　李某，男，33 岁，干部，1989 年 8 月 16 日初诊。主诉：右侧不定时头痛 2 年。近日来因训练紧张，睡眠较差，自觉全身疲乏，右侧头痛欲裂，发作频繁，伴有恶心呕吐，舌体两边有瘀点，舌色紫暗，脉弦而数。做脑血流图检查，未见异常。诊断为神经性头痛。中医辨证为瘀血阻滞。取大椎、天柱（双）、风池（双）、太阳（双）。以锋勾针勾刺泻法出血，当即针出痛止。8 月 22 日患者来院复诊，自诉针后症状消失，后又巩固治疗 1 次。半年后随访，头痛未复发。

出处　曹伟民. 锋勾针治疗神经性头痛 156 例 [J]. 中国针灸，1995，15（1）：23.

二、圆利针

圆利针松解治疗偏头痛　见上篇圆利针（63 页）。

三、火针

1. 火针治疗偏头痛　见上篇火针（83 页）。

2. 火针治疗风寒头痛

治疗方法　选穴：主穴取风府、天柱、百会。病属太阳经配玉枕；病属少阳经配风池、完骨、太阳、率谷、悬颅、阿是穴(单侧)；病属阳明经配阳白、头维、阿是穴；病属厥阴经配通天、前顶、四神聪、阿是穴。在已选好的脑穴上做常规消毒，再涂上一层薄薄的万花油。点燃酒精灯，右手持小号火针，用酒精灯的外焰将针烧至红白发亮时，以稳、准、快的手法点刺腧穴约2～5mm，并迅速拔出，然后用消毒干棉球按压针孔1～2分钟，再涂上一层万花油。每3日1次，所治患者均接受5次治疗。

疗效 近期疗效：痊愈者36例（占73.5%），显效者6例（占12.2%），有效者5例（占10.2%），无效者2例（占4.1%），总有效率为95.9%。远期疗效：痊愈35例，（占71.4%），显效10例，（占20.4%），无效4例，（占8.2%）；总有效率为91.8%。

出处 张和平.火针治疗风寒头痛49例[J].中国针灸，2002，22（3）：192.

3. 火针治疗痰瘀阻络型经行头痛

治疗方法 取率谷（双）、头维（双）、百会、阿是穴。每次针刺选取1～2个不同的穴位，3天内同一穴位不重复施术。患者取仰卧位，选准穴位，常规消毒后，选用中粗火针，一手持酒精灯，一手持针，在火焰外焰部将针尖及前部针身烧热，呈白亮时迅速垂直点刺所选穴位。点刺完毕后迅速以跌打万花油外敷针孔，嘱患者12小时内勿沾水，忌鱼腥、豆类、生冷等食物。每月经行前1星期开始治疗，经净后停止针刺，2个月经周期为1个疗程，共治疗2个疗程。以毫针针刺为对照组。

疗效 两组治疗后疼痛程度和疼痛时间均比治疗前明显改善。火针组治疗35例，痊愈6例，显效15例，有效9例，无效5例，总有效率为85.7%；毫针组治疗35例，痊愈2例，显效10例，有效

14 例，无效 9 例，总有效率为 74.3%。火针组改善作用优于毫针组。

出处　赵丽.火针治疗痰瘀阻络型经行头痛疗效观察 [J].上海针灸杂志，2012，31（3）：145-146.

四、配合针法

1. 针刺配合磁圆梅针叩刺治疗偏头痛

治疗方法　①治疗组：a.针刺治疗：主穴取患侧太阳、丝竹空、头维、率谷、风池、阿是穴，配穴取列缺、合谷、外关、足临泣。操作：患者取侧卧位或坐位，常规消毒所选穴位。用 28 号 3 寸毫针太阳透率谷、丝竹空透率谷、头维透率谷及头部阿是穴平刺，使局部产生较强的针感；风池穴针尖向鼻尖方向刺入 1 寸，得气后尽量使针感上传于头。主穴得气后用电针，取连续波，电流强度大小以患者能耐受为度，每次 30 分钟。远部配穴每次选 2 个穴位，用平补平泻法操作。b.磁圆梅针穴位叩刺：选颈夹脊、太阳、率谷、角孙、风池及阿是穴，用中等力叩刺，以患者能忍受为度，时间 10 分钟。以上两种方法同时使用，发作期每天 1 次，缓解期每 3 天 1 次，15 天为 1 个疗程。②对照组：正天丸，每次 6g，每日 3 次，饭后口服，连续服药 15 天为 1 个疗程。两组均疗程间隔 1 周，服药 2 个疗程后统计疗效。

疗效　治疗组痊愈 71 例，显效 18 例，有效 3 例，无效 4 例，总有效率 92%；对照组痊愈 27 例，显效 18 例，有效 3 例，无效 7 例，总有效率 41%。治疗组总有效率明显高于对照组。1 年后两组痊愈患者随访比较：治疗组痊愈 71 例，1 年后复发 8 例，复发率 11.27%；对照组痊愈 27 例，1 年后复发 8 例，复发率 29.63%，治疗组 1 年后复发率明显低于对照组。

验案　陈某，女，35岁，干部，2004年6月14日初诊。主诉：右颞侧头部疼痛3年，复发加重1天。现病史：3年前生气后出现右颞侧头部胀跳痛，伴恶心呕吐，时有目眩，经治疗头痛消失。以后每因情志刺激及月经前后而发作，每年发作10～20次不等，每次发作表现相似，一般持续4～6个小时。经服药等治疗，疗效不明显且易反复发作。1天前因情绪激动而头痛复发，表现同前，自服去痛片无效。查体：痛苦面容，一般情况正常，神经系统检查无异常，头颅CT检查正常。诊断：偏头痛。治疗：针刺取患侧太阳透率谷、头维透率谷、丝竹空透率谷、风池、外关、足临泣，头部穴位得气后用电针，留针30分钟。出针后用磁圆梅针叩刺10分钟。第1次治疗后，患者即觉头痛减轻许多，全身轻快；第3次治疗后头痛程度和发作次数减少，第4次治疗后患者述前症状完全消失，生活如常，临床治愈。治疗1个疗程以巩固疗效。随访1年未复发。

出处　温乃元，李志彬，宋锋.针刺配合磁圆梅针叩刺治疗偏头痛96例[J].针灸临床杂志，2008，24（1）：14-15.

2. 火针配合锋勾针治疗偏头痛

治疗方法　选用师氏锋勾针及细火针。取大椎、风池、百会、太阳、悬颅、悬厘、印堂、头维、上星及阿是穴。锋勾针操作：每次可选5～6个穴，根据病情交替使用，每穴用锋勾针勾割3～4次，微出血。火针操作：取阿是穴、百会、悬厘、悬颅等，在酒精灯上烧红火针，每次选穴4～6穴，每穴点刺2～3次。上法同时应用，每3天治疗1次，3次为1个疗程，最多治疗2个疗程（6次）。

疗效　治疗86例，治愈47例，显效31例，无效8例，总有效率为90.70%。

验案　王某，男，30岁。有头痛病史10年，发作时疼痛左右不定，呈搏动性，有时也可呈胀痛。开始每月发作 1 次，持续 1 ～ 2 天，后逐渐增至 2 ～ 3 次，程度亦加重，伴有恶心等症，间歇期如常人，多次进行辅助检查均无异常发现。采用上法治疗，每 3 ～ 5 天 1 次，第 1 次即有明显效果，3 次后间歇 1 周，无发作，又巩固治疗 2 次，随访 3 个月未复发，且精力充沛。

出处　邢守平．锋勾针、火针治疗偏头痛 86 例 [J]．中医外治杂志，2005，14（3）：36-37．

3. 火针配合毫针治疗颈源性头痛

治疗方法　①治疗组：火针配合毫针，取穴：百会、完骨（患侧）、风池（患侧）、天柱（患侧）、颈夹脊穴（C2 ～ 4 棘突下旁开 0.5 寸，双侧）、阿是穴。操作方法：火针操作：患者取俯卧位，标定穴位，常规消毒，医者左手用止血钳夹住 95% 酒精棉球（捏干），点燃棉球并使火焰靠近针刺部位，距针刺部位 10 ～ 15cm，医者右手以握笔式持火针，将针体下 1/3 烧至通红，迅速刺入穴位，并快速地将针拔出，若有血或液体从针孔溢出，可用干棉球擦拭针孔。火针针后即刻在以上选穴行针刺治疗。针刺操作：选用一次性 0.25mm×40mm 毫针，75% 酒精常规消毒穴位，百会，针尖向前平刺 20mm；风池，向同侧目内眦方向斜刺 30mm；天柱穴，直刺 20mm，不可向内上方深刺；完骨，向乳突方向斜刺 25mm；阿是穴，直刺 20mm；颈夹脊穴，直刺 25 ～ 35mm。注意：治疗当日患者不要洗澡。②对照组：以上穴位不进行火针操作，只做针刺治疗。两组均每天治疗 1 次，每次治疗 30 分钟，每周治疗 5 次，休息 2 天，共治疗 4 周，按规定治疗完成 20 次后，进行疗效及 VAS 评分评定并做统计处理。分别于治疗结束后 3 个月、6 个月对治疗组的愈患者进行随访。

疗效　两组患者治疗后 VAS 疼痛评分均降低，且火针配合毫针组更优。火针配合毫针组治疗 90 例，痊愈 67 例，显效 11 例，好转 8 例，无效 4 例，总有效率为 95.6%；单纯毫针组治疗 90 例，痊愈 45 例，显效 17 例，好转 14 例，无效 14 例，总有效率 84.4%。火针配合毫针疗效好于单独毫针组。

出处 张晓哲，王李丽，刘延青.针刺加火针治疗颈源性头痛临床观察 [J].中国针灸，2013，33（11）：989-992.

4. 锋勾针与镵针配合治疗头痛

治疗方法 用拇指按压法寻找头部、背部上的阳性反应点（按之患者感觉局部酸痛或胀痛，或按之患者感觉头痛减轻，均可视为阳性反应点）。先用锋勾针在头部阳性反应点点刺放血数滴，然后让患者俯卧于床上，暴露背部腧穴，在阳性反应点施常规消毒，用 2% 利多卡因局麻后（皮丘约 1～1.5cm），用镵针切开皮肤，切口长约 1～1.5cm，露出皮下白色纤维样物，用锋勾针依次挑断，直至挑尽为止。然后用消毒干棉球拭净局部，敷以消毒纱布。每 7 天 1 次，3 次为 1 个疗程，如有必要行下一个疗程时，疗程间隔半个月。

疗效 治疗 80 例中，痊愈 39 例，占 48.8%；显效 38 例，占 47.5%；有效 3 例，占 3.7%；无效 0 例。总有效率 100%。

验案 王某，男，15 岁，学生。因头部闷痛 1 年、失眠 2 个月，于 1994 年 10 月 4 日来本科诊治。其母代诉：患者自幼身体虚弱，1993 年入中学后经常头痛，时轻时重。近 2 个月因学习紧张，出现失眠、多梦，严重影响学习。曾到多家医院诊治，效果不佳。查其舌质淡，苔白略腻，脉细滑。辨证为脾虚痰浊蒙窍。采用上法治疗 1 次后，头痛锐减，睡眠亦明显好转。1 个疗程后，头痛消失，睡眠转佳，随访半年未复发。

出处 杨新华.镵针、锋勾针治疗青少年神经性头痛 80 例 [J].

中国针灸，1996，16（12）：43.

5. 锋勾针加闪罐治疗头痛

治疗方法　①锋勾针：选准穴位与痛点，局部常规消毒，左手拇、食二指将要针穴位的皮肤撑开绷紧，保持约 1cm 宽度，右手拇、食、中指以执笔姿势持针，并留出所勾刺的长度，针尖与皮肤呈75°～90°角，将针准确、迅速地刺入皮下，然后将针体扶正与皮肤垂直进针，此时患者有酸胀感，上下提动针柄，针尖勾住肌纤维，然后迅速勾割 2～4 次，即可听到割断的皮下纤维或粘连的软组织发出"吱吱"声。勾割完毕后，应按进针方向及角度退出针具，挤出勾割穴位中的血液，然后用消毒棉球按压针孔。嘱患者治疗期间不可着水，隔日 1 次，5 次为 1 个疗程，疗程之间间隔 10 天。②闪罐：取大椎、肝俞穴，闪罐后，在穴位处留罐 3～5 分钟再起罐。病情重、病程长者每天 1 次，病情轻、病程短者可隔日 1 次，5 次为 1 个疗程。

疗效　治疗 86 例，痊愈 75 例（占 87.21%），显效 7 例（占8.14%），好转 3 例（占 3.49%），无效 1 例（占 1.16%）。总有效率为98.84%。

验案　唐某，男，23 岁，工人，2002 年 3 月 21 日初诊。主诉：头部肿痛 1 个月，近日来病情加重，痛处拒按，触之觉热，食欲不振，睡眠差。查：舌质红，苔薄黄，脉滑数。行脑血流图检查未见异常。辨证：属风热痰火型头痛。治则：疏风清热。取穴：风池（双）、风府、丰隆（双）。以锋勾针刺泻出血，一诊后疼痛基本消失，略感头晕。二诊时方法同一诊，加大椎穴通络止痛。2002 年 3月 23 日复诊时症状消失而痊愈，随访 1 年未复发。

出处　张先锋.闪罐加锋勾针治疗头痛 86 例 [J].中医外治杂志，2005，14（6）：50.

6. 长针透刺结合放血治疗头痛

治疗方法 患者取仰卧位，双侧太阳穴行常规皮肤消毒，取 0.25mm×40mm 针灸针斜刺进针，由太阳穴向率谷穴透刺，采用提插捻转相结合的平补平泻手法，得气后留针半小时，每日 1 次；隔日在针刺结束后让患者侧卧，患侧朝上，于患侧太阳穴、风池穴及阿是穴常规消毒后用三棱针点刺放血，挤出血液 5～10 滴即可，然后用复合碘消毒，再以无菌干棉球按压穴位局部 2～5 分钟，连续治疗 4 周。

疗效 治疗 56 例，显效 32 例，有效 22 例，无效 2 例，总有效率 96.43%。

出处 李力．长针透刺结合放血疗法治疗偏头痛的疗效观察 [J]．内蒙古中医药，2013，22（11）：38.

7. 九针（梅花针、火针、锋勾针、毫针）治疗顽固性头痛

治疗方法 取穴：病属太阳膀胱经取天柱（双）、大椎、曲池（双）、阿是穴；病属少阳胆经取颔厌、悬颅、悬厘、率谷、完骨、风池、太阳、阿是穴；病属厥阴肝经取百会、四神聪、通天（双）、阿是穴；病属阳明胃经取头维（双）、阳白（双）、合谷（双）、上星、阿是穴。针具选择：风寒型选火针，风热型、风湿型、肝阳上亢型、瘀血型、痰浊型选锋勾针，气血两虚型选毫针，以上各型头痛均配梅花针。操作方法：①梅花针：叩头部督脉、膀胱经、胆经，重扣微微出血，隔日 1 次。②火针：锟针标记穴位，针刺部位常规消毒，将针体在酒精灯上烧到白而发亮时，可迅速点刺，针体烧灼的长短与刺入的深度相等，起针后用酒精棉球迅速按压针孔。③锋勾针：用左手食指和中指绷紧所刺部位之皮肤，右手迅速将针尖刺入。若为放血，速刺速出；若为勾割，可先直刺入皮下，再倾斜针体至 60°，然后上下移动，即可听到割断结缔组织纤维的"嚓

嚓"声，拨出针尖，用酒精棉球按压穴位即可。④毫针：取足三里（双）、合谷（双）、内关（双）、神门（双）等穴，用补法。

结果 风寒型：痊愈 100%。风热型：痊愈 66.7%，显效 33.3%，好转 0，无效 0；风湿型：痊愈 60%，显效 30%，好转 10%，无效 0。肝阳上亢型：痊愈 83.3%，显效 2.8%，好转 8.3%，无效 5.6%。瘀血型：痊愈 100%。气血两虚型：痊愈 84.8%，显效 6.8%，好转 6.1%，无效 2.3%。

验案 王某，女，81岁。患者40年前因产后受风寒而致头痛。开始为前头痛，后逐渐发展为全头痛，恶风寒，一年四季戴棉帽，经多方治疗无效，遂来我科就医。查：左颞部头皮肿胀，循膀胱经、胆经、督脉按压均有明显压痛，苔薄白，脉浮紧。予温经散寒、活血止痛之法。取穴选针：梅花针重叩头三经，火针取悬颅（双）、悬厘（双）、率谷（双）、风池（双）、天柱（双）、风府、百会、上星、阳白（双）、曲差（双）、五处（双）、承光（双）、通天（双）、玉枕（双），隔日1次。针1次后头痛止，然仍恶寒，不敢脱帽。后针6次，即如常人。再针4次巩固疗效，后经随访未复发而告愈。

出处 李宏媛.师怀堂九针治疗各种顽固性头痛132例临床观察[J].中国针灸，1988，8（6）：19-20.

第二节 眩 晕

【疾病概述】

眩指眼目昏花，眼前发黑，或星光闪烁，晃动飘渺；晕是指头晕旋转，失衡欲倒。二者常同时出现，故称眩晕。本病病位在脑，主要与情志、饮食、体质、外伤有关，有虚实两类。肝阳上亢、痰瘀阻窍与气血亏虚、肾精不足，均可导致发病。

【新九针治疗方法】

配合针法

1. 磁圆针与针刺配合治疗颈性眩晕

治疗方法 ①磁圆针：取颈夹脊、风池、百会、四神聪及督脉、足少阳经、足太阳经在头部的循行。以右手紧握针柄，右肘屈曲90°，以右腕的活动叩击以上穴位及部位，每穴叩击约10次，交替进行。颈夹脊、风池、四神聪为重点叩击穴位，叩击力量以患者耐受并使叩击处皮肤略红为准，叩击时间10～15分钟。②针刺：取双侧C5～C7夹脊、风池、四神聪、外关穴，采用常规针刺手法，平补平泻。以上两种方法先针刺，后用磁圆针叩击，每日治疗1次，10次为1个疗程，疗程间休息3天，治疗2个疗程后统计疗效。

疗效 基本痊愈6例，显效18例，有效6例，无效2例，总有效率93.75%。

出处 赵华，徐佳. 磁圆针与针刺配合治疗颈性眩晕32例 [J]. 上海针灸杂志，2003，22（8）：11.

2. 多头火针配合磁圆针治疗梅尼埃病

治疗方法 采用师氏三头火针、磁圆针。①多头火针：穴位取百会穴、四神聪。患者取平卧位，休息数分钟后进行以下操作：先进行头皮局部消毒，以百会穴为圆心覆盖四神聪穴外3～4cm范围，共消毒3次。针刺时将多头火针置于酒精灯外焰上烧至针尖发白发亮，快速在百会穴上点刺，进针深度为1mm左右，再将针尖烧红重复点刺8～10次。每针刺1次均按压穴位5秒钟。如有出血，压迫止血后继续治疗。四神聪穴针刺同百会穴操作，每穴点刺2次。火针

治疗后嘱患者 3 日内针孔处勿着水，以防感染。②磁圆针：取手足三阴经、任脉、督脉、带脉、大肠经、三焦经、胃经、膀胱经与风池、风府、听宫、听会、翳风、内关、足三里、中脘、丰隆、三阴交、太冲、太溪、关元、气海、肝俞、脾俞、胃俞、肾俞、背部夹脊穴等腧穴。基本手法：右手持针，曲肘 90°，以右手拇、食指紧握针柄前 1/3，中指、无名指、小指紧贴针柄中、后 1/3 处，针头垂直于身体接触面，运用手腕部的弹力和中指、无名指、小指的撬力，循经叩击经络、腧穴。治疗过程：a.仰卧位：泻任脉：天突→曲骨；泻腹部胃经：气冲→缺盆；平腹部带脉；泻肺经：少商→尺泽；泻大肠经：曲池→商阳；平心包经：中冲→曲泽；补心经：少海→少冲；泻三焦经：天井→关冲；补脾经：隐白→阴陵泉；泻肝经：曲泉→大敦；泻胃经：厉兑→足三里。b.俯卧位：泻督脉：风府→长强；补膀胱经：第一侧线大杼→下髎，第二侧线附分→至阴；补肾经：涌泉→阴谷；平腰部带脉；泻夹脊穴。c.腧穴：风池、风府、丰隆、太冲等穴位用泻法；足三里、三阴交、太溪、关元、气海、肝俞、脾俞、胃俞、肾俞等穴位用补法；内关、中脘、听宫、听会、翳风等穴位用平补平泻手法。发作期经多头火针配合磁圆针疗法治疗，3 次为 1 个疗程；间歇期单用磁圆针疗法巩固疗效，1 个月为 1 个疗程，共治疗 3 个疗程，随访 2 年，然后做疗效统计。

疗效 治疗 323 例，痊愈 198 例，显效 112 例，有效 13 例，愈显率为 95.98%。

出处 周秋芳，张焕雷，周晓莉.多头火针配合经穴磁导疗法治疗美尼尔氏综合征 323 例 [J].世界中医药，2008，3（1）：38-39.

3. 火针、毫针配合正骨治疗颈性眩晕

治疗方法 ①毫针：取百会、风池、风府穴。肝阳上亢加太

冲，气血亏虚加足三里，肾虚精亏加太溪。选用 0.25mm×40mm 毫针。患者取俯伏位，穴位皮肤及针具常规消毒，百会向后平刺 15mm，风池向鼻尖方向直刺 30mm，风府向下颌方向刺入 25mm，太冲直刺 20mm，足三里直刺 30mm，太溪直刺 20mm。进针至所需深度后均行小幅度（幅度 5～7 分）、较快频率（90～120 次/分）提插捻转，当出现酸、麻、胀、重等得气感后留针 30 分钟，并在留针期间每隔 10 分钟适当增加刺激强度消除耐受，出针时压迫针孔以防出血。出针后即进行火针治疗。②火针：取天柱、风池及病变局部、颈 2～4 夹脊穴。选用中号火针（规格为 0.5mm×25mm）。患者取坐或卧位，碘伏常规消毒，医者以右手拇指、食指持火针针柄，左手持酒精灯，针体于酒精灯外焰处加热至通红，对准穴位迅速刺入，并快速出针（进出针靠腕力控制，时间约半秒钟），针刺深度和角度根据部位和胖瘦灵活掌握，随后用消毒干棉球按压针孔片刻以防出血。操作过程要求"稳、准、快"。火针针后休息 30 分钟左右进行正骨。③正骨：采用空军总医院冯氏颈椎旋转复位，手法拨正偏歪棘突，使患椎恢复原解剖位置，解除对椎动脉的刺激或压迫。患者端坐于方凳上，医者站在其背后，一手压住患椎棘突的偏歪侧，另一手抱住患者的枕部，在牵引的同时旋转颈部，当偏歪的棘突顶住压棘突的拇指时，拇指轻轻向对侧水平方向拨正偏歪的棘突，即达复位目的。手法宜"稳、准、轻、巧"，对老年患者手法宜轻，切忌粗暴。整个正骨施术过程约耗 5 分钟。复位后嘱患者适宜休息，避免颈部过多活动，必要时佩戴颈围。毫针、火针与正骨疗法均为 1 周 2 次，6 次为 1 个疗程，1 个疗程后进行疗效评价。对照组予单纯毫针治疗，取穴和针刺方法与治疗组毫针刺法相同，隔日 1 次，5 次为 1 个疗程，休息 2 天后再进行第 2 个疗程，2 个疗程后进行疗效评价。

疗效　治疗组 50 例，痊愈 38 例，显效 8 例，好转 3 例，无效 1 例，愈显率 92%；对照组治疗 45 例，痊愈 25 例，显效 9 例，好转 8 例，无效 3 例，愈显率 75.56%。治疗组优于对照组。

出处　马新平，李柱，姜燕，等 . 火针、毫针配合正骨治疗颈性眩晕疗效观察 [J]. 中国中医急症，2009，18（11）：1797-1799.

第三节　咳　嗽

【疾病概述】

咳嗽为呼吸系统疾病的常见症状，是气管遭受某种刺激所引起的防卫动作，能将呼吸道内的分泌物和异物排出体外。咳嗽可分为干咳和湿咳两种，干咳表现为咳不出痰，有昏沉、灼热感，常见于感冒、支气管炎及肺炎初期；湿咳表现为咳时喉咙带痰，多因呼吸道疾病、肺部疾患、呼吸道内异物刺激等引起。

中医学将咳嗽分为外感和内伤两类。外感咳嗽多因外感风寒、风热之邪，从口鼻、皮毛而入，肺卫受邪，肺气壅遏不宣，清肃之职失常所致。内伤咳嗽为脏腑功能失调所致，如脾虚生湿，湿聚成痰，上渍于肺，肺气不得下降；或因肝气郁结，久而化火，火盛烁肺，肺失清肃而致。

【新九针治疗方法】

配合针法

1. 火针配合火罐治疗外感咳嗽

治疗方法　火针配合火罐组：穴位选用大椎、肺俞（双）。操作方法：皮肤常规消毒，选用中粗火针（儿童和体弱者可选细火针），每穴速刺2针，入皮深0.5cm，针后用大号火罐每穴拔吸5分钟，每针孔出血数滴。起罐后用消毒棉球擦干血迹。针孔3天内避免见水，以防感染。每3天治疗1次，3次为1个疗程。毫针配合火罐为对照组。

疗效 火针配合火罐组治疗90例，治愈78例，好转12例，无效0例，总有效率100％；毫针对照组治疗40例，治愈25例，好转8例，无效7例，总有效率为82.5％。火针配合火罐疗效显著优于毫针配合火罐。

验案 某，男，55岁。半月前因感受风寒而咳嗽，加重1周。经静脉注射抗生素无效，来诊时患者咳嗽频繁，咳时呼吸困难，胸痛胸闷，痰多、色白，舌红，苔薄白，脉浮紧。X线片示：肺纹理增粗。诊断为风寒咳嗽。经用上法治疗2次，咳嗽停止，其他症状也随之缓解。

出处 石珍.火针加火罐治疗外感咳嗽疗效观察 [J].临床医药实践，2010，19（7）：969.

2. 火针配合穴位敷贴治疗咳喘

治疗方法 ①火针：寒证取百劳、肺俞、膏肓俞；热证取大椎、风门、肺俞。对穴位常规消毒后，将火针烧至针尖通红，迅速刺入上述穴位2～5mm后快速出针。每6日1次,5次为1个疗程。②穴位敷贴：取菟丝子、白芥子、五味子、延胡索、细辛、甘遂、杜仲、僵蚕等药，按一定比例配伍后以芝麻油加红丹熬成黑膏药，用牛皮纸或厚布摊成3cm×3cm大小的药贴，贴于火针治疗的各穴位上，每次贴3天，连续10次为1个疗程。

疗效 临床治愈45例，显效34例，好转23例，总有效率

97.1%。其中喘息和哮鸣音的消失率明显高于咳嗽和咳痰症状的消失率；哮喘患者治愈率和总显效率高于慢性支气管炎患者；寒证患者有效率100%，显著高于热证患者的89%。火针配合穴位敷贴对预防和治疗咳喘的发生有较好疗效，对哮喘症状的改善优于咳嗽症状的改善，且对寒证疗效较热证明显。

　　出处　瞿群威，袁申平.火针配合穴位敷贴治疗咳喘105例[J].上海针灸杂志，2001，20（3）：12-13.

第四节　支气管哮喘

【疾病概述】

　　支气管哮喘是一种以嗜酸粒细胞、肥大细胞反应为主的气道变应性炎症和气道高反应性为特征的变态反应性疾病。临床表现为反复发作性伴有哮鸣音的呼气性呼吸困难、胸闷或咳嗽咳痰，可自行或治疗后缓解。若长期反复发作可使气道重建，导致气道增厚与狭窄，成为阻塞性肺气肿。多因外来或内在的过敏原或非过敏原等因素引起支气管平滑肌痉挛、黏膜水肿及分泌物增加而发病。

　　支气管哮喘属于中医学"哮证""喘证"的范畴。本病多因素痰内伏于肺，复加外感、饮食、情志、劳倦等诱发，引动伏痰，痰阻气道，肺气上逆所致。

【新九针治疗方法】

一、磁圆针

磁圆针叩击法治疗哮喘　见上篇磁圆梅针（21页）。

二、火针

三九火针治疗支气管哮喘　见上篇火针（85 页）。

三、配合针法

锋勾针勾刺天突穴加中药外敷治疗支气管哮喘

治疗方法　采用冬病夏治，在三伏天的初、中、末伏期间各做治疗 1 次，冬季三九天期间亦各做 1 次治疗，全年共治疗 6 次。①针勾刺法操作：患者平卧，充分暴露天突穴处，常规消毒后，持中号锋勾针刺入达胸骨骨面，用钩弯底部上下左右按摩刺激骨面，幅度小于 1mm，然后提针至浅层皮下，勾拉纤维组织，出针。按压针孔 5 ～ 10 分钟以防出血，用创可贴敷针孔。②穴位敷贴：药物：麻黄、白芥子、细辛、洋金花、甘遂等药物按比例配伍研为粉末备用。选穴：肺俞、膏肓俞、风门、大椎。喘甚加定喘，痰多加脾俞，肾虚加肾俞。操作：先于所选穴位处拔罐 5 ～ 10 分钟，再将药粉以生姜汁调制成直径 1.5 ～ 2cm 的药饼，置穴位处，用胶布固定，敷贴 6 ～ 12 小时。

疗效　痊愈 36 例，占 13.6%；有效 186 例，占 70.5%；无效 42 例，占 15.9%。

验案　某，男，20 岁。患支气管炎哮喘 2 年，每遇感冒、季节变换而发作，以冬季为重，常规西药治疗不能持续控制症状。1993 年夏三伏季来我院诊治，经锋勾针勾刺天突穴并敷贴大椎、风门、肺俞、肾俞等穴 3 次后，症状发作减少。于三九季又治疗 3 次，后又治疗 1 年而告愈。随访 3 年未复发。

出处　李国忠 . 锋勾针勾刺天突穴加中药贴敷治疗支气管哮喘 264 例 [J]. 中国民间疗法，2006，14（7）：58.

第五节　呃　逆

【疾病概述】

呃逆又称膈肌痉挛，是膈肌不自主的间歇性收缩运动，为空气突然被吸入呼吸道内，吸气时声门突然关闭而发出一种特别的短促声响。呃逆是以气逆上冲喉间，呃声连连，声短而频，令人不能自主为特征的病证，可在多种疾病中出现，一般分为急性与慢性两类。健康人受精神刺激或快速吞咽干燥食物而同时较少饮水也可发生呃逆，但能自行消失。

中医学认为"呃逆"多因饮食不节，过食生冷或寒凉药物而寒结胃中，或恼怒抑郁，情志失和，肝气犯胃引起胃失和降，气逆上冲，使膈间气机不利发为呃逆。

【新九针治疗方法】

长针

长针透刺四花穴治疗呃逆　见上篇长针（71页）。

第六节　胃脘痛

【疾病概述】

胃脘痛又称"心痛""心下痛"，以上腹胃脘部疼痛为主症，常伴有胃脘部痞闷、恶心呕吐、食欲不振、吞酸嘈杂等。本病多因外邪犯胃、饮食伤胃、情志不畅、脾胃虚弱等导致胃气郁滞，湿邪中阻，瘀血停滞，胃阴亏耗而发。

胃脘痛见于现代医学的消化性溃疡、急慢性胃炎、胃神经官能症、胃下垂、胃痉挛等疾病。

【新九针治疗方法】

一、鍉针

鍉针按压耳穴治疗胃痉挛　见上篇鍉针（30 页）。

二、火针

1. 火针治疗慢性萎缩性胃炎　见上篇火针（85 页）。

2. 火针治疗寒性胃痛

治疗方法　取穴：虚寒证者取上脘、中脘、下脘、梁门、天枢、足三里、脾俞、胃俞；实寒证者取上脘、中脘、下脘、梁门、足三里。患者取仰卧位，火针在酒精灯上烧红至针身 2/3 以上，快速刺入穴内 1 寸左右，不留针。虚寒患者，立即按压针孔；实寒患者，勿压针孔。实寒型，痛时针灸；虚寒型则每日针刺 1 次，连续 7 天为 1 个疗程。

疗效　治疗 26 例患者，痊愈 19 例，显效 5 例，有效 2 例，总有效率 100%。

出处　梁秀琴 . 火针治疗寒性胃痛 26 例 [J]. 上海针灸杂志，1997，16（增刊）: 4.

三、长针

长针深刺背俞穴治疗慢性胃炎

治疗方法　主穴：肝俞、胆俞、脾俞、胃俞、肾俞。针刺手法：取直径为 0.4mm，长 60mm 的不锈钢毫针，75% 酒精棉球常规

穴位皮肤消毒。针脾俞、胃俞等背俞穴时向内下斜刺 2.5 寸深左右，以患者感到局部酸、麻、胀、沉重或针感放射至胃部、腹部为佳。根据辨证施治的原则，实证行提插捻转手法之泻法，虚证行提插捻转手法之补法，虚实夹杂者施以平补平泻法，酌情使用灸法。虚寒型配足三里、公孙、内关，用捻转提插补法，轻刺留针，针后背俞穴加温针灸。背俞穴进针得气后，截取艾条 2cm，点燃后，将点燃的一头插在脾俞、肾俞针的针柄上，距离皮肤 4cm，以皮肤有灼热感但不发烫为度，艾条燃烧完毕后 5 分钟起针，留针约 30～40 分钟。每日或隔日 1 次，10 次为 1 个疗程。虚热型配三阴交、内庭、太溪，用捻转提插手法补中寓泻，重刺疾出，不用灸法。每日或隔日 1 次，10 次为 1 个疗程，休息 3～5 天再进行下个疗程的治疗。根据病情患者可治疗 3～9 个疗程，治疗期间要保持情志舒畅，情绪稳定，生活规律，饮食节制，忌食生冷，忌酒戒烟。经过 1～3 个月的治疗后，并随访 3～12 个月。

疗效 126 例慢性胃炎患者中，临床治愈 41 例，好转 82 例，总有效率为 97.62%。一般胃脘疼痛症状首先消失，其次为吞酸、恶心和胃脘不适。疗效与疗程之间无明显相关性，但病程长者疗效较差。

出处 杨改琴，付永民．长针深刺背俞穴治疗慢性胃炎 126 例[J]．陕西中医，2010，31（3）：344-345．

四、配合针法

火针配合穴位注射治疗慢性萎缩性胃炎

治疗方法 ①火针配合穴位注射组：a. 火针：主穴一为膈俞、脾俞、上脘、建里、足三里，主穴二为肝俞、胃俞、中脘、下脘。配穴：脾胃虚弱加章门；肝胃不和加期门；胃阴不足加三阴交；胸闷恶心加内关。以上 2 组主穴，每日火针与黄芪注射液穴位注射交替使用，配穴使用黄芪注射液穴位注射。嘱患者取坐位或卧位，选定穴位常规消毒，使用火针的穴位，医者以右手拇、食指持细火针针柄，左手持酒精灯，将酒精灯靠近取穴部位，将针于灯上烧至白亮，迅速将针刺入穴内，快速出针，用消毒干棉球按压针孔。一般要根据部位、胖瘦定角度和深度，灵活采用直刺、斜刺和点刺法，深度略浅于毫针（约 0.3～1 寸），以不刺伤脏腑和血管为原则。②黄芪注射液穴位注射：常规消毒后，用 5 号封闭针头的注射器，抽取黄芪注射液 10mL 刺入穴位，在产生强烈的酸胀感后，稍提一下，每穴注入 1～2mL 药液，但胸腹部穴位按个人的差异、胖瘦不同，进针的深度也不同，一般刺入 0.5～1 寸，以免刺伤脏器。②毫针对照组：取穴同治疗组，以毫针施平补平泻法，留针 30 分钟，中间行针 1 次。畏寒者加远红外线烤灯。2 组均隔日治疗 1 次，10 次为 1 个疗程。疗程间隔 5 天，3 个疗程后，第 4 个疗程前复查胃镜、病理检查，评定疗效。

　　疗效　火针配合穴位注射组治疗 64 例，显效 8 例，有效 55 例，无效 1 例，总有效率 98.12%；毫针对照组治疗 60 例，显效 5 例，有效 40 例，无效 15 例，总有效率 75%。火针配合穴位注射组显著优于毫针组。

　　验案　某，女,42 岁，售货员。主诉：上腹部隐痛、饱胀 8 年，加重半年。曾做胃镜检查，诊断为浅表萎缩性胃炎，服有关药物，感觉当时有效而后无效，前来我处治疗。就诊时症状：上腹部隐痛、饱胀，食后尤甚，喜温喜按，纳呆乏力，舌胖质淡暗，苔白，脉缓。证属脾胃虚弱。胃镜结果为慢性萎缩性胃炎，病理检查还伴有轻度不典型增生和肠上皮化生。以温通健脾化瘀为法，取火针配合黄芪注射液穴位注射治疗（方法同前）。1 个疗程后，症状消失；

2个疗程后，体重增加；3个疗程后，复查胃镜结果为慢性浅表性胃炎，病理结果为胃窦部轻度慢性浅表性胃炎。而后改为5天治疗1次，治疗1个月。后随访自述无复发。

出处　刘红.火针配合穴位注射治疗慢性萎缩性胃炎64例[J].中国中医药信息杂志，2007，14（2）：53.

第七节　胁　痛

【疾病概述】

胁痛是以一侧或两侧胁肋部疼痛为主要表现的一种自觉症状。中医学认为肝居胁下，其经脉布于两胁，胆附于肝，其脉循胁里，过季胁，故胁痛主要责之于肝胆。情志不遂，肝气失于条达；或气郁日久，血流不畅；或强力负重，跌仆损伤等导致胁络受伤，瘀血停滞；或饮食不节，肝胆湿热内郁，疏泄失常；或久病体虚，精血亏损，脉络失养等均可导致胁痛的发生。

本病常见于现代医学的急慢性肝炎、肝硬化、肝癌和急慢性胆囊炎、胆石症、胆道蛔虫症等肝胆病变以及肋间神经痛等。

【新九针治疗方法】

配合针法

火针配合火罐治疗慢性胆囊炎

治疗方法　①火针：穴位：期门、日月、太冲、肝俞、胆俞、天宗及背部压痛点。针刺方法：穴位常规消毒，火针点刺。每5天1次，火针治疗后3日内禁浴。②拔罐：肩胛处压痛点、背俞穴压痛点，以闪火法拔罐，留罐 3 分钟，每天 1 次，10 天为 1 个疗程。3 个疗程后休息 1 周。

　　疗效　治疗 20 例，治愈 7 例，显效 5 例，有效 6 例，无效 2 例，总有效率为 90%。

　　出处　张茵 . 火针火罐治疗慢性胆囊炎 20 例 [J]. 中西医结合肝病杂志，1998，8（8）：153.

第八节　腹　泻

【疾病概述】

　　腹泻是消化系统疾病中的一种常见症状，系指排便次数增多，粪便稀薄，含水量增加，有时脂肪增多，带有不消化的食物，或含有脓血。大便时伴有腹痛、下坠、里急后重、肛门灼热等症状。根据病程长短，可分为急性腹泻与慢性腹泻两种。急性腹泻往往伴有肠痉挛所致的腹痛，病程在 2 个月以内；慢性腹泻指腹泻持续或反复超过 2 个月。本病主要因病毒、细菌、食物毒素或化学性毒物、药物作用、肠过敏、全身性疾病等造成胃肠分泌、消化、吸收和运动等功能紊乱，也可因暴饮暴食、冷热不调、消化不良导致。

　　腹泻属于中医学"泄泻"的范畴。病因有外感和内伤两类，外感多为感受寒湿或湿热之邪，发病多急，属于急性腹泻；内伤多为脾胃虚弱，肾阳虚衰，肝气乘脾，发病慢，病程长，属于慢性腹泻。

【新九针治疗方法】

一、火针

1. 火针治疗慢性结肠炎　见上篇火针（86 页）。

2. 火针点刺神阙穴治疗肠激惹综合征

治疗方法　选穴：神阙穴。操作：嘱患者取仰卧位，暴露脐部。穴位局部常规消毒，选用三头火针。医者以右手持火针针柄，左手持酒精灯，将酒精灯靠近取穴部位，将火针在灯上烧红，对准穴位做浅表点刺，每次点刺 2 针，隔日治疗 1 次，7 次为 1 个疗程，疗程之间隔 3 日。

疗效　治疗 58 例中，痊愈 46 例，占 79.31%；显效 6 例，占 10.34%；有效 4 例，占 6.90%；无效 2 例，占 3.45%。总有效率 96.55%。

验案　李某，男，29 岁，干部。主诉：腹痛不适、腹胀、肠鸣、腹泻 6 年余。常因进食冷饮而加重，有时大便呈水样，伴脐周不适或阵发性疼痛和肠鸣亢进。曾在当地市医院诊断为慢性肠炎，给予黄连素治疗，症状无好转。腹部稍有受凉，大便次数明显增多，时溏时泄，每日 5～6 次。粪便镜检正常。症见：精神不振，面色无华，肠鸣音略强，腹凉肢冷，舌淡，脉弦细。证属脾肾阳虚型。采用三头火针点刺神阙穴治疗，隔日 1 次，连续治疗 7 次，腹部症状明显减轻，大便次数、形状明显改善。经治疗 2 个疗程，症状全部消失，大便正常。随访 1 年未复发。

出处　曹伟民 . 火针点刺神阙穴治疗肠激惹综合征 58 例疗效观察 [J]. 中国针灸，1996，16（11）：11.

二、配合针法

1. 磁圆针配合针灸治疗肠易激综合征

治疗方法　①磁圆针叩刺背俞穴：患者取俯卧位，以磁圆针沿膀胱经背俞穴自上而下叩刺，两侧各叩 20 次，手法由轻逐步加重，

并重叩脾俞、胃俞、肝俞、三焦俞、小肠俞、大肠俞、肾俞。②针灸：天枢（双侧）、足三里（双侧）为主穴。脾气虚加中脘、章门、石门；脾阳虚加中脘、章门、关元；脾肾阳虚加京门、太溪；脾虚肝郁加期门、太冲。患者取仰卧位，根据辨证施针，得气后留针30分钟，主穴加灸，配穴每5分钟行针1次。每日1次，10次为1个疗程，疗程间休息1周，3个疗程后观察疗效。

疗效 治疗200例，痊愈66例，占33%；显效82例，占41%；好转24，占12%；无效28例，占14%。总有效率为86%。

出处 崔大威.磁圆针配合针灸治疗肠易激综合征200例[J].上海针灸杂志，2005，24（5）：26.

2. 火针配合拔罐治疗五更泻

治疗方法 取穴：命门、关元、天枢（双）、足三里（双）。操作：将各穴常规消毒后，用火针在酒精灯上烧红，垂直速刺1～1.5寸深，不留针。尔后各穴用闪火法加罐，至拔罐处皮肤呈紫红色，约10分钟，取罐即可。每日1次，5日为1个疗程。施术1周以内针眼禁水，以防感染。治疗期间忌食烟、酒、辛辣等刺激性食物。

疗效 治疗53例，痊愈34例，占64.15%；基本痊愈11例，占20.75%，有效6例，占11.32%；无效2例，占3.77%。总有效率达96.23%。其中1个疗程内见效者37例。对29例进行6个月至3年的随访，除2例因故复发外，余均未复发。

验案 张某，男，47岁。主诉：黎明前腹泻1～3次，大便稀薄6年余，伴腰酸乏力，体倦神疲。查见：舌淡，苔白，脉沉细无力。大便细菌培养阴性。诊断为五更泻（慢性肠炎）。曾多次服用中、西药均未取效。如上法治疗2个疗程后诸症消失，随访2年未见复发。

出处　田建刚 . 火针加罐法治疗五更泻 [J]. 山西中医，1992，8（4）：13.

3. 药锭灸配合火针点刺背俞穴治疗脾肾阳虚型泄泻

治疗方法　①药锭灸：a. 药锭制备：吴茱萸 15g、胡椒 20g、肉豆蔻 15g、附子 15g、五味子 15g、木香 15g、丁香 15g、补骨脂 15g、白及 5g，将上药研末后以红花油或黄酒调制，揉捏成直径 2cm、厚 0.5cm 的圆形药饼。b. 选穴：关元、天枢、大横、中脘、神阙、命门、肾俞、志室等穴。c. 灸法：将药饼放置于穴位上，把艾绒揉搓成适宜药饼大小的艾炷放置于药饼上，然后施灸，至患者稍感烫热，即更换艾炷。为避免烫伤，施医者施灸时应在一旁守候。一般灸 3～9 壮，但对病情较重或病程较长者可多灸，不拘壮数。每日 1 次，7 天为 1 个疗程。②火针：选穴：脾俞、大肠俞、肾俞。方法：穴位及周围用碘酒消毒，将火针在酒精灯上烧红，左手固定穴位，右手持针，快速点刺。针刺的深度为 0.8cm 左右。每次针数一般为 1～3 针，一般 1 周针 2 次为宜。

疗效　治疗 32 例，痊愈 17 例，好转 11 例，无效 4 例。有效率为 87.5%。

出处　陶智勤 . 药锭灸配合火针点刺背俞穴治疗脾肾阳虚型泄泻 32 例 [J]. 云南中医中药杂志，2013，34（12）：58.

第九节　失　眠

【疾病概述】

失眠是指以经常性的不能获得正常的睡眠为特征的病证。本病临床症状轻重不一，有入睡困难，睡中易醒，时睡时醒，醒后很难入睡，严重者彻夜不得眠。临床兼见头晕、头痛、心悸、健忘等症。现代医学多见于神经官能症、更年期综合征等。

中医学称本病为"不寐"或"不得眠""目不瞑"等。病因有气郁化火，扰动心神；胃中不和；心肾不交；思虑劳倦过度，内伤心脾；心虚胆怯，以致心神不安，神不守舍而发病。

【新九针治疗方法】

一、磁圆针

磁圆针治疗不寐　见上篇磁圆梅针（21页）。

二、梅花针

梅花针叩刺治疗顽固性失眠

治疗方法　将针具及皮肤常规消毒后，针头对准穴位从肺俞到膀胱俞穴逐穴叩刺，操作时将针头垂直叩打在皮肤上，并立即提起，反复进行，使局部皮肤潮红或微微渗血为宜。每次治疗20分钟左右，2日1次，5次为1个疗程。休息5天再继续第2个疗程。

疗效　痊愈24例，显效18例，总有效率达100%。42例中治疗时间最短者5次，最长者28次。

验案　陈某，男，18岁，学生，2001年5月9日就诊。主诉：反复失眠2个月。患者轻时不易入睡，严重时彻夜难眠，伴心烦易怒，口干舌燥，食欲不振，小便黄赤，大便秘结，舌红苔黄，脉数。即以上述方法给予治疗，操作完毕，患者顿觉一身轻松，心情愉快，当晚睡眠即有明显改善。每隔1天以同样的方法治疗1次，又巩固治疗4次而愈。

出处　庄丹红.梅花针叩刺背俞穴治疗顽固性失眠42例[J].中国针灸，2004，24（6）：428-429.

第十节　癫　痫

【疾病概述】

痫证是一种发作性神志异常的疾病，又称为癫痫，俗称羊痫风，是由于脑部神经元的异常放电引起的阵发性大脑功能紊乱引起的综合病证。其发病特点是患者突然倒地，不省人事，全身抽搐，感觉异常，常反复发作。脑电图在癫痫发作期和间歇期均有异常波形出现。

中医学认为本病是由于七情失调、饮食不节、劳逸过度或肝脾肾受损造成痰浊上蒙心窍，气机逆乱，风阳内动而发病。本病多由风、痰所引起，病位在脑，与肝、脾、肾有关。本病一般多属于实证，日久可导致正虚。

【新九针治疗方法】

配合针法

1. 长针配合头针治疗癫痫

治疗方法　取大椎透灵台、至阳透筋缩、脊中透命门、腰奇透长强、神庭透囟会、百会透后顶、璇玑透膻中、鸠尾透中院、内关（双）、丰隆、太冲，再加用双侧顶颞前斜线。患者取伏卧位，取3～6寸针分别快速从大椎、至阳、脊中、腰奇穴刺入皮下，然后放倒针柄呈小于15°角的方向沿皮下分别向灵台、筋缩、命门、长强穴透刺，每针施行强捻转手法1分钟。然后让患者卧位，用2寸针从神庭向囟会、百会向后顶透刺，刺在帽状腱膜下有吸针感为佳，手法为小幅度快速提插；再用头穴中双侧顶颞前斜线（运动区），所刺深度同神庭、百会；璇玑透膻中、鸠尾透中脘的刺法同督脉背部诸穴，施捻转手法；双侧内关、丰隆、太冲常规刺法；内关或丰隆和同侧顶颞前斜线接以电针仪，用断续波或疏密波，频率为 2 ~ 3 次 / 秒，电流以患者能耐受为度，时间为 30 ~ 45 分钟。隔日 1 次，10 次为 1 个疗程，间隔 3 ~ 5 天再行下一个疗程。针刺治疗前正在服抗痫药者，在针治后逐渐停药，一般 2 个疗程可完全停药，中、西药并用的可逐渐在 2 ~ 3 周内停抗痫药，没有服药的针治后不再使用其他任何药。针刺治疗期间要避免情志刺激、过度劳累，少食油腻、辛辣食物。

疗效　治疗 102 例，显效 54 例（占 52.9%），有效 25 例（占 24.5%），效差 10 例（占 9.9%），无效 13 例（占 12.7%）。

出处　许永迅 . 长针和头针为主治疗运动性癫痫 [J]. 上海针灸杂志，1991，22（3）：16-17.

2. 火针与毫针结合治疗癫痫

治疗方法　针具选择毫针、火针。①第一方：a. 火针：取肾俞、肝俞、身柱等穴，除肝俞用泻法，其余均用补法。b. 毫针：取百会、丰隆、太溪、行间、公孙、内关、足临泣、外关等穴，除行间、足临泣用泻法，其余均用补法。②第二方：a. 火针：取脾俞、心俞、筋缩等穴，均用补法；b. 毫针：取风府、神门、合谷、太冲、照海、列缺、足三里、三阴交等穴，除太冲用泻法，其余均用补法。上述两方交替运用，6 次为 1 个疗程，2 个疗程之间休息 7 天。

疗效　治疗 76 例，痊愈 50 例，占 65.8%；有效 15 例，占 19.7%，无效 11 例，占 14.5%。总有效率 85.5%。

验案 李某，男，26岁。1993年5月3日因事受惊，突然跌仆，不省人事，脊背强直，四肢抽搐，两眼上翻，口吐白沫，约40分钟后逐渐苏醒，嗣后数日一发，渐至一日数发。去外埠医院确诊为癫痫，住院两月之久，虽天天服用中、西药，但仍未控制发作，故于1993年8月5日前来就诊。查体：精神颓靡，痛苦面容，舌苔白腻，脉弦滑。根据发作时出现的各种症状和脉象等辨证为癫痫。用上述一方针1次，针后第二天发作1次，发作时的各种症状比以前发作时有所减轻，10分钟左右苏醒。又用第二方针1次，针后第二天又发作1次，没有四肢抽搐、口吐白沫等症状，只是偶然间面色苍白、两眼直视、精神痴呆等，3～4分钟后恢复。针1个疗程后各种症状完全消失，休息7天后，为了巩固疗效，又续针1个疗程，随访至今未有发作。

出处 高永波，高郁文，唐梅，等.火针与毫针结合治疗癫痫76例[J].针灸临床杂志，1997，13（12）：24-25.

第十一节 面 瘫

【疾病概述】

周围性面神经麻痹是面神经管内组织急性水肿，面神经受压，或面神经本身的炎症所引起的急性非化脓性面神经炎，以颜面表情肌群运动功能障碍为主要特征。患者表现为患侧面部无表情，额纹消失，眼裂扩大，鼻唇沟变浅，口角下垂偏向健侧，眼睑不能闭合，不能皱眉，鼓腮漏气等，可伴有听觉改变，部分患者可伴舌前2/3味觉障碍及耳内、乳头区、面部疼痛，听觉过敏等症状。

本病属于中医学的"口喎""口僻""口眼喎斜"范畴。中医学认为本病是由于人体气血不足，络脉空虚，虚风内动后外感风寒风热之邪侵袭面部，使局部经络气血瘀滞，筋脉失养所致。

【新九针治疗方法】

一、火针

火针治疗急性期周围性面瘫　见上篇火针（87页）。

二、长针

长针透刺治疗面神经麻痹

治疗方法　从太阳穴沿皮针刺入地仓穴，再从地仓穴沿皮斜刺入颊车穴，再从颊车穴沿皮斜刺入承浆穴，得气后针柄加微电流，用锯齿波，留针半小时左右，每日1次。6次为1个疗程，每疗程间休息3天，3个疗程后统计疗效。配穴可根据病情加鱼腰穴透太阳穴、下关穴透人中穴。

疗效　治疗128例，治愈112例，占87.5%；显效12例，占9.4%；无效4例；占3.1%。总有效率96.9%。

验案　娜某，女，26岁，会计。1986年11月13日早晨发觉面部麻木，口水自该侧下淌，泪液外溢，对镜观看，口眼喎斜。次日来我处就诊。患者表情肌瘫痪，前额皱纹消失，眉毛下垂，睑裂扩大，鼻唇沟平坦，口角下垂，面部被牵向健侧，说笑时更明显。诊断为面神经麻痹，用长针透穴法加微电流，锯齿波。治疗2次后自觉面部舒适，口喎眼斜基本趋于正常；治疗4次后诸症消失，无不良反应而告愈。

出处　刘荣平，赵永和.长针透穴治疗面神经麻痹128例疗效观察[J].内蒙古中医药，1995，14（4）：24.

三、配合针法

1. 新九针治面瘫

治疗方法　针具选择梅花针、毫针、火针、镵针、三棱针、艾条、锋勾针及火罐。①分型治疗：a.风寒型：梅花针以中度手法叩击患侧头颈部三阳经，重点叩击风池、大椎、风府、风门（均双侧），叩击后拔罐至局部发热为度。毫针取风池、风门（双侧）、太阳、四白、地仓、颊车、翳风、下关、阳白（太阳至阳白均患侧）、人中、承浆、合谷（对侧），每次选7～10穴，点刺、透刺法交替选用，留针10～30分钟。b.风热型：用三棱针、锋勾针点刺放血、拔火罐为主，毫针针刺。风热客络兼胃热灼盛，以镵针划割口腔颊膜，1周1次。c.风痰型：梅花针应用同前，重点叩击头阳经穴；毫针针刺足三里、丰隆、太冲；锋勾针在大椎穴勾割2～3下，再拔火罐放血。d.风湿型：梅花针应用同前，重点叩击头阳经穴；毫针同前，体针同风痰阻络型取穴；火针取阳白、下关、天容、大迎均取患侧，足三里、阳陵泉、隐白、公孙均取双侧，火针点刺法，每周1次。②灸法：各型所致在恢复期属虚寒或气血双亏者，可施艾灸或隔姜灸、温针灸。下关、翳风、牵正均取患侧，足三里取双侧，一般3～5次即可。10天为1个疗程，每个疗程之间休息3天，治疗2个疗程后观察疗效。

疗效　风寒型：痊愈93.94%，显效6.06%，有效0，无效0，总有效率100%；风热型：痊愈93.55%，显效6.45%，有效0，无效0，总有效率100%；风湿型：痊愈54.55%，显效27.27%，有效9.09%，无效9.09%，总有效率90.91%；风痰型：痊愈40.91%，显效34.36%，有效13.64%，无效9.09%，总有效率90.91%。风寒型与风热型疗效显著，而风湿型1例伴有较重的气血两亏症状，针治2个疗程后结合内服中药而显效；2例风痰型中，其中1例因外伤留有较大疤痕，故治疗无效。

出处　杨恩来，冀来喜，田霞.新九针治疗周围性面瘫97例 [J].中医外治杂志，2001，10（4）：54-55.

2. 体针、镵针同用治面瘫

治疗方法　①毫针：取太阳、四白、丝竹空、攒竹、鱼腰、迎香、地仓、口禾髎、承浆、水沟、颧髎、颊车、下关、翳风等患侧穴位，配以双侧合谷、足三里。每日针刺患侧面部 1 次，每次选 5 ～ 6 穴，交替使用，留针 60 分钟，每隔 10 ～ 15 分钟行针一次，采用捻转法平补平泻。②镵针：先用 1% 的新洁尔灭浸泡镵针 30 分钟，然后左手用消毒棉球或消毒纱布将患侧的颊部、上唇、下唇分开，暴露口腔黏膜，右手用镵针的刃端划破口腔黏膜，以微微出血或有痕迹为好，划痕的方向与肌肉走向垂直，治疗完毕后用温开水漱口即可。隔日治疗 1 次。

疗效　治愈 52 例，占 74.29%；显效 8 例，占 11.43%；好转 8 例，占 11.43%；无效 2 例，占 2.85%。

验案　周某，女，23 岁，工人，因口眼㖞斜 10 天于 1991 年 3 月 25 日就诊。10 天前无明显诱因出现右眼不能闭合，口角歪向左侧，自感右侧面部麻木、发紧，思维反应欠佳，不能鼓腮，食而无味，口干，眠可，曾经口服中、西药及肌肉注射硝酸一叶秋碱等药，疗效不明显，二便调，舌红，舌尖有麻木感，苔薄黄，脉弦有力。查：右侧鼻唇沟变浅，右侧额纹消失，右侧上露齿 1 颗、下露齿 2 颗，右眼裂大约 0.2cm。诊断：右侧周围性面瘫。采用针刺治疗每日 1 次，镵针治疗隔日 1 次，经 1 次治疗后，自己感觉面部不适症状减轻，经 2 次治疗后，额纹渐起，共治疗 1 周而痊愈。

出处　邢伟莺.体针、镵针同用治面瘫 [J].河北中医学院学报，

1996，11（2）：35-36.

3. 镵针、梅花针、毫针综合治疗周围性面瘫

治疗方法　①镵针：划割患侧齿缝线相对的颊黏膜，采用纵向划割，每隔0.5cm划1针，至出血为度，每周1次。②梅花针：叩刺头面部三阳经，用中度手法叩刺其循行线的常用腧穴2～3遍，以充血为度，隔日1次。③毫针：取穴：风池、翳风、头维、太阳、承浆、四白、地仓、颊车、下关、牵正、阳白、颧髎、攒竹、迎香、水沟、足三里、太冲。急性期取患侧风池、头维、牵正、太冲、翳风与健侧合谷，以毫针浅刺皮下5～7mm，得气后以泻法为主，留针30分钟，每天1次，禁用电针。静止期取患侧阳白、攒竹、下关与健侧合谷，以毫针直刺入穴位，得气后平补平泻，并用G6805-2型电针治疗仪，选疏密波，留针30分钟，每天1次，7天为1个疗程。恢复期以透刺为主，阳白透鱼腰、攒竹透鱼腰、太阳透下关、地仓透颊车、迎香透睛明、足三里、健侧合谷，以毫针透刺穴位，强刺激得气后以补法为主，并用连续波，留针30分钟，每天1次，10天为1个疗程。

疗效　治疗37例，痊愈26例，显效8例，有效2例，无效1例，总有效率97.3%。

验案　某，女，36岁，2007年9月15日初诊。患者自述3日前无明显诱因出现右耳乳突部疼痛，并感右侧面部不适，2天后出现口角歪向左侧，右眼不能闭合，不能蹙额皱眉，鼓腮漏气。查见右眼闭合时眼裂0.3cm，右侧面部额纹消失，鼻唇沟变浅，诊断为周围性面瘫。治以镵针划割口腔颊黏膜，梅花针叩刺头部三阳经，毫针取翳风、风池、头维、太阳、承浆、四白、地仓、颊车、下关、牵正、阳白、攒竹、迎香、人中、足三里、太冲与右侧合谷，针法如上。1个疗程后病情明显好转，2个疗程后病获痊愈。

出处　张淑清．锓针、梅花针、毫针综合治疗周围性面瘫 [J]. 中国民间疗法，2009，17（9）：10-11.

4. 三棱针挑刺、火针配合穴位贴敷治疗顽固性面瘫

治疗方法　①挑刺：主穴：取患侧地仓、夹承浆、颧髎、迎香所对的口腔黏膜处作为挑刺点。操作：患者取仰卧位，半张口，躺于牙科治疗椅上，操作者双手戴一次性医用橡胶手套，用纱布垫在患侧的上下口唇处，用手指将双唇拉开，充分暴露口腔黏膜，对挑刺点黏膜用安尔碘消毒后，用一次性三棱针对准挑刺点迅速刺入 1 ～ 2mm，随即将针体倾斜挑破口腔黏膜，重复 3 ～ 5 次，使之少量出血，每个挑刺点约出血量 0.5 ～ 1mL，挑刺完毕后用灭菌纱布块清理患者口腔血污，并嘱患者用生理盐水漱口，禁食辛辣刺激性食物 3 天。治疗每周进行 1 次，2 次为 1 个疗程。②火针：点刺穴位分为三组，根据患侧面部损伤部位选择使用：眼周部为太阳、阳白、鱼腰、攒竹，面颊部为四白、迎香、颧髎、牵正，下颌部为地仓、颊车、承浆、大迎。操作：患者取仰卧位，病侧面部充分暴露于医者面前，对点刺穴位局部皮肤用吉尔碘严格消毒后，左手拿点燃的酒精灯，右手持细火针，尽量靠近施治部位，烧针至通红后对准穴位垂直点刺，进针深度 0.5 ～ 1 寸，快进快出，针后用无菌棉球按压针孔，嘱患者当天不洗针刺部位以防止感染。每 3 天治疗 1 次，2 周为 1 个疗程。③穴位贴敷：贴敷中药的制备：选用药性猛烈、辛香走窜、气味浓厚、益气活血的中药（黄芪、白芍、水蛭、全蝎、白及、白芥子按 1：1：1：1：1：1：1 的比例配制），将其研磨至细粉后装瓶备用，用时取适量食醋将药末调合成泥膏状，制成底面直径 1cm、厚 0.2cm 的圆柱小药饼，用胶布固定在穴位上。取穴：第一组为太阳、颧髎、迎香、牵正、翳风，第二组为颊车、阳白、下关、夹承浆、翳风。两组穴位交替使用，于火

针治疗次日起贴敷，每天换 1 次，每次贴敷 4 小时，2 周为 1 个疗程。

疗效　痊愈 55 例，占 73.3% ；显效 17 例，占 22.7% ；无效 3 例，占 4%。总有效率为 96%。

出处　刘聪 . 挑刺、火针配合穴位贴敷治疗顽固性面瘫 75 例 [J]. 河南中医，2013，33（5）：757-758.

5. 火针配合针刺、走罐治疗急性期周围性面瘫

治疗方法　①治疗组：a. 毫针针刺：患者取卧位，选取患侧攒竹、鱼腰、四白、下关、迎香、太阳、地仓、颊车、合谷、太冲，常规针刺，得气后留针 30 分钟。每天 1 次，14 天为 1 个疗程，治疗 1 个疗程。b. 火针针刺：让患者稍作休息，常规消毒后将细火针用点燃的酒精棉球烧红后，迅速刺入选定的穴位或部位，速刺疾出，只点刺不留针。进针深度为 1 ～ 2 分。施术要稳、准、快，避免灼伤皮肤。隔日 1 次，7 次为 1 个疗程。c. 走罐：针刺和火针结束后，患者取俯卧位，以液态石蜡为介质均匀涂抹患部，选小号玻璃罐以小火力闪火走罐。在额部从眉毛自下向上推拉至发际，在口周从水沟和承浆自内向外推拉至地仓，在面颊部从地仓向颊车、牵正和四白穴成扇形自内下向外上推拉。各部位走罐 15 分钟，以皮肤潮红但无渗血、瘀斑为宜。然后在穴位上留罐 5 ～ 8 分钟起罐。每日治疗 1 次，10 次为 1 个疗程。第 2 个疗程开始隔日 1 次。②对照组：仅针刺配合走罐。

疗效　治疗组 40 例，痊愈 27 例，好转 10 例，无效 3 例，总有效率为 92.5%，痊愈率为 67.8%；对照组 40 例，痊愈 21 例，好转 10 例，无效 9 例，总有效率 77.7%，痊愈率 52.5%。治疗组疗效优于对照组。

出处　潘志强，蔡伟 . 火针配合针刺走罐治疗周围性面瘫急性期的临床观察 [J]. 中医临床研究，2013，4（23）：53-55

6. 火针配合热敏灸治疗顽固性周围性面瘫

治疗方法　①观察组：a.火针：以患侧地仓为起点，沿鼻唇沟向上 2cm 第一针，以后沿鼻唇沟每隔 0.5cm 为一针，直到地仓穴下 1cm 处为最后一针，一共有 7 个穴位，如 7 次治疗未愈，则从第一针开始旁开 0.3cm 处为第一个预备穴，其余类推。用酒精灯将细火针烧至针身发白，然后准确快速地刺入相应穴位 1 ～ 2mm。隔日 1 次，10 天为 1 个疗程，疗程间休息 2 ～ 4 天。b.热敏灸：选取颊车、下关、太阳穴施行热敏灸，热敏反应以头面部、腹部、上肢上段及小腿外侧为高发区（多出现在翳风、下关、颊车、太阳、神阙、手三里、足三里等区域），灸至患者的热敏现象消失。隔日 1 次，10 天为 1 个疗程，疗程间休息 2 ～ 4 天。②对照组：仅用以上火针方法。两组患者治疗 4 个疗程进行疗效评价。

疗效　观察组 40 例，痊愈 15 例，显效 18 例，有效 5 例，无效 2 例，总有效率 95%；对照组 40 例，痊愈 8 例，显效 12 例，有效 11 例，无效 9 例，总有效率 77%。两组比较，观察组优于对照组。

出处　袁洪浪，潘红，聂丽华.火针配合热敏灸治疗顽固性周围性面瘫的临床效果探讨 [J].江西医药，2013，48（10）：893-895.

7. 长针配合穴位注射治疗陈旧性面瘫

治疗方法　①长针：太阳透地仓、牵正透地仓、颊车透承浆、阳白透鱼腰、丝竹空透鱼腰，配同侧翳风、对侧合谷。患者取仰卧位或者侧卧位，穴位常规消毒，选用 30 号 1.5 寸毫针，前两对透刺穴位需选取 3 寸长针。左手提捏穴位皮肤，右手持针快速刺入，此时并不要求针下得气，然后将针退到皮下，沿皮下向另一穴透刺，以针在肌肉表层能推进为准，不能过深。到达穴位后，行捻转手法，待针下有沉紧、重涩的感觉，患者诉说局部麻胀、沉重时，可单方向捻转针柄至滞针，使患者感到局部微微疼热为止，然后将针向上抽提 3 ～ 5 次，留针 30 分钟，每隔 5 分钟运针 1 次。②穴位注射：取维生素 B_1 每次 100mg，维生素 B_{12} 每次 0.25mg。5mL 一次性注射器，5 号牙科长针头。取穴：足三里（双侧）、牵正（患侧）；阳陵泉（双侧）、翳风（患侧）。穴位局部皮肤常规消毒，将注射器针头快速刺入皮下，掌握每个穴位的进针深度和方向，缓慢进针，提插得气回抽无血后，随即快速推注药液，使患者感觉强烈的麻胀感并向周围扩散。两组穴位交替使用。头面部每穴位药量 0.2 ～ 0.5mL，隔天 1 次。

疗效　治疗组 40 例中痊愈 21 例，显效 11 例，有效 4 例，无效 4 例，总有效率 90.0%；对照组 40 例中痊愈 12 例，显效 8 例，有效 9 例，无效 11 例，总有效率 72.5%。治疗组疗效明显优于对照组。

出处　戎军，李薇 . 长针透刺结合穴位注射治疗陈旧性面瘫临床观察 [J]. 浙江中西医结合杂志，2012，22（5）：372-374.

8. 长针通电治疗周围性面瘫

治疗方法　取穴：地仓透颊车、阳白透鱼腰，取患侧部。配穴：承泣、迎香、太阳、下关、风池、翳风、合谷、太冲。找准穴位，长针刺入得气后再接通治疗仪，频率每分钟 200 次左右，持续 5 分钟左右停止，如果患者不耐受可适当减频或缩短治疗时间。一般第 1 次后患者感觉局部发热或有松快感。一般隔日 1 次，亦可 1 日 1 次。

疗效　治疗 7 次痊愈者 9 人，治疗 8 ～ 15 次痊愈者 34 人，治疗 16 ～ 25 次者 26 人，治疗 27 次以上 6 人。

出处　刘敏，丁一，袁雪峰 . 电长针治愈周围性面瘫 75 例 [J]. 针灸临床杂志，1994，10（3）：55.

9. 毫针、梅花针、细火针、锋勾针治疗面瘫

治疗方法　针具选择毫针、梅花针、细火针、锋勾针等。

①毫针：取穴：风池（双）、风门（双）、头维、太阳、承浆、四白、地仓、颊车、丝竹空、攒竹、巨髎、颧髎、翳风、合谷、下关、上关、阳白、水沟、足三里、内庭、太冲。针刺方法：主要针刺患侧，每次选 7～10 穴，每日 1 次；健侧 2～3 天 1 次。面部穴采用横刺透穴法，颊车可用鸡爪刺（即用 3～4 寸针，向地仓方向透刺；然后退到皮下，向颧髎方向透刺；再退到皮下，向大迎方向透刺）。不留针，尤其早期勿留针。患侧下关穴深刺 2～2.5 寸，使患侧产生电麻感。②梅花针：叩刺双侧头部各经、颈部、胸锁乳突肌、胸部、背部、患侧面部。中度手法，每日 1 次。③细火针：取穴：风池、风府、完骨、率谷、百会、四神聪、头维、攒竹、太阳、天容、四白、下关，均取患侧。针刺方法：浅点刺法，隔 1～2 天 1 次。④锋勾针：取穴：下关、阳白、天容、胸 9～10 夹脊穴。针刺方法：每穴勾割 2～3 下，每周 1 次。⑤镵针：内颊车穴（口腔颊黏膜），第 1 次治疗双侧纵向划割 4～5 下，见血即可，不宜太深，以免损伤大血管。以后只划患侧即可，每周 2 次。

　　疗效　治疗 60 例，痊愈 35 例，显效 9 例，有效 8 例，无效 8 例，总有效率为 86.67%。

　　出处　高山，田文海.新九针治疗面瘫 60 例临床观察 [J].山西中医学院学报 .2008，9（2）：41-42.

第十二节　面肌痉挛

【疾病概述】

面肌痉挛又称半面痉挛、面肌抽搐，表现为阵发性不规则的一侧面部肌肉不自主的无痛性的抽搐。以单侧眼睑颤动及眼角、嘴角抽动为特征，多呈进行性发展，可渐致同侧各面肌痉挛。多见于眼睑、口角和颊部，以中老年妇女多见，精神紧张或劳累过度可使抽搐越发频繁、严重。本病分原发性和继发性两类。前者原因不明，后者多继发于其他疾病，如面神经炎、脑炎等。

本病属于中医学的"筋惕肉眴"，多由风寒侵袭头面，致使经络阻塞而发病，或气血亏虚，筋脉失养，肝肾阴虚阳亢而发病。

【新九针治疗方法】

一、火针

火针治疗面肌痉挛　见上篇火针（87页）。

二、长针

长针治疗面肌痉挛

治疗方法　患者取仰卧位，嘱其闭眼，取患侧面部阿是穴（找准局部痉挛剧烈或最早出现痉挛的部位）与穴位（上星、阳白、四白、地仓、颊车、鱼头、鱼腰、鱼尾）。医者在患侧面部用食指按压穴位，每穴按压 10～15 秒，按压期间如出现痉挛幅度减弱或痉挛停止即可用针浅刺。用 75% 的酒精棉球在针刺处行常规消毒后，取 28～30 号 2～2.5cm 的不锈钢针。医者单手持针，针尖紧贴皮肤，然后快速捻转进针，破皮即止，使针柄自然下垂，针体悬吊而不下落，针刺后不施任何行针手法。此外在眼周痉挛剧烈处可排针散刺，针与针的间隔为 0.5～1cm 宽，上下眼睑均可排针 3～4 根，留针 40～60 分钟。

疗效　治疗 16 例，治愈 10 例，占 62.5%；好转 4 例，占

25.0%；无效 2 例，占 12.5%。总有效率 87.5%。

出处　刘春梅，蔡伟波，许广里.长针浅刺治疗面肌痉挛 16 例 [J].长春中医学院学报，2006，22（1）：37.

三、配合针法

1. 穴位注射配合火针穴位点刺治疗面肌痉挛

治疗方法　将 126 例面肌痉挛患者分为观察组 94 例和对照组 32 例，观察组采用穴位注射配合火针穴位点刺治疗，对照组采用常规针刺治疗，治疗 30 天后，观察两组的临床疗效。①观察组：取三磷酸腺苷 20mg、维生素 B_{12} 注射液 0.5mg、利多卡因注射液 2.5mL，用 5mL 口腔科专用针管注射太阳穴、翳风穴各 1mL。用火针点刺下关、地仓、牵正、四白、风池、迎香等穴。穴位注射 3 天 1 次，火针点刺隔日 1 次。②对照组：采用常规针刺治疗。治疗 30 天后，观察两组的临床疗效。

疗效　观察组：治愈 14 例，约占 15.8%；显效 32 例，约占 32.2%；好转 35 例，约占 37%；无效 6 例，约占 15%。平均显效时间为 32 分钟，疗效维持时间平均 189 天。对照组：治愈 7 例，约占 21.7%；显效 12 例，约占 37.5%；好转 9 例，约占 27.8%；无效 4 例，约占 13%。平均显效时间为 30 分钟。疗效维持时间平均 45 天。两组比较：两组在显效时间、好转率、治愈率上差异不显著，但在疗效维持平均时间上观察组明显优于对照组。

出处　薛广生，杨志洋.穴位注射配合火针点刺治疗面肌痉挛疗效观察 [J].上海针灸杂志，2012，31（12）：920.

2. 电项针加火针治疗面肌痉挛

治疗方法　①电针：取穴：第一组取风池、供血（奇穴，位于风池直下 1.5 寸，平下口唇处），第二组取翳明（奇穴，位于乳突下缘，翳风与风池连线的中点）、下翳明（奇穴，位于翳明穴直下 1.5 寸），第三组取安眠（奇穴，位于翳风与翳明连线的中点处）、下安眠（奇穴，位于安眠穴直下 1.5 寸处）。以上三组穴位，第一组为主穴，每次必取；第二组和第三组为配穴，每次取一组，两组交替取用，以上三组穴位均取患侧。操作：常规消毒，垂直进针，针尖略向下，刺向对侧口唇处，进针深度约 1～1.5 寸，行捻转法得气后接 G6805 电针治疗仪，正极在上，负极在下，采用疏波，电流强度从 0 慢慢加大至项部肌肉明显跳动而患者又能够耐受为度。每次两组穴位均通电 30 分钟，每日 1 次，10 次为 1 个疗程，每个疗程间休息 5 天，治疗 3 个疗程后评定疗效。②火针：取穴：阿是穴，即局部痉挛跳动处。操作：患者仰卧于床，取穴严格消毒，医者选用细火针放在酒精灯上烧红，以左手轻抚阿是穴周围，右手持针，将烧红的火针迅速刺入阿是穴 1～2 分深，手持无菌干棉签压迫针孔片刻，每个阿是穴点刺 2～3 下，隔 2 天点刺一次，每次针眼不重合（注意治疗时不可长时期多次、反复点刺同一部位）。电针治疗期间，同时加用火针点刺 4 次作为 1 个疗程，每个疗程间休息 5 天，治疗 3 个疗程后评定疗效。火针与电针在同一天使用时，当于电针后让患者休息 15 分钟，然后再行火针点刺，以防晕针。

疗效　治愈 13 例（占 38.2%），显效 12 例（占 35.3%），有效 7 例（占 20.6%），无效 2 例（占 5.9%），总有效率为 94.1%。

验案　王某，女，58 岁，农民。患者自诉 1 年前无明显诱因出现右侧面肌痉挛，自服维生素 B_1、维生素 B_{12}、谷维素等药，疗效不显，且逐渐加重。现每发作时即出现右侧眼睑抽搐，牵引右侧鼻旁、口角、下颌等处跳动，日数十发，伴见面部发紧，不灵活，舌苔薄白，脉沉缓。诊断为面肌痉挛。运用上法电项针加火针治疗 2 个疗程后，痉挛停止发作。

出处　许林江.电项针加火针治疗面肌痉挛 34 例 [J].中国现代 医生，2008，46（23）：82.

3. 火针配合耳压治疗面肌痉挛

治疗方法　①治疗组：a.火针：取穴：阿是穴，即局部痉挛 跳动处。操作方法：患者仰卧于床，选穴进行碘伏消毒，医者用细 火针放在酒精灯上烧红，以左手轻抚阿是穴周围，右手持针，将烧 红的火针迅速刺入阿是穴 2 ～ 3 分深，速刺速出。每个阿是穴点刺 二三下，针孔不闭合，每次针孔不重合。b.耳穴按压：取穴：面颊、 风溪、肾上腺、交感、脾、肝。操作方法：首先用碘伏对耳郭消 毒，选用防过敏王不留行籽耳穴贴，面颊穴正面背面对贴，其余穴 位处单面贴。嘱患者每个穴位每日按压 3 次，每次每个穴位顺时针 方向揉 60 次，2 天后换贴对侧耳郭，双耳交替进行。②对照组：取 穴：双侧太冲、合谷、翳风；患侧眼轮匝肌加太阳、阳白、四白、 口轮匝肌加颊车、地仓、承浆，颧面肌痉挛加颧髎、下关。配穴： 气血亏虚加双侧足三里、三阴交；阴虚风动加双侧太溪、照海；瘀 血阻络加血海；风痰阻络加风池、丰隆。针刺手法：平补平泻，留 针 30 分钟。两组均隔日治疗 1 次，10 次为 1 个疗程，治疗 2 个疗程 休息 1 周，治疗 6 个疗程后进行疗效评价。

疗效　治疗组治疗 50 例，痊愈 15 例，好转 30 例，无效 5 例， 总有效率 90%；对照组治疗 50 例，痊愈 10 例，好转 28 例，无效 12 例，总有效率 76%。两组比较火针配合耳压治疗优于单纯毫针治疗。

出处　王花蕾，易荣，李群，等.火针配合耳压治疗面肌痉挛 50 例临床疗效观察 [J].云南中医中药杂志，2013，34（12）：59-60.

第十三节　三叉神经痛

【疾病概述】

三叉神经痛是一种不明原因的三叉神经分布的面部皮肤区域内出现短暂的、阵发性、闪电样疼痛，不伴感觉缺失等神经传导功能障碍。有原发性和继发性两类，原发性病因不明，继发性可由肿瘤、脑膜炎、脑动脉瘤、脑血管畸形及脑动脉硬化引起。本病多见于中年以上的成人，女性稍多于男性。常于40岁以后发病，多数患者无明显病理损害，疼痛分布严格限于三叉神经感觉支配区内，以第二、三支发生率高，多为一侧性，少为两侧性。其疼痛特点是：①疼痛程度剧烈，呈刀割样或火烧样疼痛；②疼痛突发突止，呈闪电样，每次持续仅数秒或数分钟，1天数次至数十次，很少自愈；③有触发点，也称"扳机点"，多在鼻翼旁、上唇升侧及牙齿等处，一触即发，以致患者不敢洗脸、刷牙、理发、吃饭和说话等；④严重时坐立不安、流泪流涎、口角抽搐。

中医学称之为"面痛""颊痛""偏头风"，认为本病分虚实两种，既可由于风热、风寒、风湿外袭手足三阳颜面之络脉，或情志郁结，肝阳上扰以致经络气血运行受阻而发病，也有因素体阴虚，虚火上炎导致颜面经络受阻而发病。

【新九针治疗方法】

一、锋针

锋针点刺太阳穴治疗三叉神经痛　见上篇锋针（37页）。

二、火针

火针治疗三叉神经痛　见上篇火针（88页）。

三、配合针法

1. 九针疗法治疗三叉神经痛

治疗方法 针具用师氏细火针及毫针。取穴：主穴：下关。配穴：眶上神经痛加太白、鱼腰、丝竹空；眶下神经痛加四白；第三支痛加承浆、颊车、地仓。针法：下关穴以细火针直刺 2～3 寸，使患者产生强烈针感，留针 30～60 分钟，同时以酒精灯烘烤针柄，使热力往里传导。其余各穴使用毫针，留针 30～60 分钟，隔日 1 次。以口服卡马西平为对照。两组均以 1 个月为 1 个疗程，1 个疗程后总结疗效，随访 3 个月后复查疗效。

疗效 治疗组治疗 32 例，痊愈 28 例，好转 3 例，无效 1 例，总有效率 96.7%；对照组治疗 28 例，痊愈 4 例，好转 14 例，无效 10 例，总有效率 64.28%。

出处 汪志成. 九针疗法治疗三叉神经痛 32 例 [J]. 湖南中医杂志，2006，22（1）：33.

2. 针刺配合火针治疗三叉神经痛

治疗方法 ①针刺：取穴：天枢（双侧）、足三里（双侧）、阿是穴。操作方法：患者取仰卧位，穴位常规消毒，天枢直刺 0.8～1.2 寸，足三里直刺 0.5～1.5 寸，得气后施以捻转手法，平补平泻，留针 30 分钟。②火针：找出痛点，常规消毒，点燃酒精灯，将火针针尖置酒精灯火焰中加热至火红色，迅速点刺痛点 5～6 针。每日 1 次，10 天为 1 个疗程，治疗 3 个疗程后统计疗效。

疗效 治疗 38 例，临床治愈 20 例(52.6%)，显效 8 例(21.1%)，好转 7 例（18.4%），无效 3 例（7.9%），总有效率 92.1%。

出处 周利亭. 针刺配合火针治疗三叉神经痛 38 例 [J]. 河北中医，2011，33（1）：14.

第十四节　尿潴留

【疾病概述】

尿潴留是由于尿路有病理障碍或神经性功能障碍，从而导致大量尿液积蓄在膀胱中而不能排出或排出不畅的病证。尿道狭窄、血块堵塞膀胱、麻醉、手术后或由于中枢神经或周围神经的损伤、炎症等疾病均可导致本病的发生。

尿潴留属于中医"癃闭"的范畴，多因膀胱湿热阻滞、肾阳不足、命门火衰等所致，与脾、肺、肾三脏有关。

【新九针治疗方法】

长针

1. 长针滞针治疗非阻塞性尿潴留　见上篇长针（72页）。

2. 长针斜刺维道治疗尿潴留

治疗方法　患者取仰卧位，暴露小腹部，取双侧维道穴常规消毒后，采用3～4寸长毫针，先直刺3～5分经轻捻转得气后，针尖斜向会阴方向平刺，再行小幅度提插使针感传至会阴区。然后将电针仪接针柄端行疏密波，调至患者能耐受为度，可见双侧维道穴与脐中、会阴部形成两个对应的三角区，此区在电针的刺激下有规律地收缩与舒张。留针30分钟，每日1次，7次为1个疗程。

疗效　治疗14例均治愈，其中经1次治疗者10例，经2次治疗者2例，经7次治疗者2例，有效率100%。

验案　贺某，男，60岁，干部，1996年4月初诊。1年前曾做直肠癌手术，10天前因做肝脏手术，施行导尿术，术后撤下导尿管后不能自行排尿，而再次插放导尿管。期间经用氨苄青霉素和能量类药物治疗，配合热敷、按摩，小便仍不能排出，曾反复插放导尿管 4 次，仍无济于事，患者十分痛苦，而邀我科会诊。查：神志清，痛苦面容，面色焦黑，下腹部正中线及右胁下有 10cm×1cm 的术后疤痕 2 处，食欲差，大便时干时稀，舌红，苔白腻，脉沉缓。诊断为尿潴留。采用上述方法，针刺 2 次后患者顺利排尿约 600mL，自述尿液浑浊；针刺治疗 7 次后临床症状消失，能自行排尿而痊愈。

出处　张永建，罗广生，张若申. 长针斜刺维道穴治疗尿潴留 14 例 [J]. 河北中医，1998，20（2）：118.

第十五节　中风后遗症

【疾病概述】

中风是一组突然起病，以局灶性神经功能缺失为共同特征的急性脑血管疾病，以患者突然意识丧失、偏瘫、偏身感觉障碍、言语困难、头痛、头昏等为主要临床表现。因其发病突然，亦称为脑血管意外或脑卒中。脑卒中分为出血性和缺血性两大类。出血性脑卒中主要有高血压性脑出血和蛛网膜下腔出血；缺血性脑卒中主要导致脑梗死，病因主要为脑血栓和脑栓塞两种。脑血栓为脑血管疾病中最多见者。

中风又名"卒中"，中医临床根据其病位深浅及病情轻重，概括分为中经络、中脏腑两类。中医学认为中风属于本虚标实证，其本为阴阳失调，肝肾不足，气血衰少；其标为痰湿壅盛，气血阻滞。风、火、痰是本病发病的主因，病位涉及心、肝、脾、肾。本病的形成主要在内脏阴阳失调的情况下偶因忧思恼怒，或劳累、房劳等，使肾阴亏损，肝阳暴张，风阳煽动，心火暴盛，气血上逆，或风火夹痰上扰，蒙蔽清窍，导致脏腑功能失常，发为闭证；若脏腑功能衰退，阴阳离决则发为脱证；若风痰流窜经络，气血运行阻滞，则发为面瘫、偏瘫。

【新九针治疗方法】

一、火针

1. 火针八邪、上八邪穴治疗中风后手指拘挛

治疗方法　①火针组：取八邪、上八邪。在穴位处用安尔碘进行局部消毒，消毒完毕后，上涂跌打万花油，点燃酒精灯，左手将酒精灯端起，靠近针刺穴位，右手以握笔状持针，将针尖、针体置入酒精灯外焰烧至白亮，用烧红的针体迅速刺入穴位，并快速拔出，时间大约为0.1秒。出针后若有出血则用消毒干棉球按压针孔止血，血止后再次上涂跌打万花油以保护创面。嘱患者治疗当天创面不要沾水。3天治疗1次，3次为1个疗程，共治疗2个疗程。②对照组：取穴：八邪、上八邪、后溪、合谷、外关。操作：毫针常规针刺，得气后采用泻法强刺激。每日1次，9天为1个疗程，共治疗2个疗程。

疗效　火针组40例，基本痊愈2例，显效18例，好转17例，无效3例，总有效率92.5%；对照组40例，基本痊愈0例，显效13例，好转18例，无效9例，总有效率77.5%。火针组疗效优于对照组。

出处　赵明华，钱虹，庄礼兴.火针八邪、上八邪穴治疗中风后手指拘挛的临床疗效观察[J].广州中医药大学学报，2013，30（2）：175-178.

2. 火针治疗脑中风后上肢痉挛

治疗方法　①火针组：选穴：颈4～7夹脊穴，肩髃、肩髎、

曲垣、秉风、天宗、肘髎、天井、阳溪、阳池、后溪、曲池、四渎、八邪，根据不同部位的症状选取不同的穴位组合。火针点刺，深浅适宜，隔日1次。②毫针组：取穴同火针组，要求行针出现针感，留30分钟，每日1次。

疗效 火针组治疗30例，基本痊愈7例，显著进步20例，进步3例；毫针组治疗30例，基本痊愈2例，显著进步12例，进步16例。火针组疗效优于毫针组。

出处 高天宇，梅富华，段文清，等.对火针治疗脑中风后上肢痉挛疗效的评价[J].内蒙古中医药，2004，23（5）：7-8.

二、锋勾针

锋勾针治疗中风后肩手综合征

治疗方法 ①治疗组：在采取功能肢位摆放，作业疗法及对基础疾病高血压、糖尿病、血脂代谢紊乱的对症常规治疗基础上，加锋勾针治疗。取穴：患侧肩前、肩髎、肩贞、曲池、外关、养老。针刺方法：消毒穴位，采用锋勾针垂直进针2～5mm，进针后摆正针身，勾割3下，要求稳、准、快，术毕在肩前、肩髎、肩贞、曲池穴行火罐治疗，然后在施针处消毒后贴创可帖，隔日治疗1次，治疗3周。注意事项：避免针刺穴位沾水；嘱患者不要抓挠所刺穴位的皮肤；严重高血糖患者禁止针刺，以防感染。②对照组：仅采取功能肢位摆放，作业疗法及对基础疾病高血压、糖尿病、血脂代谢紊乱的对症常规治疗。

疗效 两组各治疗30例，治疗组显效16例、有效11例、无效3例，总有效率为90%；对照组显效11例、有效9例、无效10例，总有效率66.7%。治疗组疗效优于对照组。

出处 王卫强，孟立强，冀来喜.锋勾针治疗中风后肩手综合

征临床研究 [J].贵阳中医学院学报，2014，36（1）：95-97.

三、配合针法

1. 电针配合磁圆针治疗中风后遗症

治疗方法　①电针加磁圆针组：a.电针：选穴：上肢取肩髃、臂臑、曲池、手三里、外关、合谷、八邪，下肢取环跳、风市、伏兔、委中、承山、足三里、条口、丰隆、太冲，头面部取百会、四神聪、水沟、地仓、颊车、下关、头针运动区。方法：上三组穴位交替使用，每次针刺 8 ~ 10 个穴位，采用平补平泻方法得气后，接通 G6805 电针仪，频率 150/ 分，刺激强度以患者耐受为限，每日 1 次。b.磁圆针：电针后以磁圆针沿督脉及两侧夹脊穴处自上而下、由轻到重反复敲打 3 ~ 5 次。10 次为 1 个疗程，疗程间休息 2 天，治疗 2 个疗程后统计疗效。②电针组：同上单纯电针治疗。

疗效　电针组痊愈 14 例，显效 24 例，好转 16 例，无效 3 例；电针加磁圆针组痊愈 26 例，显效 53 例，好转 12 例，无效 3 例。电针加磁圆针组疗效明显优于电针组。

出处　白晶.电针配合磁圆针治疗中风后遗症 [J].针灸临床杂志，1992，9（6）：47.

2. 磁圆梅针联合中药熏蒸治疗肩手综合征

治疗方法　①治疗组：a.磁圆梅针叩击法：右手持磁圆梅针垂直叩击肩部手阳明大肠经、手少阳三焦经、手太阳小肠经，从肩部开始，由近端至远端，叩击强度以使局部皮温升高（或手触发热）为度。治疗后患者可适当活动患肢，但避免做剧烈运动。轻度、中度患者治疗每次叩击时间 20 分钟，每日 1 次；重度者，视局部及症状改善情况再行治疗。b.中药熏蒸法：以红花 12g、丹参 30g、艾叶

18g、桑枝 30g、伸筋草 30g、透骨草 30g、牛膝 30g、延胡索 30g、桂枝 15g 等浓煎后入熏蒸治疗机熏蒸肿胀部位，每次 30 分钟，每日 1 次。c. 针对基础疾病进行常规治疗，并实施常规康复运动疗法（偏瘫肢体综合训练、关节松动术、引导式教育训练）。疗程均为 20 天。②对照组：仅采用上述 c 治疗。

疗效 两组治疗后患者 VAS 评分及运动功能评分均明显低于治疗前。治疗组治疗前后差值比对照组更显著。

出处 郝重耀、杨发明. 磁圆梅针联合中药熏蒸治疗肩手综合征疗效观察 [J]. 中国中医药信息杂志，2013，20（12）：69-70.

3. 长针透刺加维脑路通治疗脑梗死

治疗方法 ①治疗组：a. 长针针刺：选穴：12 对透刺穴位，即肩髃透极泉、腋缝透胛缝、曲池透少海、外关透内关、阳池透大陵、合谷透后溪、环跳透风市、条口透承山、阳陵泉透阴陵泉、绝骨透三阴交、昆仑透太溪、太冲透涌泉，每次在瘫侧上下肢各取 3 组透穴，12 组透穴轮流交替使用。方法：穴位常规消毒，选用 6 ～ 9 寸不锈钢毫针透刺，平补平泻，留针 30 分钟。每日 1 次，10 次 1 个疗程。b. 药物静脉滴注：维脑路通注射液 1000mg，加入 5% 葡萄糖注射液 500mL 内，静脉滴注，每日 1 次。②对照组：同治疗组药物静脉滴注。

疗效 治疗组痊愈 66 例（60%），显效 29 例（26.4%），好转 11 例（10%），无效 4 例（3.6%），有效率 96.4%；对照组痊愈 13 例（32.5%），显效 8 例（20%），好转 11 例（27.5%），无效 8 例（20%），有效率为 80%。两组比较，治疗组疗效明显高于对照组。

出处 杨彤丽、贺登峰. 长针透刺加维脑路通治疗脑梗塞 110 例 [J]. 中医药研究，1995，12（2）：26-42.

4. 长针透刺治疗中风之挛急

验案 张某，女，63岁，退休职工。1989年冬因脑出血致左侧肢体瘫痪，经治疗病情好转，但肢体功能活动恢复欠佳，于1990年10月收住江苏省中医院。查：左上肢肌张力增高，肘关节屈曲难伸，手指严重掌屈，挛急不开，尤以拇、食两指为甚。选穴：合谷、曲池、手三里、二间、三间、鱼际、八邪、精灵、威灵。在上述选穴中，曲池和手三里、二间和三间、八邪和精灵、威灵均交替使用。针刺方法：针刺部位常规消毒之后，合谷穴直刺深透直达后溪穴；曲池穴直刺深透直达少海穴；手三里直刺深透直达对侧皮下；二间或三间向食指末端沿皮透刺，直达商阳穴；鱼际向拇指末端沿皮透刺，直达少商穴；八邪向腕关节透刺；精灵、威灵则行对刺法。在施行二间或三间透刺商阳、鱼际透刺少商的过程中，应提捏针刺所过部位的皮肤和表浅肌肉组织，使透针顺利并减轻疼痛。在留针过程中，接G6805电针仪，选择疏密波或断续波，使手指产生节律性的伸张动作。每2日1次，每次30分钟。经用上法治疗10余次后，拘挛症状明显缓解，上肢肌张力复常，伸屈自如，五指全部伸张开，原来僵直拘挛的拇、食二指可以自如活动，并有一定的握力。嘱进一步加强患侧手指功能锻炼，以巩固疗效。

出处 王启才.长针透刺缓中风之挛急[J].针灸学报，1997，12（2）：47.

第十六节　高血压

【疾病概述】

高血压是一种主要由于高级神经中枢功能失调引起的全身性疾

病，主要表现为持续性体循环动脉血压升高。高血压病的病因尚不清楚，一般认为与年龄、职业、家族史有一定关系，其诊断标准为：收缩压大于或等于140mmHg，或舒张压大于或等于90mmHg。早期临床表现有头痛、头昏、项痛、耳鸣、失眠、心悸、乏力、面色苍白或潮红、记忆力减退，或有肢体麻木及神经质等表现；晚期可导致心、脑、肾等脏器的病变，并出现心功能不全、中风和肾功能不全（如尿毒症）的表现。高血压作为某些疾病的一个症状出现时称继发性高血压。

中医学认为本病属于"眩晕""头痛""肝阳""肝风"等范畴。多因情绪抑郁、过度紧张或嗜食肥甘厚味、饮酒等导致肝阳上亢，痰浊壅盛或肝肾阴虚而发病。

【新九针治疗方法】

一、火针

火针治疗高血压病　见上篇火针（84页）。

二、配合针法

磁圆梅针配合耳穴贴压治疗高血压

治疗方法　①磁圆梅针：用磁圆梅针循经捶叩背俞穴、华佗夹脊，重点叩穴位，叩至皮肤出现红晕为佳，每周治疗1～2次。②耳穴贴压：主穴为降压沟、神门、交感，配合角窝上、心、高血压点（必须选取敏感点）。两耳交替贴附，每3～7天换1次，夏季天热3～4天换1次，冬天可1周1换，每日按压4～5次，每次3～5分钟，揉压至耳发热、发麻为度。10次为1个疗程，待血压维持正常后，再治疗1个疗程，然后观察3个月。

观察期间如血压有波动，可以再行治疗。若在停治后血压回升，继续用本法治疗仍有效。对于治疗同时仍需服降压药者，可以在服药结合应用本法治疗几次血压正常后，逐渐减少降压药物的服用量，待单用本法就能维持血压正常后，再按上述疗程治疗。

疗效　治疗 29 例，显效 11 例，有效 15 例，无效 3 例，总有效率为 90%。

出处　石丽红．磁圆梅针配合耳穴贴压治疗高血压 [J]．山西职工医学院学报，1997，7（4）：44.

第十七节　糖尿病

【疾病概述】

糖尿病是内分泌系统的一种常见的新陈代谢障碍性疾病，早期多无症状，中、晚期以多饮、多食、多尿、消瘦、尿糖及血糖高为主要临床特征，可分为原发性和继发性两大类。原发性又分为糖尿病 1 型和 2 型（非胰岛素依赖型）；继发性较少见。其发病机理主要是由于胰岛素的绝对或相对不足，导致糖代谢的紊乱，使血糖、尿糖过高，进而又导致脂肪和蛋白质代谢的紊乱。多见于中年以后，男性略高于女性。

本病属于中医学"消渴"的范畴。本病以阴虚为本，燥热为标。燥热在肺，肺热津伤，则口渴多饮；热郁于胃，消灼胃液，则消谷善饥；虚火在肾，肾虚精亏，封藏失职，则尿多稠浑；若病久不愈，阴损及阳，则可见气阴两伤、阴阳俱虚之候。饮食不节、情志失调、劳欲过度为其主要病因。

【新九针治疗方法】

配合针法

磁圆梅针结合中药治疗糖尿病前期

治疗方法　①治疗组：磁圆梅针配合降糖散，适当控制饮食量。a.磁圆梅针：选穴：肺热津伤型：颈椎两侧、胸1～5两侧、骶部阳性物或阳性反应点，太渊，合谷，肺俞，大椎，廉泉。胃燥阴伤型：颈椎两侧、骶部、乳突区、胸5～12两侧、小腿内侧阳性物或阳性反应点，内关，曲池，中脘，大椎。肾阴亏虚型：胸9～12两侧、腰骶部、小腿内侧阳性物或阳性反应点，肾俞，关元，太溪，三阴交，百会。血糖稍高，没有明显多饮多尿等症者，选穴脊柱两侧、下颌部、足三里、中脘、小腿内侧、合谷、大椎，重点叩刺胸8～12两侧、腰部、骶部、三阴交、阳性物处。操作方法：根据经脉循行或穴位用师氏磁圆梅针进行叩击，对阳性物及阳性反应区（脊柱两侧或体表其他部位有条索状物、结节状物、泡状软性物，酸、痛麻、木等）重点进行叩击。施治时要求做到"神到"，即思想集中；"眼到"，即眼睛要注视被刺激的部位或穴位；"腕力适度"，即根据病证的虚实和不同的部位采用不同的刺激强度，一般轻、中度刺激，在阳性物和阳性反应区则采用较重刺激。每日1次，15天为1个疗程。b.降糖散：药用西洋参、黄芪各100g，山茱萸、玉竹、黄精、石斛、玄参、薏苡仁、山楂各40g，太子参、白术、扁豆、山药各50g，鳖甲120g，白芍60g，莲子、苍术各35g，砂仁、红花各20g，桔梗、黄连、桃仁各30g，甘草15g。烘干后混合为散剂，每次服6～8g，每日3次，温开水送服。15天为1个疗程。②对照组：a.控制饮食：每天食量要低于病前食量，以食米

类、豆类、蔬菜、精肉、鸡蛋、牛奶为宜，禁忌辛辣、酒、肥甘等食物。b.运动疗法：快走、慢跑等，每周至少3次，最好坚持每天1次，每次不少于30分钟。治疗3个疗程后观察疗效。

疗效　治疗组显效7例，有效17例，无效4例，显效率25.0%，总有效率85.7%；对照组显效1例，有效10例，无效17例，显效率3.6%，总有效率39.3%。治疗组疗效明显优于对照组。

出处　王巧丽.磁圆梅针结合中药治疗糖尿病前期28例观察[J].实用中医药杂志，2012，28（4）：272-273.

第十八节　胆结石

【疾病概述】

胆结石是胆管树内（包括胆囊）形成的凝结物，是临床最常见的消化系统疾病之一。临床表现主要包括发作性腹痛、急性炎症，如果结石进入胆总管后可出现黄疸、胆管炎和胰腺炎等并发症，但大部分患者可无任何症状。依据结石发生部位的不同，可分为胆囊结石、肝内胆管结石、胆总管结石。

【新九针治疗方法】

配合针法

圆利针、火罐疗法治疗肝内胆管结石

治疗方法　取穴：主穴取肝俞、胆俞、胃俞及胆囊压痛点，配穴取大椎、至阳、行间、中院、天枢等。针具：1.0×50mm、1.0×70mm的圆利针，3～6号平口圆形玻璃火罐。治疗方法：以圆

利针刺法为主，注重"圆刺主穴选准位，龙虎龟凤必到位；火罐吸附于穴位，留针运气抵病位。"其中，龙虎龟凤即为明朝著名针灸大师徐凤在《针灸大全》中所载之通经接气四法"青龙摆尾、白虎摇头、苍龟探穴、赤凤迎源"。火罐法为辅。初诊首次治疗每日 2 次，每次留针 20 分钟，运用循、摄、弹、震辅助手法间歇运针 2 次，2 次之间间隔 6 个小时。然后拔火罐 10 分钟。从第 2 天开始每日 1 次。7 天为 1 个疗程，疗程间休息 2 天。症状及体征减轻后，即嘱咐患者配合高脂膳食为诱导，以利排石。所有病例均在 2 个疗程后再做 B 超检查，进行自身对照比较。

疗效 经 2 个疗程后，所有病例均排石成功，达到了治愈的疗效标准。最快的仅针灸 3 次即排石，最慢的治疗了 13 次。排出结石中，小者如泥沙，大者为 15mm×12mm×5mm；少则数块，多则 79 块。以上病例全部治愈，1 年后经随访，未见复发。

验案 陈某，女，73 岁，1994 年 12 月 6 日就诊。主诉：发热，右侧胸胁绞痛 1 周，伴恶心、呕吐、不能进食。现病史：该患者 40 余年前就患有胆道结石病，曾因胆囊内多发性结石、胆总管结石而在抚顺市矿务局总医院先后做了胆囊切除手术及胆总管切开取石手术。1994 年残余结石复发加重，于 11 月下旬出现高烧不退、胸胁绞痛、全身发黄、恶心呕吐，再次住进抚顺市矿务局总医院，确诊为多发性肝内外胆管结石，建议马上手术，患者不接受，于 12 月 6 日被家人抬来我院治疗。查体：巩膜及全身皮肤黄染，腹胀如鼓，墨菲氏点有明显压痛，体温 38.5℃。B 超提示：肝内外胆管扩张、积气，内有多年结石强光点。其中最大者约为 24mm×17mm。诊断：多发性肝内外胆管结石（湿热型）。治疗原则为清热利湿、通里攻下、调畅气机、散瘀消积，方法同上。经首次治疗后，恶心呕吐即止，右侧胸胁绞痛明显减轻，当晚体温恢复正常。2天后可以进流食。3天后疼痛消失，能进高脂膳食。5天后黄疸明显消退，饮食恢复正常。第11天时出现胁肋刺痛，伴恶心，针刺治疗时行强刺激泻法，配合拔罐法，症状有所缓解。第13天患者开始排出部分泥沙和结石，一连20余天，共排出大小结石79块（泥沙未计在内），重达27g。经抚顺市矿务局总医院B超复查：肝内外胆管、胆总管扩张，未见结石。1年半以后即1996年6月20日随访，患者身体状况良好，饮食活动正常，无疾病复发征象。

出处　冯起国，葛艳.圆利针、火罐疗法治疗肝内胆管结石18例 [J].针灸临床杂志，1997，13（11）：37.

第十九节　肥胖症

【疾病概述】

肥胖症是指排除其他原因引起的继发性肥胖症外，体重超过标准体重20%，同时体重指数大于25以上的患者。

标准体重=（身高 −100）cm×0.9

体重指数（BMI）=体重（kg）/ 身高 ^{2}（m）

【新九针治疗方法】

长针

长针提胃法治疗肥胖

治疗方法　取任脉的巨阙穴透刺至足少阴肾经左侧的肓俞穴。具体操作：患者取仰卧位，双下肢屈曲，使腹部放松，常规消毒后，选用 0.45mm×175mm 长针，自巨阙穴快速刺入皮下，针体沿皮下缓缓向左侧肓俞穴斜刺，待针尖刺至左侧肓俞穴下方时，得气后先采用搓法，造成人为滞针现象，然后手持针柄与皮肤呈 30°角慢慢上提，医者手下有重力感，患者脐周与下腹部、胃体等有上提感。提针过程中，医者若感到重力感消失或有脱落感时，须将针退出大半，然后再重复进针，皮下刺至左肓俞穴后稍捻转再慢慢提针。间歇 5 分钟左右重复进行，反复操作 5～6 次，留针 10 分钟。最后将针按反方向单向捻转，待针体松动后即可出针。每天 1 次，10 次为 1 个疗程，第 2 个疗程改为隔日 1 次，共治疗 3 个疗程。

疗效　治疗 30 例，痊愈 5 例，占 16.67%；显效 14 例，占 46.67%；有效 7 例，占 23.34%；无效 4 例，占 13.33%。总有效率 86.67%。

出处　肖会，覃健，杜一鹏，等 . 长针提胃法治疗胃火亢盛型肥胖症患者 30 例临床观察 [J]. 中医杂志，2011，52（5）：405-407.

第二十节　水　肿

【疾病概述】

水肿是指过多的液体在组织间隙或体腔中积聚的病理过程，按发病原因可将水肿分为肾性水肿、肝性水肿、心源性水肿、营养不良性水肿、淋巴性水肿等，多由于血液或淋巴循环回流不畅、营养不良、血浆蛋白低下、肾脏和内分泌调节紊乱造成。本病多见于现代医学中急慢性肾小球肾炎、肾病综合征、充血性心力衰竭、内分泌失调以及营养障碍等疾病。

中医认为，水肿病是指由外感、内伤等多种原因造成的肺、脾、肾三脏对水液的宣化输布功能失调，致使体内水液潴留，泛滥于肌肤，引起以头面、眼睑、四肢、腹背甚至全身浮肿等为临床特征的疾病。

【新九针治疗方法】

火针

火针治疗水肿

治疗方法　①火针组：部位：水肿处。操作：取1寸毫针1～2支，在酒精灯上烧至通红，快速刺入水肿处皮下5～10mm深，针间距可在1cm左右，拔针后即出水或喷水，快进快出，无定数，压力小者可挤压出水。②对照组：用普通毫针刺，全身水肿者辨证循经取穴，配肾俞、三焦俞、关元、中极、阴陵泉、足三里。

疗效　两组病例针刺后全部立即见效，1周内消肿。火针与普通毫针相比较，火针刺针孔不易关闭，渗出时间长，可达4天多；累计渗出液体4000mL余，1～2次即可消肿；操作时间短，只需几分钟；针感强烈，见效快，效果明显。普通毫针刺针孔易关闭，渗出时间短；水量小或无渗出，治疗需3～7次；操作时间长，至少15分钟；针感弱，见效慢。火针组针刺后渗出快、时间长、水量大、治疗次数少，疗效优于对照组。注：61例患者中静脉炎2例，糖尿病32例，前列腺癌晚期1例，肾病18例，肝病6例，其他2例；其中下肢及足背水肿37例，上肢及手背肿3例，全身水肿21例。

出处　阎翠兰.火针"以肿为腧"治疗水肿[J].亚太传统医药，2009，5（10）：79-80.

第二十一节　发　热

【疾病概述】

发热分为高热和低热两种。高热指体温超过 39.1℃，38.1℃～39℃为中度发热，可由感染（病毒、细菌、支原体、立克次氏体等）和非感染导致。低热指除外生理性原因并持续 2 周以上，腋温 37.4℃～38℃或肛温 37.8℃～38.5℃者。低热多因慢性感染、肝病、内分泌与代谢性疾病等引起。

发热属于中医"发热"的范畴。高热多因外感和内伤所致，外感六淫之邪及疫疠之气为常见病因，气滞、血瘀、阴虚、血虚、气虚等内伤所致者较少见。低热多由肝胆郁热，湿热蕴结，阴虚内热，气虚发热，邪留肺卫所致。

【新九针治疗方法】

锋勾针

锋勾针治疗发热

治疗方法　急性感染性发热 12 例，随机分为锋勾针组、毫针组，各 6 例。①锋勾针组：取穴：大椎，曲池。针法：常规消毒穴位，右手拇、食、中三指捏紧锋勾针的针身，依患者体质胖瘦露出适当的针尖长度，左手食、中二指紧按穴位处皮肤，横着经络循行方向在大椎和曲池穴上快速将锋勾针针尖刺入皮下组织，稍停片刻，向前后方向勾刺 5 下后立即沿进针方向倒退出针，用消毒棉球按压针孔。②毫针组：取 1.5 寸毫针，缓慢捻转进针得气后，行紧提慢按手法 6 次，针尖退至皮下，稍留片刻，急出针，不闭针孔。

疗效　治疗前后比较，锋勾针组较治疗前体温平均下降0.8℃（$P<0.05$），毫针组平均下降0.2℃（$P>0.1$），锋勾针降温效果较毫针效果好。

验案　刘某，男，53岁。患者因双下肢关节红肿疼痛，伴发烧、心慌、汗出3天入院。当时体温39.4℃，脉搏118次/分，舌红苔黄，脉弦数。检查血沉86mm/h，抗链"O"1∶800，白细胞计数$1.3×10^9$/L，中性粒细胞0.86，心电图提示有心肌炎。诊断为急性风湿热，经抗炎、抗风湿、解热镇痛及物理降温等方法无效。在入院后第5天晚上体温上升到40.3℃，经用锋勾针治疗后30分钟体温下降到39.6℃，下降了0.7℃；再未经任何特殊处理，2小时后又降为38.5℃；后又勾刺2次，体温降至正常再未复发。

出处　程桂凤.锋勾针治疗发热的初步观察[J].甘肃中医，1995，8（3）：31.

第二十二节　脑　瘫

【疾病概述】

脑瘫即脑性瘫痪，通常是指在出生前到出生后1个月内由各种原因引起的非进行性脑损伤或脑发育异常所导致的中枢性运动障碍。临床上以姿势与肌张力异常、肌无力、不自主运动和共济失调等为特征，常伴有智力低下、癫痫发作、视听及语言障碍、精神和行为异常和继发性骨骼肌肉异常，并可有发作。出生1个月后各种原因引起的非进行性中枢性运动障碍，有时又称为获得性脑瘫。

中医认为本病属"五软""五硬""五迟""痿证""拘挛""痴呆"等范畴。病机可概括为先天禀赋不足，或后天失养，致心脾肝肾亏损，气血不足，筋脉失养，痿软不用；或感受邪毒，脑髓受损；或气滞痰生，痰瘀阻络，脑窍被蒙而生诸症。

【新九针治疗方法】

配合针法

师氏梅花针配合毫针及药物治疗脑瘫

治疗方法 ①梅花针：用师氏梅花针叩刺头部三阳经和夹脊穴10分钟，手法以皮肤微微潮红为度。②毫针：选穴：根据临床经验以夹脊穴、风府、哑门和颞三针为主，并辅以四神聪、百会。双上肢取合谷、三间、外关；双下肢取绝骨、三阴交、醒脑、丘墟、太冲。辨证取穴：精血不足者配足三里、绝骨、至阳；肝强脾弱者取阳陵泉、大都；脾肾虚弱者取命门、肾俞（双）、脾俞（双）、足三里；肝肾亏损者取肝俞（双）、肾俞（双）、百会、上星；命门火衰者取足三里，灸关元、气海、中脘。针刺方法：针刺风府、哑门和夹脊穴不留针，得气即出。其余穴进针得气后，留针40分钟，间隔20分钟行针1次。③药物治疗：选用乙酰谷酰胺、脑活素、脑多肽、东莨菪碱注射液等。用穴位注射方法给药，取穴与常规取穴相同。每次选2～4穴，每穴注射2mL药液，每日1次。

疗效 经颅多普勒（TCD）检测针、药具有改善脑供血的效果，并认为针、药治疗疗程之间的间歇对疗效有直接影响；间歇期间配合家庭康复，可提高疗效。

出处 贾运滨，冀来喜，田岳凤，等.针药结合治疗脑瘫的临床研究 [J].山西职工医学院学报，2005，15（3）：32-35.

第二十三节　前列腺增生

【疾病概述】

前列腺增生是一种老年男性的常见病，最常见的症状是尿频、尿急，且逐渐加重，尤其是夜尿次数增多。此外还常见进行性排尿困难，主要表现为起尿缓慢，排尿费力，射尿无力，尿线细小，尿流滴沥，分段排尿及排尿不尽等。部分患者可出现尿失禁、急性尿潴留、血尿或肾功能不全等症状。本病的发生与体内雄激素及雌激素的平衡失调关系密切。

前列腺增生属于中医"淋证""癃闭"的范畴。本病多因老年肾气虚惫，命门火衰，不能鼓舞膀胱气化或中焦湿热移注膀胱，阻遏膀胱气化所致。

【新九针治疗方法】

火针

火针治疗老年前列腺肥大

治疗方法　①取穴：a.肾俞（双）、中极、三阴交（双）、百会；b.次髎、曲骨、阴陵泉（双）、阿是穴（会阴左右旁0.5寸处，共2穴）。②操作：患者先取俯卧位，后取仰卧位。将选好的穴位常规消毒。医者用火针在酒精灯上烧红针尖后，快速点刺上述穴位各2～3针，深度0.2～0.5寸，然后用酒精棉球轻轻按压针孔片刻，针孔易感染者覆盖创可贴。隔日治疗1次，两组穴位交替选用，10次为1个疗程，共治疗2个疗程。③注意事项：百会以微火针快速浅点散刺3～5针；会阴左右2穴每穴1～2针即可。针后第1日内勿洗澡，严禁搓擦针孔，以防感染。

疗效 治疗 182 例，显效 151 例，好转 26 例，无效 5 例，总有效率为 97.3%。

验案 某，男，62 岁，退休干部。主诉：尿急、尿频、排尿困难、夜尿频多，伴腰痛 4 月余。前列腺彩超检查提示为前列腺增生。前列腺液镜检：白细胞（++），卵磷脂小体少许。诊断：前列腺肥大伴炎症。治疗月余疗效不佳，求笔者医治。经上述微火针施治 1 次后，尿频、尿急等症状明显减轻。经 4 次治疗后，自觉症状基本消失。经 10 次治疗后复查前列腺液检查及彩超，一切恢复正常。1 年后随访未见复发。

出处 王占伟，戴正兵，曾淑琴. 微火针治疗老年前列腺肥大 182 例疗效观察 [J]. 中国中医药信息杂志，2011，18（4）：77.

第二十四节 阳 痿

【疾病概述】

阳痿指阴茎勃起障碍，通常指阴茎不能勃起或虽能勃起但勃起不坚，以致不能插入阴道进行性交的一种性功能障碍。临床上分为原发性和继发性两类。原发性阳痿指在任何情况下均不能勃起，从未实施性交者，可由性欲低下和对性行为焦虑的综合影响所致。继发性阳痿指在非性行为时可有自发性勃起，如睡眠初醒、梦中或膀胱高度充盈时可有勃起，或以往有过满意的性行为，后来才出现勃起障碍，常由于中老年的性欲减退、对配偶的兴趣丧失、焦虑及其他器质性疾病所致。

阳痿属于中医"阴痿""筋痿""阳痿"的范畴。本病有虚实之分，虚有阴虚火旺、阳虚、思虑伤脾、心脾两虚、惊恐伤肾、心肾不足、命火衰微等证；实有肝郁、湿热下注、血脉瘀滞等证。

【新九针治疗方法】

火针

火针治疗阳痿

治疗方法　①治疗组：选穴：主穴取肾俞、命门、关元、中极、三阴交。肾虚精亏配长强、曲骨；命门火衰配腰阳关、长强；心脾两虚配脾俞、心俞、足三里；肝郁气滞配急脉、行间、曲泉；湿热下注配阴陵泉、复溜、行间。操作方法：常规消毒穴位，左手持酒精灯靠近穴位，将针尖、针体烧至白亮，快速点刺，出针后即用消毒干棉球按压针孔以减轻疼痛。4 天治疗 1 次，8 次为 1 个疗程；1 个疗程未愈，休息 2 周后再行第 2 个疗程，以治疗 3 个疗程为限。注意事项：治疗后 3 日内针孔不湿水，治疗期间忌饮酒及食用生冷、辛辣食物，不同房，同时注意休息，保持心情愉快，防止过度劳累。②对照组：口服吉春牌男宝，每次 2 ~ 3 粒，每日 2 次，早晚服用，10 天 1 个疗程，以 3 个疗程为限。

疗效　治疗组治愈 24 例（占 60%），显效 11 例（占 27.5%），有效 3 例（占 7.5%），无效 2 例（占 5%），总有效率 95%，愈显率 87.5%。对照组治愈 5 例（占 15.6%），显效 8 例（占 25%），有效 11 例（占 34.4%），无效 8 例（占 25%），总有效率 75%，愈显率 40.6%。两组比较，治疗组优于对照组。

出处　郭建峰，余珊 . 火针治疗阳痿 [J]. 针灸临床杂志，2000，16（10）：37-38.

第二十五节　肾绞痛

【疾病概述】

肾绞痛是由于肾、输尿管结石下行于输尿管过程中，因刺激而引起输尿管平滑肌痉挛，从而导致肾、输尿管和尿道部位的阵发性、刀割样、放射性剧痛，疼痛以病侧为主，少数可呈两侧或健侧疼痛，常伴恶心呕吐，肾区有明显叩击痛。肾绞痛是泌尿系统结石病的主要临床症状之一，好发于青壮年。引起结石的原因很多，如细菌感染、尿路受阻、长期卧床、饮水不足等。

肾绞痛属于中医"石淋""砂淋""腰痛"的范畴。本病多因湿热、气虚、气滞、外感寒湿、邪阻脉络、肾气亏虚、经脉失养、瘀血内结等所致。

【新九针治疗方法】

火针

火针针刺委中穴治疗急性肾绞痛

治疗方法 ①火针组：选穴：患侧委中。操作方法：穴位常规消毒，再涂上一层薄薄的万花油，点燃酒精灯，右手持火针，用酒精灯的外焰将针的前中段烧至红白，并以极快的速度刺入所标记的穴位，随即迅速出针，不按压针孔，如此反复刺3～5次，以针孔血出为佳，待血出净后以消毒干棉球擦拭针孔，再涂上一层薄薄的万花油。②对照组：阿托品注射液0.5mg皮下注射。

疗效 共治疗96例，其中火针组48例患者，显效42例，好转4例，无效2例，总有效率96%；对照组治疗48例，显效34例，好转6例，无效8例，总有效率83%。火针组优于对照组。

出处 范小红，刘绍良，黄应杰.火针针刺委中穴治疗急性肾绞痛48例[J].实用医学杂志，2008，24（3）：459-460.

第二章 外 科

第一节 下肢静脉曲张

【疾病概述】

下肢静脉曲张是指下肢浅表静脉发生扩张、延长、弯曲成团状，晚期可并发慢性溃疡的病变。由于下肢静脉系统的血液回流障碍，静脉内的压力增高，浅静脉逐渐扩张伸长，及周围组织的限制，因而静脉呈蚯蚓状迂曲成团，静脉特别薄处则呈囊状扩张。本病多见于从事站立工作或体力劳动的人，一般以中、壮年发病率最高，临床表现早期仅有患肢酸胀、乏力、沉重等症状，浅静脉轻度扩张、显露，后期可因静脉瘀血而引起营养障碍、色素沉着、并发下肢溃疡等。

本病属中医"筋瘤"范畴，破溃后称之为臁疮、裙边疮、老烂腿等。本病因先天禀赋不足，筋脉薄弱，加之久行久立，过度劳累，进一步损伤筋脉，以致气血运行不畅，血壅于下，瘀血阻滞，脉络扩张充盈，日久交错盘曲而成。亦有因远行、劳累之后，涉水淋雨、遭受寒湿，寒凝血脉，瘀滞筋脉络道而为病。瘀久不散，化生湿热，腐溃成疮，日久则难收敛。

【新九针治疗方法】

一、磁圆梅针

1. 磁圆梅针治疗下肢静脉曲张

治疗方法 治法：循经叩刺，重叩患部。具体操作：患者倚托直

立，重心放在患肢上，以使静脉曲张充盈。医者左手固定患肢，右手持磁圆梅针，以腕部活动形成叩击之力。先用磁圆针从胃经之足三里开始，向下垂直叩刺至解溪穴，再从脾经之三阴交穴向上垂直叩刺至阴陵泉穴，如此连叩 3～5 遍。然后医者用左手拇指固定按压在曲张静脉团的最上方（即近心端），右手持磁圆梅针，在胫骨、腓骨部用磁梅花针，由曲张静脉团的远端开始，垂直叩刺渐至近端，叩至曲张静脉团局部隆起，蓝色蚯蚓状曲张团消失，并有温度升高（局部发红或手触发热）为度。15 天后，如有部分曲张静脉团残留未愈，可用上法再行治疗。一般半个月治疗 1 次，轻、中度者 1～3 次可以治愈。

　　疗效　共治疗 417 例，有效率为 90.2%，痊愈率占 62.4%。

　　验案　白某，男，48 岁，采购员，1992 年 5 月 9 日初诊。主诉：左下肢静脉曲张 15 年，近 1 年来加重，行走或站立时下肢沉重难忍。查体：左下肢大、小隐静脉严重曲张，肤色紫黑，伴有凹陷性水肿，内踝部有 5cm×6cm 大的溃疡面。诊断：左下肢大、小隐静脉重度曲张。治疗：做深静脉回流试验阴性后，遂用磁圆梅针治疗，方法如上述。第 1 次治疗后，静脉曲张明显消失，走路自觉腿轻；第 2 次治疗后，肤色大致转为正常，静脉曲张基本消失，水肿减轻，踝部溃疡面也见好转；第 3 次治疗后，静脉曲张及水肿完全消失，肤色正常，溃疡面全部愈合，行走及站立较长时间也不觉腿沉而愈。

　　出处　文绍敦，赵银龙，杨生俊，等. 磁圆梅针治疗下肢静脉曲张 417 例疗效观察 [J]. 中国针灸，1993，12（4）：9-10.

　　2. 磁圆梅针治疗静脉曲张　见上篇磁圆梅针（25 页）。

二、火针

　　火针治疗下肢静脉曲张　见上篇火针（93 页）。

三、配合针法

火针配合艾灸、中药治疗下肢静脉曲张性溃疡

治疗方法 ①火针：疮面及周围皮肤常规消毒后，将直径0.5mm、长5cm的盘龙火针在酒精灯上烧红，对准静脉曲张部位点刺放血，速刺疾出，使血自然流出，可用棉球轻轻压迫针孔周围血管，以防局部皮下瘀血；同时用火针轻刺溃疡周围组织，间隔1cm左右进行围刺，放出少量组织间液。②艾灸：针完用消毒干棉球拭净后，将艾条对准患处，在距离皮肤约2～3cm处熏烤10～15分钟，以局部有温热感而无灼痛为宜。火针和艾灸方法每周1次，共治疗4次。③口服中药：补血解毒汤：忍冬藤30g、生黄芪20g、当归15g、川牛膝15g、桔梗10g、黄柏15g。加减：分泌物较多加苍术10g、薏苡仁30g；瘙痒剧烈加地肤子20g、白鲜皮20g；疼痛、周围组织较硬加土鳖虫10g。每日1剂，水煎服，分3次于餐后服用，共服药1个月。

疗效 共治疗42例，痊愈8例，占19.0%；显效28例，占66.7%；有效2例，占4.8%；无效4例，占9.5%。总有效率为90.5%。

出处 童丹丹，黄蜀，吴艳，等．火针艾灸配合中药治疗下肢静脉曲张性溃疡42例[J].中国针灸，2009，29（2）：122.

第二节 鸡 眼

【疾病概述】

鸡眼是脚底前部外侧或近中央处跖骨头的下面出现圆形或类圆形的直径为1～2cm的表面扁平光滑、淡黄、质坚硬的圆锥形角质体。因为坚硬的锥尖压入真皮，刺激乳头部丰富的神经末梢，常引发疼痛。

中医学认为鸡眼是由于足部长期受压，气血运行不畅，肌肤失养，生长异常所致。

【新九针治疗方法】

火针治疗鸡眼

治疗方法 部位：鸡眼局部。操作：局部常规消毒，取直径约与病灶直径相同的平头或多头火针，用酒精灯外焰烧至发白后直刺鸡眼中心坚硬如钉处，深达根底部，速进疾出。然后用无菌棉球压迫少许，局部不上药，不包扎，不需休息。轻病施术 1 次，1 周后即痊愈。若鸡眼较大者，除用平头或多头火针直刺病灶外，还应该用尖头火针在病灶周围向根底部做环状焠刺，并用细长针在中心部位直刺至根底，且 1 周后再施术 1 次，一般 3 周即可痊愈。施术后嘱患者保持局部卫生，防止感染；穿质软、肥大的鞋。

疗效 经 1 次治疗痊愈者 21 例，经 2 次治疗痊愈者 15 例，总有效率和治愈率均为 100%。

出处 詹光宗，吕茂霞．火针治疗鸡眼疗效观察 [J]．西南军医，2007，9（3）：81．

第三节 冻 疮

【疾病概述】

冻疮是指人体受寒邪侵袭所引起的全身性或局部性损伤，多发生在手脚的末端、鼻尖、面颊和耳部等处。患处皮肤苍白、发红、水肿、发痒热痛、有肿胀感，严重的可出现紫血疱，引起患处坏死，出现溃烂流脓疼痛。局部性冻伤者病情较轻，以局部肿胀、麻木、痛痒、青紫，或起水疱，甚则破溃成疮为主症；全身性冻伤者病情较重，以体温下降、四肢僵硬，甚则死亡为主要特征。冻疮是因气温突然降低，末梢血管内的血流也随即变得缓慢，当温度低于10℃时，皮下小动脉遇冷收缩，静脉回流不畅，从而发生冻疮，也有部分患者是因为血管先天性变异、血管狭窄导致血流不畅而诱发。

中医学认为本病与先天禀赋不足，平素气血衰弱、元气不足有关，主要为阳气不达，寒邪侵袭，气血凝滞所致。

【新九针治疗方法】

一、火针

火针治疗冻疮

治疗方法 选穴：中脘、关元。针刺方法：患者取仰卧位，穴位常规消毒，将火针的针尖部在酒精灯上烧红，分别快速刺入中脘穴（深约 0.8 ～ 1 寸）、关元穴（深约 0.2 ～ 0.5 寸），快速出针后，用消毒敷料包扎，2 日内禁止洗浴，以免感染。针刺前应嘱患者排净小便。治疗期间患者应注意防寒保暖。每周 1 次，病情严重者可 3 天 1 次。治疗 3 次后观察疗效。

疗效 治疗 56 例，1 次治愈 44 例，占 78.6%；3 次治愈 8 例，占 14.3%；好转 4 例，占 7.1%。总有效率 100%。

验案 王某，男，19 岁，工人。因在老家上学时条件较差，冬季双手出现冻疮，连续 6 年，每年均发作，多以红肿包块为主，偶有轻微糜烂。曾多次用外用药膏和一些民间疗法治疗，效果较差。给予火针治疗 1 次后，症状明显减轻，3 次后痊愈。嘱其平时注意防寒和增加锻炼，随访 1 年未复发。

出处　许卫国，刘金竹.火针治疗冻疮 56 例 [J].江西中医药，2008，39（7）：61.

二、配合针法

1. 穴位敷贴配合火针治疗冻疮

治疗方法　①穴位敷贴：药物组成：细辛 12g、甘遂 12g、延胡索 21g、炙白芥子 21g，共研成细末备用。每人的用量：每次取 1/3 药面，加生姜汁调成稠膏状，现用现调。取穴：主穴取大椎、肺俞。若手部冻疮者，加合谷、外关及冻疮好发部位的阿是穴；若足部疮者，加三阴交、解溪、昆仑及冻疮好发部位的阿是穴；面颊及耳朵冻疮者，仅用主穴即可。方法：将调成稠膏状的药物均匀地敷在以上穴位后，先用白塑料布覆盖在敷药的穴位表面，再用家庭用的保鲜膜将其固定即可。此法简便易廉，适合于推广。敷贴时间：第 1 次敷贴时间要稍延长，可贴 2～3 个小时，患者自觉发烫、局部发红即可。有发泡者亦可，发泡的患者不要惊慌，这样往往效果更好，泡可不做处理。第 2、3 次敷贴时间稍短，可贴 1 个小时左右。于每年夏季，农历三伏期（因患者较多，亦可不拘于头伏、中伏、末伏这三天，只要在三伏天内选择天气晴好的日子的中午施治亦可），敷贴穴位 3 次，每次间隔 10 天左右。②火针：选穴：中脘。针刺方法：穴位处皮肤用碘酒消毒，采用中等火针，将其针身烧至通红，迅速针刺中脘穴，点刺不留针，每隔 10 天治疗 1 次，3 次为 1 个疗程。于每年秋末冬初，天气将要转冷之前开始火针。

疗效　治疗 71 例，治愈 43 例，占 61.4%；好转 26 例，占 36.6%；无效 2 例，占 3%。总有效率达 97%。

验案　张某，女，48 岁。主诉：每年冬季手背冻伤 10 余年，反复发作。患者每年冬季双手背部冻伤，双手肿胀，裂口疼痛，手不能持物及参加劳动，手遇热则痒痛交作，影响睡眠，苦不堪言。10余年来，试用过多种偏方均无效。来诊时正值三伏天，按上法予以外敷穴位3次，至10月份时，又火针治疗3次后，去年冬季冻疮基本没有发作，仅手部稍有红肿。今年又巩固治疗1次，今年冬天冻疮未再发作。

出处　程玉荣.冬病夏治穴位敷贴配合火针治疗冻疮76例经验介绍[J].亚太传统医药，2007，3（5）：75-76.

2. 锋勾针速刺配合TDP照射治疗冻伤

治疗方法　暴露患处，以TDP治疗仪照射15～20分钟，使患处充血发红。将锋勾针针刺端放于75%的酒精中浸泡15～20分钟。对冻伤部位进行常规消毒后，医生右手持锋勾针，视冻伤部位面积大小在冻伤中心及周围迅速点刺1～4针。出针后轻轻挤压患处，使针孔出血，以挤出的血液由暗红变为鲜红为度。隔日治疗1次，7次为1个疗程，1个疗程后观察结果。

疗效　1个疗程后治愈72例，其中I度冻伤43例，II度冻伤29例，治愈率92.30%；好转6例，其中II度冻伤6例，好转率7.7%。总有效率100%。

出处　王志杰.锋勾针速刺配合TDP照射治疗冻伤疗效观察[J].内蒙古中医药，2009，28（18）：12.

第四节　颈淋巴结结核

【疾病概述】

颈淋巴结结核是由于结核杆菌侵犯颈部淋巴结所引起的一种慢

性特异性感染。临床表现为颈部一侧或两侧有多个大小不等的肿大淋巴结，一般位于胸锁乳突肌的前、后缘，不红不痛，缓慢增大，晚期出现寒性脓肿。本病多见于儿童和青年人。结核杆菌大多经扁桃体、龋齿侵入，少数继发于肺或支气管的结核病变，但只有在人体抗病能力低下时才引起发病。

颈淋巴结结核属于中医"瘰疬"的范畴。多因情志所伤，肝气郁结化热，脾失健运生痰，痰热互搏结于颈项之脉络而发病；或外感六淫之邪，遇体内湿痰互搏为病；或素体虚弱，肺肾阴亏，灼津为痰，痰火凝结而成。

【新九针治疗方法】

一、火针

火针治疗颈淋巴腺结核　见上篇火针（94 页）。

二、配合针法

火针配合毫针治疗瘰疬

治疗方法　①毫针透穴：用 6 寸毫针，由曲池穴向上卧刺透臂臑穴，右患刺右，左患刺左，或左右均刺。令患者取坐位，屈肘拱胸，肘与肩平。医者左手拇指切曲池穴使令气散，然后用酒精消毒，右手持针，端正、快速刺入皮下，再以左手压穴，挑起针尖，向臂臑穴透刺，卧刺于皮下分腠之间。根据辨证虚实，施行补泻手法，然后用拇指爪甲刮其针柄片刻，再行单方向捻转（左补右泻），以捻不动为止，捏紧针柄，不使其回转，维持 1 分钟左右。5 分钟 1 次，留针 30 分钟，每天 1 次，20 次为 1 个疗程。②毫针围刺：在病灶四周各斜刺 1 针，顶部再刺 1 针。5 分钟行针 1 次，平补平泻，留针 30 分

钟，每天 1 次，20 次为 1 个疗程。③火针：部位：病灶局部。针刺方法：常规消毒后，医者用右手拇、食、中三指持针柄，将针尖及针身烧红，迅速刺入病灶，新病宜深刺，刺至核之中心，以 2/3 深度为宜，久病宜浅刺，点刺至皮下为宜，并即刻敏捷地将针拔出。出针后用干棉球轻轻揉按针眼，以减少不适之感，并嘱患者勿沾水，以防感染。火针每次刺 1 针，3～7 天针 1 次，6 次为 1 个疗程。注：首先施行毫针透穴法，然后行毫针围刺法，最后施行火针术，可用火针代替毫针围刺法顶部之针。患病日久，结核消退甚慢或结核已现红肿将溃之势者用火针。每位患者均需用毫针围刺法及毫针透穴法。

疗效　治疗 20 例，痊愈 17 例（经 3～6 年随访，无 1 例复发），无效 3 例，治愈率 85%。疗程最短 40 天，最长 70 天，平均 60 天。

验案　李某，女，40 岁。患者于 2 年前无明显原因左侧颈部及锁骨下分别出现 0.5cm×0.5cm 与 0.2cm×0.2cm 的结节，皮色不变，质地坚实，推之能动，不热不痛，曾多处诊治无效，且日渐加重。于山东省菏泽市人民医院经化检诊为颈淋巴结结核，口服雷米封片、维生素 B_6 片（用量均不详）及中草药，疗效甚微，求余诊治。查：左颈部有一约 1.2cm×1.2cm 的肿块，表皮暗红色，与皮肤粘连，推之不能活动，按之微热，轻微胀痛，有轻微的波动感；左锁骨下有一约 0.4cm×0.4cm 的结节，皮色无改变，不痛，按之坚实，与皮肤不粘连；左耳后有大小不等的数枚结节，或如豆粒，或如枣核，累累如贯珠状，皮色不变，按之坚实，与皮肤不粘连；尚有低热、乏力等症，舌质略红，苔薄白，脉沉细数。诊断为瘰疬。治疗方法：①火针：用火针直刺颈部瘰疬，至核之中心，5 天 1 次。②毫针围刺法：颈部瘰疬采用毫针围刺法，用火针代替顶部之针。③毫针透穴法：曲池穴透臂臑穴，用补法。颈部瘰疬第 1 次施行火针时，排出清稀脓液约 15mL，夹有败絮样物质，连续治疗 15 天后，颈部瘰疬的脓液变稠变少，周围皮肤转红。左锁骨下及耳后的结节大者变小，小者消失。历时56天，颈部肿块、锁骨下及耳后结节全部消失。随访6年未再复发。

出处 王根君，倪方利.火针配合毫针围刺法、透穴法治疗瘰疬20例[J].新中医，1995，26（2）：31-32.

第五节　粉　瘤

【疾病概述】

粉瘤又称脂瘤，是皮脂腺中皮脂淤积扩张而形成的圆形肿块，因其溃破后有粉渣样物质溢出，故名脂瘤，俗称豆腐渣瘤。其特点是肿物为球样囊肿，与表皮粘连或分离，瘤中心有毛囊小孔，能挤出有臭味的脂浆。粉瘤小者如豆粒，大者如柑橘，边界清楚，生长缓慢，好发于头面、胸背、臀部等处。

中医学认为本病多由于情志抑郁，肝气不畅，腠理津液滞聚不散，渐以成瘤；或肝郁脾虚，运化失司，湿浊化痰，痰气凝结而成。

【新九针治疗方法】

火针

火针治疗脂瘤

治疗方法 局部常规消毒、铺单后，戴无菌手套，用直径约0.75mm的尖头火针在酒精灯外焰上烧红，医者将左手食指和中指分别放在瘤体两侧，反方向用力使皮肤绷紧，充分暴露并固定脂瘤，右手持针于瘤体中央垂直刺入，有落空感后迅速退针，再用粉刺挤压器挤压。若内容物排出困难，可再次用火针沿原穿刺孔进入，并迅速地轻轻旋转针柄扩大穿刺孔。可根据病情重复此项操作，直至脂瘤内容物顺畅挤出。待将脂瘤内容物全部挤出后，继续挤压即可见灰白色脂瘤囊壁露出，用蚊氏钳夹住囊壁轻轻向外牵拉，当有阻力时再用另外一把蚊氏钳自下方紧贴皮肤处夹住囊壁，继续向外牵拉，稍用力即可将囊壁完整取出，用棉球按压止血，常规包扎。

疗效　31 例患者全部 1 次治愈，治愈率达 100%。

出处　赵学义，朱爱明，兰建平 . 火针打孔法治疗前胸部脂瘤 31 例临床观察 [J]. 世界中西医结合杂志，2009，4（7）：510.

第六节　痔　疮

【疾病概述】

痔疮是直肠末段黏膜下和肛管皮肤下的静脉丛扩大、曲张、淤血而形成的静脉团，临床以便血、疼痛、坠胀、肿块脱出为主要特征。本病分为内痔、外痔、混合痔三种。内痔位于齿线以上，由直肠上静脉丛扩张所致，表面有黏膜覆盖，以大便出血和痔核脱出为主要症状。外痔位于齿线以下，由直肠下静脉丛扩张而成，表面为肛管皮肤覆盖，一般无症状，仅于肛门处见有皮垂。因直肠上、下静脉丛彼此吻合相通，若齿状线上、下的静脉丛均扩大、曲张，可形成混合痔，具有内、外痔二者表现。病因主要为习惯性便秘、腹内压升高以及各种感染。

中医学认为"痔"多因饮食不节、过食辛辣，以致湿热内盛下注肛门，以及七情内伤或外感风、湿、燥、热之邪，阴阳气血失调，经脉阻滞所致。

【新九针治疗方法】

一、铍针

铍针切除外痔　见上篇铍针（52 页）。

二、火针

1. 火针点刺龈交穴治疗痔疮　见上篇火针（96 页）。

2. 火针治疗单纯内痔、混合痔

治疗方法　常规消毒后，插入肛门镜，找准施术部位，将火针烧红，快速刺入施术的部位。一般先在痔核上方截石位的 3 点、7 点、11 点三个母痔上方的直肠上动脉区各刺 1 针，意在阻断痔内血的来路，然后根据痔核大小，在周围及痔核上刺数针，深度为有抵抗感为宜，即至黏膜基底层为止。有时针后血喷如注，此时不要止血，继续施术，待血自止为宜，因为火针放血为火针疗效的一个组成部分。一般每周 1 次，火针针眼 1 周后愈合。2 次为 1 个疗程。注意事项：齿线不施术，因齿线下有感觉的体神经支配，针后患者疼痛难忍；混合痔可在齿线上洞状静脉扩张区密刺，在消除内痔的同时带动外痔回缩，此为火针治疗痔疮的关键。

疗效　治疗 34 例单纯内痔，31 例 1 次后见效，有效率为 91%；38 例混合痔，33 例 1 次见效，有效率为 86%。共计 1 次有效率为 89%。

验案　某，女，76 岁。主诉：便血 3 天。检查见 3 点、12 点有 2 个较大痔核，为内痔Ⅱ度，同时伴有子宫脱垂Ⅰ度。按上法火针治疗 1 次。5 天后因便血来院复诊，医嘱针后 3～5 天内出血属正常情况，继续换药，祛毒汤熏洗。2 周后复查，痔核萎缩良好。随诊 1 年，未见便血复发。

出处　邢宝忠 . 火针治疗单纯内痔、混合痔 [J]. 北京中医，

2006，24（5）：299-300.

三、配合针法

锋勾针配合中药内服治疗痔疮

验案　陈某，男，20岁，2011年7月13日初诊。患者先血后便2年，肛门外有痔核1枚。近1周来大便时血量多、色鲜红，排便疼痛，便后疼痛缓解。舌淡，苔白，脉稍细，双尺沉涩。方用黄土汤：赤石脂250g（先煎，用此液再煎余药），附片6g，阿胶10g，甘草6g，生地黄15g，白术10，黄芩10g。水煎，分2次温服，每日1剂，共4剂。锋勾针治疗方法：患者骑在靠背椅上，臀部后移，充分暴露骶尾部，取双上髎穴和骶尾相连处压痛点。常规消毒所取穴位，左手绷紧所刺部位的皮肤，右手持锋勾针迅速刺入皮下，然后上下提动针柄，勾割皮下白色纤维，勾割3～4针，出针后按压针孔片刻，然后贴上创可贴，每周1次。治疗3次后，痔核消失，未再复发。

出处　李焕彬，陈法桂，陈铿．黄土汤配合锋勾针治疗痔疮1例[J]．实用中医药杂志，2012，28（7）：586.

第七节　肛　裂

【疾病概述】

肛裂是齿状线以下肛管皮肤层裂开形成小溃疡，经久不愈。裂的方向为纵裂、棱形或椭圆形，绝大多数在肛管的后中线上，也可在前正中线处，两侧少见。临床以周期性疼痛、便秘、出血为主要症状。青壮年多发。

肛裂属于中医"钩肠痔""脉痔""裂肛痔"的范畴，多因血热肠燥、阴虚津亏或气滞血瘀所致。

【新九针治疗方法】

一、锟针

火锟针治疗肛裂

治疗方法　患者取截石位，常规消毒，用 2% 盐酸利多卡因做局部麻醉，然后肛门镜涂润滑剂，缓慢插入肛门，充分暴露肛裂病位，旋转肛门镜螺丝使其固定。医者右手持针，将针在酒精灯上烧至 100℃ 左右，视肛裂类型，施针而刺。①单纯性肛裂：用火锟针在肛裂处直接灼刺，使组织变为白色即可。观察 5 分钟，如有出血，再点刺 1～2 次用以止血；如无出血，涂烫伤膏，敷料包扎。②溃疡性肛裂：火锟针点灼裂口至灰白色。对赘皮外痔、哨兵痔，左手持镊，夹持赘皮或哨痔顶端拉长，右手持火锈针至基底部一次烙断，割除根治，火锟针封口，涂烫伤膏，敷料包扎。③伴发性肛裂：火锟针将裂口一次性全部彻底点灼成灰白色使其结痂。隐窝炎，用锟针点灼成灰白色；肛乳头肥大者，左手持镊夹持肛乳头顶端拉长，右手持火锈针至基底部一次性烙断，割除根治，火锟针点灼止血封口；裂痔，火锟针点灼使其萎缩；皮下瘘管，火锟针插入瘘管内，烙灼 2～3 次即可。针后处理：适当休息 2～3 天，治疗后切忌暴力强劲大便和蹲厕过久。嘱患者多食水果和粗纤维蔬菜用以缓解大便干燥，每次大便后用 1:5000 高锰酸钾溶液或温开水清洗，并涂烫伤膏或用黄芩、黄连、黄柏、连翘、栀子、大黄各 30g，水煎 30 分钟熏洗肛门。

疗效　治疗 426 例，1 次治愈者 302 例，占 70.19%；2 次治愈者 124 例，占 29.11%。痊愈率为 100%。

出处　王继元，彭润兰，王栋.火锟针治疗肛裂 426 例 [J].中国

针灸，2002，22（12）：16.

二、火针

火针治疗肛裂

治疗方法　患者取侧卧位，肛周皮肤常规消毒，1%普鲁卡因局麻，肛管内用新洁尔灭棉球消毒。在肛门侧中位距肛缘1～1.5cm处用火针扎一针孔，深达皮下层。左手食指涂液体石蜡，插入肛管，固定在内、外括约肌间沟的肛管壁上，右手持自制括约肌拉钩，由火针孔呈45°插入达左手食指内括约肌处，徐徐挑出肛门内括约肌，用火针灼断。对伴有哨兵痔、乳头肥大一并用铍火针切除，然后扩肛。创面放置消炎纱布条，火针孔布敷生肌散，以无菌纱布覆盖，橡皮膏固定。

疗效　治疗60例，1次治愈57例，2次治愈3例，治愈率100%。

验案　齐某，男，39岁。患肛裂5年，2年前行肛裂切除术，半年前肛裂复发。排便后肛门疼痛，流血呈点滴状。局部检查：肛缘前、后位各有一裂口及哨兵痔，裂口宽0.5cm，长1cm，呈暗紫色，边缘不齐，裂口触之流血。诊断为前、后位肛裂。经上述火针治疗，次日排便疼痛骤减，7日后疼痛、流血全部消失，肛裂愈合。

出处　王钢.火针治疗肛裂60例[J].中国针灸，1989，9（5）：36.

第八节　腋　臭

【疾病概述】

　　腋臭俗称狐臭，主要症状为腋窝等褶皱部位散发出难闻的气味。患者腋下分泌物有特异臭味，这是由于患者大汗腺（又叫顶浆腺）排泄的汗液中脂肪酸比普通人高，当脂肪酸达到一定浓度，经皮肤表面的细菌，主要是葡萄球菌的分解，产生不饱和脂肪酸而发出臭味。由于腋臭的气味和狐狸肛门排出的气味相似，所以常称为狐臭。

中医学认为本病因湿热郁结于腠理汗孔所致，或因遗传所获。本病影响患者的社会生活，严重者可以导致患者心理障碍。

【新九针治疗方法】

一、火针

师氏火针治疗腋臭　见上篇火针（92页）。

二、配合针法

火针配合三棱针放血、闪罐治疗腋臭

治疗方法　令患者取仰卧位，先取双侧少商穴，常规消毒后，用三棱针放血3～5滴。然后令患者双手抱住枕骨后，露出腋窝，用火针刺极泉穴及极泉穴旁开0.8寸，上、下、左、右各刺1针，针后加拔闪罐10～15次，留罐半分钟左右，以局部皮肤潮红为度。拔罐时针眼有血及黄色液体渗出，用消毒干棉球擦干净，无需包扎，禁水3天以防止感染。7天治疗1次，3次为1个疗程，2个疗程后进行疗效统计。

疗效　痊愈10例，好转2例，总有效率为100%。其中1个疗程痊愈者8例，2个疗程痊愈者2例。

出处　邵有法.火针加闪罐治疗腋臭[J].中国针灸,2003,23（7）:370.

第三章　骨伤科

第一节　落　枕

【疾病概述】

落枕是急性单纯性颈项强直、疼痛，活动受限的一种疾病。患者通常临睡时尚无任何不适，但翌日晨起突感一侧颈项强痛，不能仰俯转侧。轻者4～5天即愈，严重时，疼及上背部和上肢，可迁延数周不愈。多见于中老年人。患者反复落枕往往是颈椎病变的反映。颈肌劳损、颈部扭挫伤、颈椎退行性变及颈椎小关节滑膜嵌顿等疾病引起的颈项强痛、活动障碍可参考本节治疗。

落枕，又称"失枕""失颈"，属于中医学"颈部伤筋"范畴。中医学认为落枕多由感受风寒、躺卧姿势不当，造成颈项部气血凝滞、筋脉拘急而致。

【新九针治疗方法】

鍉针

圆鍉针治疗落枕

治疗方法　患者取坐位，两肘屈曲放于桌面上，两掌俯伏，食指中指分开。医者在落枕穴上揩摩点压，边点按边嘱患者活动颈部，直至症状缓解为止。

疗效　98例落枕患者，1次治愈者89例，2次治愈者9例，总有效率为100%。

出处　韩万明，李明星．圆锟针治疗腰扭伤和落枕 159 例 [J].
针灸临床杂志，1989，12（4）：80.

第二节　颈椎病

【疾病概述】

颈椎病又称"颈椎综合征"，是由于颈椎间盘退行性变、颈椎骨
质增生及周围纤维结构的损害刺激和压迫颈神经根、脊髓等引起的
一系列综合证候群。颈椎病在临床上可分为颈型、神经根型、脊髓
型、椎动脉型、交感神经型和其他型，通常表现为头、颈、肩臂、
肩胛、上背、上肢等部疼痛，或伴有手、肩、臂感觉异常和运动功
能障碍。X 线颈椎摄片可见颈椎椎体有骨刺突出，骨质密度增加，
颈椎前突生理曲度消失。本病可发生于任何年龄，具有发病率高、
治疗时间长、极易复发等特点。

颈椎病属于中医"痹证"范畴，与体质虚弱、久坐劳损、感受
外邪、外伤等因素有关。多因年老肝肾亏虚，气血衰少，筋骨失养；
或因久坐耗气、劳伤筋肉；或体质虚弱，感受外邪，客于颈部经脉；
或因扭挫损伤，气血运行不畅，络脉痹阻所致。

【新九针治疗方法】

一、锋勾针

锋勾针治疗颈型颈椎病　见上篇锋勾针（46 页）。

二、圆利针

1. 圆利针治疗神经根型颈椎病　见上篇圆利针（58 页）。

2. 圆利针聚刺法治疗顽固性颈椎病

治疗方法　①治疗部位：a.寻找致病筋结点：常取的致病筋结所在点为枕骨后缘颈肌止点、肩井穴前点、肩胛提肌起点、夹脊穴分布线上的肌筋。b.取点的分布与数量：以所定针点为始，沿肌束走行方向布针，间距为 0.5～1cm（不宜过远）。每次治疗取 2～5 个针刺点为宜。②治疗针具：观察组选取直径为 0.8mm，长度为 40mm（1.5 寸）、50mm（2 寸）、60mm（2.5 寸）的圆利针作为治疗用针。对照组先取粗细规格为 28 号或 29 号的毫针作为治疗用针。③治疗术式：圆利针采用聚刺术式。先行针点处局麻注射，自针点垂直进针至筋膜，先垂直直刺数下，再倾斜针身向周围刺 5、6 下或 10 余下，这称为"朝向筋结中心及索条中轴"。如诊查此点有条索样肌筋较大，则右手持针退至皮下，左手指腹沿条索样肌筋走行方向向上捻拉皮肤约 0.5～1cm，皮肤会带动针尖移至另处未行针刺的位置，这称为"皮下移针变点"。也可以第一点为中心点，于其上方或下方近处各取两点分别施术以扩大松解的范围。每点刺后即出皮外，不留针。毫针刺依照圆利针的术式，顺着肌束的方向刺入及行针：于每点垂直进针后提插数次，可应用"振颤进针"手法，慢进快退，来回往复，直到刺入肌束内的针感由沉重感、涩滞感变为如刺入豆腐块般柔软时方可出针，胀滞感不明显者留针 20 分钟。④疗程：观察组用圆利针治疗，1 周 1 次，共治疗 6 次。对照组用毫针治疗，每日 1 次，治疗 6～7 天时依据个人情况不休息或仅休息 1～2 天继续治疗，治疗一个半月而止。

疗效　观察组 140 例，显效 85 例，有效 49 例，无效 6 例，总有效率 95.71%；对照组 140 例，显效 59 例，有效 65 例，无效 16 例，总有效率 88.57%。观察组明显优于对照组。

出处　史海峰.圆利针聚刺法治疗顽固性颈椎病的临床研究 [J].社区医学杂志，2013，11（10）：17-19.

三、火针

1. 火针治疗颈部肌群痉挛

治疗方法　取穴：阿是穴、悬钟。患者取俯卧坐位或俯卧位，医者在穴位上划痕定位，常规消毒后，点燃酒精灯，左手将灯移近针刺穴位，右手以握笔式持针，将针烧红后迅速准确地刺入穴位，随即迅速出针，然后用消毒干棉球揉按针孔，以使针孔闭合。因火针引起感染的可能性很小，故针后不需要特殊处理。嘱患者3天不沾水。每周治疗2次，2周为1个疗程。

疗效　治疗57例，临床治愈48例，好转9例，有效率100%。

验案　某，男,36岁，干部。主诉：颈部酸痛，转侧不利半年。查体：颈部生理曲度正常,C5～6椎旁压痛明显，屈颈试验（±），X线摄片示C4～5骨质增生、C6～7椎间隙变窄，诊断为颈椎病。予火针治疗。3天1次。1次治疗后症状明显减轻，体征改善。治疗3次后，症状、体征消失而告愈。

出处　金凤彩.火针治疗颈部肌群痉挛57例疗效观察 [J].颈腰痛杂志，2000，21（3）：262-263.

2. 火针治疗颈型颈椎病

治疗方法　①火针组：取颈百劳、肩井、阿是穴。穴位用安尔碘消毒，左手持点燃的酒精灯，靠近针刺穴位，右手以握笔式持火针，将针烧至白亮，迅速刺入穴位，并快速拔出，出针后用消毒干棉球按压针孔。隔日治疗1次，7次为1个疗程。②对照组：口服布洛芬。

疗效　治疗组60例，治愈25例，好转33例，无效2例，总有效率为 96.7%；对照组 54 例，治愈 14 例，好转 34 例，无效 6 例，总有效率为为 88.9%。火针组疗效优于口服布洛芬。

出处　邹波 . 火针治疗颈型颈椎病疗效观察 [J]. 上海针灸杂志，2011，30（5）：310-311.

3. 火针治疗神经根型颈椎病　见上篇火针（97 页）。

4. 火针治疗椎动脉型颈椎病

治疗方法　①火针组：选穴：主穴为百会、风池、C3 ～ 7 夹脊穴、大杼。肝阳上亢型配阳陵泉、行间、侠溪；气血亏虚型配足三里、三阴交、气海；痰湿中阻型配中脘、丰隆、内关。针刺方法：取细火针，用止血钳夹住若干个被 95% 酒精浸泡过的棉球，点燃后，针尖在火焰上 1cm 处加热约 5 秒，以针体前 3cm 处呈鲜红为度，将针快速地刺入穴位，每日选取 2 ～ 3 穴，10 天为 1 个疗程，疗程间休息 2 天后继续下一个疗程，治疗 20 天后总结疗效。②毫针组：取穴与火针组相同，留针 30 分钟，每天 1 次，10 天为 1 个疗程，疗程之间休息 2 天，治疗 20 天后总结疗效。③西药组：西比灵 10mg，口服，每日 2 次；维脑路通 0.4g，加入 250mL 生理盐水静脉滴注，每日 1 次，7 天为 1 个疗程；维生素 B_1 20mg，口服，每日 3 次。治疗 20 天后总结疗效。

疗效　治疗 90 例，火针组、毫针组、西药组各 30 例，火针组治愈 18 例，显效 8 例，有效 3 例，无效 1 例，总有效率为 96.7%；毫针组治愈 9 例，显效 10 例，有效 5 例，无效 6 例，总有效率为 80%；西药组治愈 7 例，显效 8 例，有效 5 例，无效 10 例，总有效率为 66.7%。火针组疗效优于毫针、西药组。

验案　陶某，女，46 岁，干部。因"头晕反复发作半年，加重 3 天"收住我科。病史：2002 年 2 月开始出现头晕，颈部胀痛，尤以低头工作后为甚，在市医院摄颈椎 X 线片示：C5 ～ 7 骨质增生。近 3

天来感头晕较前加重，头部转动时头晕甚，颈背胀痛，四肢困倦，乏力，纳差，夜寐欠安，二便调，舌质淡红，苔白腻，脉滑。脑血流图示：椎基底动脉供血不足。中医辨证诊断：眩晕（痰湿中阻型）。西医诊断：颈椎病（椎动脉型）。治以健脾益气、利湿化痰为法，佐以通络。取穴：百会、风池、C5～7夹脊穴、大杼、中脘、丰隆、内关。每次选取4～6穴进行火针治疗，每天1次，10天为1个疗程。经治10天，患者临床症状完全消失后出院。随诊半月未复发。

出处　刘玲玲，龙海鹏．火针治疗椎动脉型颈椎病临床观察[J]．中国针灸，2006，26（1）：18-19．

四、长针

长针深刺颈夹脊治疗神经根型颈椎病

治疗方法　①治疗组：选穴：主穴取C3～7夹脊穴，根据病变椎体，每次选3对夹脊穴（根据患者临床症状，在病变部位触按，寻找压痛点，可结合X线片、CT片选取）。肩背疼痛加天宗、肩井；上肢疼痛麻木加曲池、手三里、外关、合谷。操作：令患者取坐位，取相对应颈夹脊穴，常规消毒，用30号3寸长针垂直进针，进皮后，双手持针，缓慢推进，视患者的胖瘦进针1.5～2寸。当患者出现酸胀重麻得气感后，即施以提插捻转手法，使针感向病变部位传导放射，即上肢疼痛麻木者，针感传至患侧前臂或手指；肩背拘挛疼痛者，针感放射至患侧肩背部；颈项僵直疼痛、转动不利者，使局部出现强烈酸胀感。其余配穴用30号1.5寸毫针，针刺得气后，亦施以提插捻转手法加强针感。留针30分钟，每15分钟运针1次。隔日1次，10次为1个疗程，疗程间休息3天。②对照组：取穴同治疗组，但针刺颈夹脊穴时用30号1.5寸毫针，针刺深度为 0.5 ~ 0.8 寸，有酸胀感即可，不施手法，也不要求针感传导至患处。而后在针柄上加艾绒，烧 2 壮后起针。隔日 1 次，10 次为 1 个疗程，共治疗 3 个疗程，疗程间休息 3 天。

疗效 治疗组 45 例，痊愈 12 例（26.7%），显效 16 例（35.5%），有效 13 例（28.9%），无效 4 例（8.90%），总有效率 91.1%；对照组 35 例，痊愈 3 例（8.6%），显效 8 例（22.8%），有效 15 例（42.9%），无效 9 例（25.7%），总有效率 74.3%。神经根型颈椎病的疗效优劣与针刺深度和针感是否传至病变部位有关。

出处 熊飙，肖达. 颈夹脊穴长针深刺法治疗神经根型颈椎病的研究 [J]. 现代康复，2001，5（7）：36-37.

五、配合针法

1. "凤"字保健操配合怀堂磁圆梅针干预亚健康状态颈部疲劳

治疗方法 ①怀堂磁圆梅针治疗：a. 弹叩法：以两头磁圆梅针针端交替叩刺督脉颈段和病变局部，每次 15 分钟，每日 1 次，5 次为 1 个疗程，一般治疗 2 个疗程。b. 点按法：用磁圆针针头点按颈部夹脊穴、风池、大椎、肩井、阿是穴。c. 揉摩法：用磁圆针一端上下左右揉摩颈部和按压督脉，此法需用润滑介质，用力大小以被施者舒痛为度。②颈部"凤"字保健操：自然站立，两脚略分开，与肩同宽，双手叉腰，全身尽量放松，眼微闭，匀速呼吸，想象自己站立于"凤"字正下方，用头完成"凤"字的书写。做完操后，以无头晕不适感为宜。每次动作缓慢完成，每次约 15 分钟，每日 1 次，5 天为 1 周期，10 天为 1 个疗程。可在工作中或休息时间做，全疗程结束后可坚持做本操。注意事项：做本操时一定要舒展、轻松、缓慢、匀速，切忌动作生硬、过猛。

疗效　治愈 30 例，有效 10 例，无效 6 例，总有效率为 86.9%。

验案　刘某，女，35 岁，2007 年 9 月 16 日初诊。主诉：颈部不适 3 天。患者从事文秘工作，近期工作繁重，长时间使用电脑，3 天前突发颈部不适，自觉颈部肌肉僵硬、活动受限，自诉以前出现过类似症状，针灸治疗后疼痛缓解。查体：颈部压痛点明显，肌肉僵硬，左右转侧不利。颈部 X 片未见明显异常，血常规无异常。颈部红外热像图提示高温区存在，故考虑亚健康状态颈部疲劳，予磁圆梅针循督脉叩刺、点按穴位、揾摩皮部并结合"凤"字保健操后即有明显缓解。3 次后症状消失，压痛点消失，功能恢复，红外热像图温度较前次明显降低。嘱患者坚持"凤"字保健操锻炼，随访 2 个月后未再复发。

出处　孙军刚，黄祖波，康靓，等."凤"字保健操配合怀堂磁圆梅针干预亚健康状态颈部疲劳 46 例 [A].中华中医药学会亚健康分会换届选举暨"治未病及亚健康防治论坛"论文集 [C].中华中医药学会亚健康分会，2008：3.

2. 锋勾针配合刮痧、拔罐治疗颈椎病

治疗方法　①刮痧：从风府穴经大椎穴至至阳穴的颈背部顺次刮试。嘱患者反坐在靠背椅上，暴露刮试部位，局部涂以刮痧活血剂，然后手持刮痧板，与皮肤呈 45° 角，自上而下进行刮拭。用力要均匀、适中，以患者局部出现斑块、斑点（痧）为止。②锋勾针疗法：刮痧后，在出现痧点的部位进行常规消毒，左手食指、中指固定皮肤，右手呈执笔势持消毒好的锋勾针垂直快速刺入皮下组织，同时将针身倾斜与皮肤呈 45° 角，连续勾割、牵拉组织内的纤维 3～5 次，然后恢复进针角度，迅速出针。③拔罐疗法：经锋勾针勾割后，在勾割部位进行拔罐，30 分钟后起罐。用消毒棉球擦净污血后，

适当辅以推拿手法，并要求患者进行颈部的功能锻炼。经过上述三法综合治疗后，嘱患者适量饮 400mL 左右热开水，以助血液循环。隔 5 日治疗 1 次，5 次为 1 个疗程，1 个疗程结束后进行疗效评定。

疗效 治疗 83 例，痊愈 68 例，占 81.9%；显效 13 例，占 15.7%；有效 2 例，占 2.4%。总有效率为 100%，愈显率达 97.6%。

验案 冯某，男，47 岁。患者颈部僵硬、肩背酸痛、手臂麻木，左轻右重，已达 4 年之久，曾于某医院检查确认为 C4～6 椎骨质增生，经中西药物、针灸、热敷等治疗无效。经上法治疗 1 次后好转，5 次而愈，继治 1 个疗程以固疗效。随访半年未见复发。

出处 孟宪凯，林永香，王西凤，等．刮痧配合锋勾针、拔火罐治疗颈椎病 83 例 [J]．针灸临床杂志，1996，12（9）：30.

3. 颈七针结合圆利针治疗椎管外软组织病变引起的颈椎病

治疗方法 ①颈七针治疗：选穴：新设（双）、颈百劳（双）、大椎、大杼（双）。操作：患者取俯卧位，充分暴露颈项部。新设穴针尖朝向喉结方向进针，行重提轻插泻法 1 分钟；颈百劳直刺，行强刺激捻转手法 1 分钟；大椎穴直刺，不行手法；大杼穴先直刺，然后针尖斜向下方针刺，使针体与脊柱平行，行重插轻提泻法 1 分钟。各穴均留针 40 分钟，每日 1 次，10 天为 1 个疗程，1 个疗程后观察疗效。②圆利针治疗：定位：下项线筋结点、第 7 颈椎棘突旁 1cm 左右处。操作：患者取俯卧位，自然放松，暴露颈项部。医者立一旁，在下项线区、第 7 颈棘突旁，用双侧对比法（比压痛、比软硬、比结节大小），触摸找寻异常结节点。常规消毒后，左手按定异常结节处，右手持圆利针，将针刺入结节处，随后将针退至皮下，左手拇指触摸感受结节有无松解或变小，同一部位可反复针刺 2 次，达到目的后出针，无需留针。该治疗每 3 日 1 次，3 次为 1 个疗程，1 个疗程后观察疗效。

疗效 治疗 336 例，痊愈 261 例，占 77.68%；显效 74 例，占 22.02%；无效 1 例，占 0.30%。总有效率为 99.70%。

出处 赵婉舒．颈七针结合圆利针治疗椎管外软组织病变引起的颈椎病 336 例 [J].针灸临床杂志，2010，26（7）：18-19.

4. 骨痹汤配合圆利针斜刺治疗颈型颈椎病

治疗方法 ①治疗组：圆利针斜刺阿是穴，并内服骨痹汤。a.圆利针操作步骤：根据患者的主诉和对于主要运动障碍的肌肉分析、触诊的结果，确定主要劳损肌肉的最痛点与主要劳损肌肉的走向、层次的深浅，沿肌肉的长轴，根据最痛点的位置及其层次的深浅，选取离最痛点有适当距离的一点为进针点。消毒皮肤后，采用套管针，规格为 0.35mm×50mm，针体保持垂直，弹击针尾，使针尖快速过皮，持针手用拇指和食指拿住针柄，同时使持针手沿进针方向略向前推进少许，从而略向前推动针柄，改变进针方向，再向前推进少许，略向后拉动针柄，改变进针方向，向前推进少许，如此循环反复，最终使针尖刺破筋膜进入损伤的肌束。针尖刺入劳损的肌束后保持针体倾斜程度继续推进，刺入劳损肌肉的最痛点，随即留针。留针时，不提插捻转，不附加任何手法。留针时间长短视针感消失快慢而定，当针刺入肌肉后，酸胀针感消失后即可退针。隔日治疗 1 次，1 周治疗 3 次，共治疗 6 次。b.骨痹汤：白芍 30g，生甘草 10g，木瓜 10g，威灵仙 15g。随证加减：颈椎骨质增生者加葛根 30g、姜黄 10g；气虚者加生黄芪 15g；疼痛剧烈者加桃仁 10g、红花 10g；服药后出现便溏甚至腹泻者，加炒白术 10g 或苍术 10g。每天 1 剂，水煎 2 次，每次取药液 150mL，将 2 次药液混合后平均分为 2 份，每日早晚饭后 30 分钟各口服 1 份，共服用 12 天。②对照组：单纯应用圆利针斜刺阿是穴，操作及治疗次数同治疗组。

疗效　与对照组比较，治疗组患者治疗后 VAS 评分、NPQ 积分百分比显著降低。治疗组 39 例，临床痊愈 5 例，显效 26 例，有效 8 例，无效 0 例，显效率为 79.49%；对照组治疗 36 例，临床痊愈 1 例，显效 10 例，有效 18 例，无效 7 例，显效率为 30.56%。治疗组疗效优于对照组。

出处　陈耀龙，陈荣钟，陈淑慧 . 骨痹汤配合圆利针斜刺治疗颈型颈椎病的临床评价 [J]. 海南医学，2013，24（14）：2058-2060.

5. 腹针结合火针治疗颈椎病

治疗方法　①治疗组：a. 腹针：主穴取中脘、关元；配穴取下脘、商曲（双）、滑肉门（双）。神经根型加建里；椎动脉型加气海、气穴；交感神经型加阴都、气旁穴（气海旁开 0.5 寸）。根据病程长短、患者胖瘦来决定针刺深浅。病程短，人瘦者针之浅；病程长，人胖者刺之深。不行提插手法，10 次为 1 个疗程。b. 火针：取颈肩部阿是穴点刺，每次取 3～5 穴，3～5 天治疗 1 次，5 次为 1 个疗程。均连续治疗 2 个疗程。②对照组采用电针治疗。主穴取相应病变颈椎的夹脊穴及局部压痛点。伴头痛头晕者加刺印堂、百会；伴肩背酸痛者加肩井、天宗；合并肩周炎者加刺肩髃等穴位。针刺得气后接通电针治疗仪，使用连续或疏密脉冲波，电流强度以患者可耐受为宜。留针时间为 30 分钟，10 次为 1 个疗程，连续治疗 2 个疗程。

疗效　治疗组 53 例，痊愈 47 例，显效 6 例，治愈率为 88.7%；对照组治疗 50 例，治愈 20 例，显效 18 例，有效 5 例，无效 7 例，治愈率为 40%。治疗组疗效明显优于对照组。

出处　陶思攸，韩冰 . 腹针结合火针治疗颈椎病疗效观察 [J]. 新中医，2010，42（5）：74-75.

6. 师氏梅花针、锋勾针、细火针配合治疗椎动脉型颈椎病

治疗方法 ①颈型颈椎病：针具配伍：毫针、锋勾针。操作方法：a.毫针：取天柱与颈4、5、6的夹脊穴，滞针手法强刺激，隔日1次。b.锋勾针：取天柱、大椎、对翼、阿是穴（即在颈部明显的勾痛点），每穴勾割2～3下，每周2次。②椎动脉型颈椎病：针具配伍：梅花针、锋勾针、细火针。操作方法：a.梅花针：叩刺头颈部各经，重叩百会、四神聪、风池（双）。b.锋勾针：勾割颈3～5之间的夹脊穴与百会、四神聪、攒竹、印堂、太阳、前顶、角孙、太冲、率谷，双穴者取双侧。c.细火针：点刺颈3～5之间的夹脊穴。③神经根型颈椎病：针具配伍：毫针、锋勾针。操作方法：a.毫针：取天柱（双）、大椎、颈3～5之间的夹脊穴，滞针手法强刺激，不留针。b.锋勾针：勾割颈2～5之间的夹脊穴、天柱（双）、大椎（双）、天髎（双）、后溪、阿是穴。每穴勾割2～3下，每周3次。

疗效 治疗252例，其中颈型颈椎病有效率为98.1%、椎动脉型颈椎病有效率为87.2%、神经根型颈椎病有效率为91.3%。

验案 邓某，男，50岁，会计。主诉：颈部僵硬3年，双上肢麻木1个月。现病史：因长期伏案工作，3年前出现颈部僵硬，活动受限，症状逐渐加重，近1个月来因工作忙碌出现双上肢麻木而就诊。查体：一般状况好，颈部皮肤光滑无压痛、无包块、无硬结，血压135/80mmHg，颈部活动范围正常，椎间隙压缩试验（＋），臂丛神经试验（＋），舌质淡红，苔薄腻，脉弦滑。侧位X线片示：双边影征。斜位X线片可见C5～6、C6～7椎间孔缩小。中医诊断为痹证。西医诊断为颈椎病(神经根型)。治疗：①毫针：取颈3～6夹脊穴、天柱、大椎，滞针手法强刺激，不留针。②锋勾针：勾割颈3～6夹脊穴、天柱、大椎、天髎(双)、阿是穴(即颈部压痛点)，

针后拔罐 10 分钟，每周 3 次，2 次后手麻症状明显改善，治疗 2 个疗程后症状完全消失，随访半年未复发。

　　出处　张琳，张天生，靳聪妮，等．新九针治疗颈椎病 252 例疗效观察 [J]．光明中医，2009，24（6）：1089-1090.

第三节　头夹肌损伤

【疾病概述】

　　头夹肌损伤是临床中常见的疾病，头夹肌起于 C3 以下项韧带两侧、T1 ～ 3 棘突，斜向外上方，止于上项线外端及乳突后缘。其功能为单侧肌肉收缩使头转向同侧，两侧肌肉同时收缩，可使头后仰。伏案工作或长时间看电视、使用电脑者容易使颈部肌肉损伤而患此病。其主要症状为头项僵硬、疼痛，沉重感，有时可牵及眼眶痛，第 7 颈椎棘突周围软组织肿胀疼痛或变肥厚，并有压痛。临床易误诊为"颈椎病"。

【新九针治疗方法】

锋勾针

锋勾针治疗头夹肌损伤　见上篇锋勾针（42 页）。

第四节　项韧带损伤

【疾病概述】

　　项韧带常被认为与棘上韧带和颈椎棘突间韧带同源，向上附着于枕外隆凸及枕外嵴，向下达第 7 颈椎棘突并续于棘上韧带，是颈部肌肉附着的双层致密弹性纤维膜。两侧有头夹肌、颈夹肌等多块肌肉附着。其主要作用为控制颈部过度前屈、头的左右旋转。头的过度前屈、高角度仰卧或持续低头工作（前屈），易使项韧带疲劳而损伤。项韧带损伤的常见部位有下位颈椎的附着点、枕骨粗隆下缘附着点、项韧带两侧肌肉的附着区和第 7 颈椎的附着点处。持续反复的牵拉性损伤，常使这几个部位出现韧带变性、变硬甚至钙化。拇指触诊常有弹响声。急性暴力损伤也会使项韧带撕裂而变性。

【新九针治疗方法】

一、锋勾针

锋勾针治疗项韧带损伤　见上篇锋勾针（43 页）。

二、火针

火针治疗棘上韧带炎　见上篇火针（98 页）。

三、配合针法

针刀和圆利针治疗棘间韧带损伤

治疗方法　①针刀治疗组：嘱患者俯卧，按病灶所在棘间韧带情况取棘间压痛点 1～3 个，严格按照针刀手术操作四步八法进行治疗。进针四步规程：a.定点：在确定病变部位和搞清该处的解剖结构后，在进针部位用紫药水做一个记号，局部用酒精脱碘，覆盖无菌小洞巾。b.定向：使针刀口线和大血管、神经及肌肉纤维走相平行，将刀口压在进针点上。c.加压分离：在完成第二步后，右手拇指、食指捏住针柄，其余三指推住针体，稍加压力不使刺破皮肤，

使进针点处形成一个长形凹陷，刀口线和主要血管神经及肌肉纤维走形平行，这样，神经血管就会被分离在刀刃两侧。d.刺入：当继续加压，感到一种坚硬感时，说明刀口下皮肤已被挤到接近骨质，稍一加压即可刺破皮肤，此时进针点凹陷基本消失，神经血管即膨起在针体两侧。此时可根据需要施行手术方法进行治疗。②圆利针治疗组：嘱患者俯卧，按病灶所在棘间韧带情况取病变棘突压痛点和相邻棘间压痛点，局部严格消毒后，取小号圆利针在所选治疗点进行合谷刺，出针后用干棉球按压1分钟。针刀治疗组5～7天治疗1次，3次为1个疗程，治疗次数最多不超过3次；圆利针治疗组隔日治疗1次，7次为1个疗程。

　　疗效　①近期疗效比较：针刀组治愈26例，好转14例，无效4例，治愈率为59.1%，有效率为90.9%。圆利针组治愈25例，好转15例，无效5例，治愈率为55.6%，有效率为88.9%。②远期疗效比较：针刀组治愈30例，好转14例，无效0例，治愈率为68.4%，有效率为100.0%。圆利针组治愈31例，好转13例，无效1例，治愈率为69.2%，有效率为97.8%。

　　出处　刘成峰，刘婷，巨馨乐.针刀和圆利针治疗棘间韧带损伤89例[J].陕西中医学院学报，2010，33（4）：84-85.

第五节　颞下颌关节功能紊乱

【疾病概述】

　　颞下颌关节功能紊乱是常见疾病之一，临床主要症状是颞下颌关节疼痛和功能障碍。颞颌关节运动，如开口、咀嚼时出现弹响或杂音是其主要的临床特征。临床上具有渐进性和反复发作的特点。发病与精神、神经因素导致的关节周围肌肉群失衡，以及两侧关节发育不对称、单侧咀嚼习惯、关节负荷过重等因素有关。

中医又称"颊车骱痛""口噤不开""颞下颌关节痹证"。本病多是关节局部肌肉、经络痹阻，气血运行失畅，关节经筋失于濡养而致。

【新九针治疗方法】

火针

火针治疗颞下颌关节功能紊乱

治疗方法　取穴：下关（患侧）。操作：患者取侧卧位，用络合碘在下关穴处常规消毒，取火针，于酒精灯上烧至通红发亮，迅速刺，即入即出，出针后即用棉球按压针孔，既可防止出血，又可增强温热效应。刺入深度以 0.5～1 寸为宜，每次刺 1～3 针。隔日 1 次，5 次为 1 个疗程。

疗效　治疗 51 例，显效 37 例，有效 14 例，有效率为 100%。

出处　常国良 . 火针治疗颞下颌关节功能紊乱综合征 51 例 [J]. 山西中医，2001，17（6）：35.

第六节　臂丛神经损伤

【疾病概述】

臂丛神经损伤是由于外伤、颈部肌肉卡压或臂丛附近的肿瘤压迫造成的以臂丛神经支配区域的肌肉疼痛、无力和肌萎缩以及感觉障碍为主的病证。

【新九针治疗方法】

配合针法

磁圆梅针配毫针治疗臂丛神经损伤

治疗方法　取穴：夹脊穴；神经压迫部位，如臂臑、肩贞、秉风、曲池、外关、合谷、后溪等，均取患侧；足三里、阳陵泉，均取健侧。操作方法：先以磁圆梅针叩刺夹脊穴，并循患侧手三阳经叩刺3～5遍至微红，再以毫针用平补平泻手法针刺上述穴位，留针30～40分钟，每日1次，7天为1个疗程，疗程间休息1天再继续下一个疗程。

疗效　除1例因家中有事未坚持，全部治愈。治疗时间最短7天，最长21天。

验案一　郭某，男，14岁，学生。1天前玩耍时扭伤肩臂部，回家后左上肢无力，然后出现不能活动。查体：颈7、胸1棘突下压痛（＋），肩胛骨正下方压痛（＋），前臂浅感觉消失，肱二头肌、肱三头肌腱反射减弱、肌力弱。颈胸椎及肩胛关节、肘关节X线片示：未见异常。诊断：臂丛神经损伤。治疗：磁圆梅针叩C7、T1夹脊穴，并循手三阳经叩刺，毫针刺夹脊穴、肩贞、曲池、外关、合谷，均左侧，平补平泻，留针30分钟。针刺2次后，左臂及五指均可活动，前臂浅感觉出现。针6次，左臂活动自如，生理反射正常。又巩固治疗2次，复如常人。

验案二　李某，男，20岁，待业青年。患者骑摩托车摔伤，致左侧锁骨骨折，手术后，钢针末端化脓，提前取出。伤口愈合后，左臂不能活动，冷热感觉消失，触觉减低。查体：左臂下垂状，皮肤发冷，手背尺侧发黑，左臂三角肌及冈上肌严重萎缩，左臂不能外展，肱二头肌、肱三头肌腱反射减低。肩关节摄 X 线片未见异常。治疗：磁圆梅针重点叩刺 C5～T1 夹脊穴，并循手三阳经叩刺，毫针刺 C5～7、T1 夹脊穴与臂臑、肩贞、秉风、曲池、外关、合谷、后溪、足三里（右侧）、阳陵泉（右侧），交替针刺。针 1 次后，皮肤发红发白，浅感觉有所恢复。共针刺 2 个疗程，复如常人。

出处 梁小红，魏华梅.磁圆梅针配毫针治疗臂丛神经损伤 13 例 [J].针灸临床杂志，2003，19（3）：18.

第七节 肩周炎

【疾病概述】

"肩周炎"是肩关节周围炎的简称，也称为"粘连性关节囊炎"，是指肩周肌肉、肌膜、滑囊和关节囊等软组织的慢性炎症。其主要表现为肩关节疼痛肿胀、昼轻夜重，关节功能活动受限，局部出现广泛的压痛点。其病情发展缓慢，常有慢性劳损病史，严重者肩臂部肌肉萎缩，尤以三角肌为明显。多发生于 50 岁左右的中老年人，女性患者多于男性。

本病属于中医学"五十肩""漏肩风""冻结肩""肩凝症"等范畴。本病常由于年老体虚、气血不足，风寒湿之邪侵袭，致使筋脉收引，气血运行不畅而成，或肩部外伤、慢性劳损，经脉滞涩所致。

【新九针治疗方法】

一、磁圆梅针

磁圆梅针治疗肩周炎 见上篇磁圆梅针（24 页）。

二、圆利针

圆利针治疗肩周炎　见上篇圆利针（56 页）。

三、长针

1. 长针透刺治疗肩周炎　见上篇长针（69 页）。

2. 长针辐射斜刺治疗早期肩周炎

治疗方法　取肩背部阿是穴（即压痛明显或压之有舒适感处）为中心，用长针（3～5寸）沿皮肤向四周辐状斜刺，有无针感均可，不留针。出针后配以肩井或肩髃穴常规刺之，针感要强，留针与否均可，术后嘱患者活动肩关节，每日 1 次。

疗效　治疗 100 例，治愈率为 100%。一般针刺 1 次后症状明显减轻，2 次后症状基本消失，3 次后症状全部消失，连续 6 次后未见复发病例。

出处　张宏发．长针辐状斜刺治疗早期肩周炎 100 例 [J]．中国针灸，1999，19（2）：24.

3. 长针齐刺治疗肩周炎

治疗方法　取穴：肩髃、肩髎、肩贞。操作：穴位常规消毒，用长 75mm 毫针，肩髃穴快速进针 5mm，然后与皮肤呈 15°～30° 角，针尖朝向肘关节进针，刺入 50～60mm；肩髎、肩贞与皮肤垂直进针，各刺入 40～50mm，捻转行针 1 分钟，留针 10 分钟，再捻转行针 1 分钟后出针。每天 1 次，10 次为 1 个疗程，共治疗 1 个疗程。治疗期间禁服相关治疗药物。

疗效　治疗 40 例，痊愈 26 例，显效 8 例，有效 5 例，无效 1 例，总有效率为 97.4%。

出处　李清．长针齐刺法治疗肩周炎 40 例 [J]．湖北中医杂志，

2010，32（12）：79.

四、配合针法

1. 磁圆梅针与锋勾针并用治疗肩凝症

治疗方法　①磁圆梅针：部位：叩击颈夹脊、手三阳经（肩部至腕部段）局部压痛点 3 ～ 5 遍，重叩至皮肤充血为度。方法：以刺手五指紧握针柄，肘部屈曲为 90°，以刺手手腕上下活动形成锤叩之力，每穴叩 5 ～ 10 次，循经叩 2 ～ 3 遍。②锋勾针：部位：肩井、肩髃、阿是穴、肩外俞，每次选 2 ～ 3 穴。方法：常规消毒，刺时以左手食指、中指绷紧所刺之皮肤，右手拇、食、中指以持钢笔式紧捏针柄迅速垂直刺入皮下，遂将针柄扭正至与皮肤垂直，上下提动针柄，即可听到割断皮下纤维的"嚓嚓"声。出针时将针柄恢复进针时的针向与角度，使针尖部顺原孔而出。必须勾至出血，或挤捏出血。

疗效　治疗 30 例，治愈为 19 例，显效 7 例，有效 4 例，治愈率为 63.3%，总有效率为 100%。

验案　患者，女，57 岁，工人，1998 年 6 月 1 日初诊。一年前，由于受凉，患者右肩开始疼痛，夜间尤甚，并逐渐伴有抬举困难。经西医抗风湿治疗效果不显，而来我科就诊。检查见右肩关节肱骨结节、结节间沟、喙突、大小圆肌有压痛。X 线示冈上肌腱钙化。上举 <90°，外展 <50°。诊断为右肩关节周围炎。遂采用前述方案予以治疗，顿觉轻松。复诊时，自诉夜间疼痛已减，3 诊时言疼痛及活动明显好转。6 诊时自诉仅后旋时有轻度痛感，6 次即获痊愈。

出处　樊凤娥，马卫平 . 磁圆梅针与锋勾针并用治疗肩凝症 [J].

上海针灸杂志，2000，19（1）：25-26.

2. 毫针、火针、艾灸治疗肩周炎

治疗方法 ①治疗组：a.毫针：取穴：患侧肩髃、肩髎、肩前（肩髃与腋前纹头连线中点）、肩后（肩髃与腋后纹头连线中点）、臂臑、手三里、合谷、局部阿是穴。配穴：患肢功能障碍、活动受限加条口；肩关节前面及上肢内侧疼甚加尺泽；肩关节外侧疼痛明显加外关；肩关节后侧疼痛并连及肩胛部者，加天宗、腕骨。针刺方法：令患者取侧卧位，选取患侧穴位常规消毒后，用30号1.5寸毫针刺入穴位，行捻转提插，得气后，留针30分钟，并每隔10分钟行针1次，留针期间配合清艾条温和灸，灸至皮肤潮红为度。对于肩部活动受限制的患者，取针后，让患者采取坐位，两腿膝关节屈成直角，用长毫针刺入条口，徐徐刺向承山，频频小幅度捻转，在得气的情况下，嘱患者将患肢做上举、摸腰背、攀对侧肩头等动作，行针3～5分钟后出针。每日治疗1次，10次为1个疗程。b.火针：取针后，根据患者疼痛部位，选取肩部相应穴位4～5个，用2.5%碘酒棉球消毒，75%酒精棉球脱碘后，采用师怀堂新九针中的细火针，在酒精灯上烧至针体通红至白亮时，对准穴位，快速刺入，迅速出针，整个过程要求动作准确、快捷、短暂。出针后再用75%酒精棉消毒穴位。每隔3日进行火针治疗1次。②对照组：单纯毫针针刺取穴、治疗方法同治疗组。

疗效 治疗组109例，痊愈77例，显效23例，好转9例，总有效率为100%；对照组治疗95例，痊愈32例，显效25例，好转33例，无效5例，总有效率为94.7%。火针配合毫针优于单纯毫针治疗。

出处 杨立峰.火针治疗肩关节周围炎109例[J].山西中医，2004，20（4）：42-43.

3. 圆利针阿是穴合谷刺配合体针治疗粘连期肩周炎

治疗方法 ①取穴：取患侧阿是穴、肩髃、肩前、肩髎、阳陵泉、曲池，对侧中平穴。②治疗组：a.圆利针操作：患者取患侧在上的侧卧位或坐位，患侧上肢自然放松，取患侧肩部 2～3 个阿是穴，穴位常规消毒后，用圆利针快速直刺进入皮下，透皮后徐徐进针，不做提插捻转，使针尖刺中或穿过肌肉或肌腱韧带上的附着点，然后退至肌肉浅层，依次分别向左右两旁肌肉斜刺，深度以针尖穿过肌肉或肌腱韧带上的附着点为宜，使穴内的针刺痕迹呈鸡足状，强度以患者能耐受为度。不留针，即刻出针，用干棉球按压约 1 分钟。b.运动疗法：针后嘱患者配合做肩关节活动训练，幅度以患者能耐受为度。锻炼方法有：一为弯腰晃肩法：弯腰伸臂做肩关节环转运动，动作由小到大，由慢到快。二为爬墙攀高法：面对墙壁，双手或单手沿墙缓缓向上爬动，使上肢尽量高举，然后再向下回到原处，反复数次。三为体后拉手法：双手背后，用健侧手拉住患侧腕部，逐渐向上拉动，反复进行。四为内收外展法：双手在颈后交叉，肩关节尽量内收及外展，反复数次。锻炼 5 分钟。c.体针操作：活动训练后，取仰卧位或坐位，穴位常规消毒后，取毫针针刺患侧肩髃、肩前、肩髎、阳陵泉、曲池及对侧中平穴，施提插捻转手法，频率 80～100 次/分，中等强度刺激，至出现酸、麻、胀感，得气后留针 30 分钟。③对照组：阿是穴刺激：患者取患侧在上的侧卧位或坐位，患侧上肢自然放松，取患侧肩部 2～3 个阿是穴，常规消毒后，取毫针采用合谷刺法，快速直刺进入皮下，使针尖刺中或穿过肌肉或肌腱韧带上的附着点，刺中附着点即退针，然后退至肌肉浅层，依次分别向左右两旁肌肉斜刺，深度以针尖穿过肌肉或肌腱韧带上的附着点为宜，使穴内的针刺痕迹呈鸡足状，不留针，即刻出针，用干棉球按压约 1 分钟。出针后肩关节活动方法及体针操作同治疗组。④疗程：两组体针治疗均每天治疗 1 次，阿是穴刺激隔天 1 次，10 天为 1 个疗程，治疗观察 2 个疗程，疗程间休息 2 天。

疗效　治疗组治疗 26 例，治愈 8 例，显效 9 例，有效 8 例，无效 1 例，总有效率为 96.15%，愈显率为 65.38%；对照组治疗 26 例，治愈 4 例，显效 4 例，有效 13 例，无效 5 例，总有效率为 80.77%，愈显率为 30.77%。治疗组疗效明显优于对照组。

出处　刘睿智，娄必丹. 圆利针阿是穴合谷刺配合体针治疗粘连期肩周炎的临床研究 [J]. 针灸临床杂志，2013（4）：14-17.

4. 埋线火针治疗迁延性肩周炎

治疗方法　①治疗组：a. 埋线治疗：取穴：肩髃、肩髎、肩贞、曲池、手三里、健侧阳陵泉和条口。操作方法：准备，穴位常规消毒，医者清洗消毒双手，将 1.5cm 长的已消毒的 0 号铬制医用羊肠线装入 9 号一次性无菌埋线针的前端。医者以一手拇指和食指绷紧局部皮肤，另一手持埋线针，以中指、无名指抵住针身，将埋线针迅速垂直刺入，当针尖达到所取穴位深度，出现酸、胀等针感后注入肠线，待针感有落空感后将针拔出，局部消毒，纱布按压止血后，创可贴固定。嘱患者 2 天后取掉创可贴，2 天内不要洗澡，保持针孔清洁。2 周治疗 1 次，共治 1 个月。b. 火针治疗：在患肩肱二头肌上方及三角肌前后缘寻找敏感点，一般有 3 ～ 6 个最敏感的压痛点，做好标记，常规消毒，用钨钢火针在酒精灯上烧至白亮，对准做好标记的反应点速刺疾出。一般每次针 3 ～ 5 个点，进针 1 寸左右，不留针。嘱患者 5 天内伤口不宜接触水，并保持针孔清洁。隔日治疗 1 次，共治 1 个月。②对照组：取穴同前，毫针针刺。两组治疗后第 1 天即嘱患者开始功能锻炼，并注意肩部保暖，调理饮食起居。

疗效 治疗组 40 例患者，痊愈 19 例，显效 12 例，有效 7 例，无效 2 例，总有效率 95.2%，愈显率 77.5%。；对照组治疗 40 例，痊愈 8 例，显效 11 例，有效 9 例，无效 12 例，总有效率 70.4%，愈显率 47.5%。治疗组疗效优于对照组（ $P<0.01$ ）。

验案 丁某，男，51 岁，公务员。患者 4 年前出现左肩部酸、沉、痛，后逐渐加重，经过其他方法治疗症状有所缓解，但因劳累、受寒等因素时轻时重，反复发作。2 天前因冒雨提重物致肩周炎急性发作加重，现患者肩部呈撕裂样痛，尤以夜间为重。疼痛向颈部、肩胛、上臂三角肌及前臂背侧牵扯，不能做提物及梳头动作，并且穿衣困难，患肩活动范围明显受限，特别是外展、上举时症状加重。局部检查：左肩部三角肌萎缩，尤以后外缘为重，肩部肌肉僵硬，呈条索状结节，以左肩前内侧缘为重，一触即痛。左肩关节功能障碍，上举为 120°，抬肩 60°，后伸 25°。X 线检查无特殊发现。诊断：迁延性肩关节周围炎。治疗：予埋线火针法治疗。治疗后第 2 天即嘱患者开始功能锻炼。共治 1 个月后，疼痛消失，功能恢复正常。随访 2 年未复发。

出处 于小利，周韶生，景丹丹，等.埋线火针治疗迁延性肩周炎临床疗效观察 [J].中国民族民间医药杂志，2013，12（7）：103-104.

5. 平衡针法配合火针治疗肩关节周围炎

治疗方法 ①平衡针：取穴：肩痛穴。体表定位：腓骨小头下方与外踝连线的上 1/3 处。解剖定位：腓骨长肌与趾总伸肌之间，深层为腓骨短肌，布有胫前动静肌支和腓浅神经。神经定位：腓浅神经。取穴原则：交叉取穴。针刺方法：穴位常规消毒，快速进针，直刺 2～3cm，行提插手法，快速出针，整个过程控制在 3 秒内。病情较重、病程较长者可留针增强疗效，留针期间可配合肩部活动。针感：以局部酸、麻、胀，并向足底放射为宜，个别患者可传至肩部，传至肩部者疗效最佳。每日1次，7次为1个疗程。②火针：选穴：阿是穴，即痛点。令患者坐位，做可引起最痛的动作，在维持最痛的姿势中寻找痛点做标记。另取患侧天宗、肩髃、肩井、肩贞、肩前、臑俞、臂臑、曲池、合谷等。操作方法：取坐位，常规局部消毒，屈肘90°，手放于胸前。选用2寸专用钨钢火针，操作者右手持针，将针身倾斜45°，放于酒精灯火焰上，以针身烧红发白为度，迅速刺入选定的穴位，迅速疾出，只点刺不留针，进针深度为0.5～1寸，出针后迅速用75%酒精棉球按压针孔，以减少疼痛及防止出血。隔日1次，每次交替选2～3穴，3次为1个疗程，治疗1～3个疗程。嘱患者注意肩部保暖，并指导患者做爬墙、体后拉手、外旋等功能锻炼。

疗效　治疗32例，痊愈19例，好转11例，无效2例，总有效率93.75%。

验案　张某，男，53岁。半年前出现右肩部酸痛，起初未在意，随后疼痛逐渐加重，夜间为甚，有时呈刀绞样疼痛，难以入眠，必用棉被包裹稍适，痛致不敢活动，不活动则越痛，继之肩部活动受限，不能提重物。就诊时查肩前部、后缘、外侧有多处压痛点，并后伸、外展功能受限，曾在某医院行普通针刺治疗1个月，效果不显。来本院求诊，即行平衡针肩痛穴针刺，出针后即感疼痛缓解，即时效应后又给予火针痛点针刺。1个疗程后症状基本缓解，指导患者功能锻炼，又治疗1个疗程后，疼痛完全消失，肩部活动功能逐渐恢复。随访1年无复发。

出处　姚满园，罗维萍.平衡针法配合火针治疗肩关节周围炎

32 例临床观察 [J]. 新疆中医药，2013，31（3）：27-28.

6. 火针配合穴位注射治疗肩周炎

治疗方法　①火针治疗：取穴：第 5 颈椎夹脊穴、肩髃、肩髎、阿是穴。操作：患者取坐位，常规消毒后，左手持酒精灯靠近针刺部位，右手持针烧至针尖、针体通红，对准穴位快速点刺。每日 1 次，10 次为 1 个疗程，疗程间休息 3 天后再行第 2 个疗程。②穴位注射：取穴：条口（对侧）、阳陵泉（患侧）。操作：皮肤常规消毒后，取 5mL 注射器吸取维生素 $B_{12}500\mu g$、当归注射液 2mL，直接注入条口穴约 1 寸深，条口、阳陵泉交替进行。每日 1 次，10 次为 1 个疗程，疗程间休息 3 天后再行第 2 个疗程。

疗效　治疗 83 例，治愈 56 例（67.5%），有效 23 例（27.7%），无效 4 例（4.8%），总有效率 95.2%。

验案　钟某，男，58 岁。右肩疼痛伴活动受限 1 年，加剧 2 个月。疼痛以肩部活动或于阴冷天、夜间明显，曾服中、西药及予以针灸治疗，效果不明显，且症状逐渐加剧，穿衣、梳头不能自理。诊断为右肩周炎。经用火针配合穴位注射治疗 1 个疗程，肩部疼痛消失，肩关节活动自如。为巩固疗效，继续以上法治疗 5 次，随访半年无复发。

出处　林廷樾.火针配合穴位注射治疗肩周炎 [J].针灸临床杂志，2005，21（4）：23.

7. 毫针配合火针、锋勾针治疗肩周炎

治疗方法　①毫针治疗：取穴：主穴：肩髃透极泉、肩髎、巨骨、天宗、臑俞、条口透承山。配穴：外关、三间、曲池、阿是穴。针法：滞针手法，不留针。肩髃透极泉、条口透承山，均用 4

寸毫针深刺，使患者局部出现较为强烈的胀痛感，并嘱患者活动肩关节。②火针：取穴：局部痛点、大椎、陶道、膏肓。针法：取细火针用酒精灯烧至白亮，浅而点刺，如患者恶寒重者用留针刺法。③锋勾针：取穴：局部痛点、硬结条索部位。针法：用左手食指、中指绷紧所刺部位的皮肤，右手持师氏锋勾针迅速将针头刺入皮下，根据病变部位掌握进针深浅，然后上下提动针柄进行勾割，此时可听到割断皮下纤维的"吱吱"声。勾割完毕后即可出针，出针后立即用棉球按压针孔。毫针治疗每日 1 次，10 次为 1 个疗程，疗程间隔 5 天；火针治疗 3 天 1 次，3 次为 1 个疗程，疗程之间间隔 5 天；锋勾针治疗 1 周 1 次，每次治疗 2～3 个点为宜，2 次治疗间隔为 7 天。火针、锋勾针治疗后 48 小时内不能沾水，每次治疗后嘱患者做双臂爬墙、出空拳、体后拉手等功能锻炼。

疗效 经 2～3 个疗程治疗后，治愈 16 例（50.0%），显效 12 例（37.5%），好转 4 例（12.5%）。

验案 某，男，47 岁。主诉：左肩疼痛近 2 年。曾接受过按摩、拔罐治疗，疼痛有所缓解，现穿衣有时疼痛难忍，肩关节外展受限，手臂上举不到位。检查：肩关节周围有压痛，尤以肩髎、巨骨、中府、臑俞附近压痛明显。治疗方法：取肩髎、巨骨、中府、臑俞、三间，用毫针行滞针手法，不留针，起针后取明显痛点，用锋勾针勾割 2～3 下。治疗完毕，患者即感轻松，关节活动范围增大。以后每周痛点使用锋勾针治疗 1 次，3 次后痊愈。

出处 李桂萍. 毫针配合火针、锋勾针治疗肩周炎 32 例 [J]. 中国民间疗法，2010，18（6）：10.

8. 火针配合拔罐治疗肩周炎

治疗方法 ①火针：取穴：以活动患肩时出现牵拉疼痛处的硬

结条索物和肩部压痛敏感点为治疗点（阿是取穴）。操作：患者取端坐位，充分暴露患处，以龙胆紫溶液标记治疗点，碘伏常规消毒，戴无菌手套，左手持酒精灯，右手持火针，将火针针体倾斜45°置于火焰上，灼烧至针体发白亮，快速地对准治疗点垂直点刺0.5～1寸，出针，碘伏棉球按压针孔，至针孔无渗出物。每个治疗点如法点刺2～3次，每次选取1～2个治疗点针治，轮流施刺。②拔罐：刺毕稍休息5～10分钟，在针孔部位闪火法，闪罐3～5次，留罐10分钟，起罐后用碘伏溶液消毒，以创可贴贴敷针眼。治疗隔3天进行1次，3次为1个疗程，治疗1～4个疗程。治疗期间患者需进行患肢上举、外展、内旋、背伸等功能锻炼。

疗效　治疗1～4个疗程，45例中治愈31例（68.88%），好转13例（28.88%），无效1例（2.22%），总有效率为97.77%。

出处　岳九萌.怀堂火针配合拔罐治疗肩周炎45例[J].中国中医药现代远程教育，2012，9（18）：43-44.

9. 磁圆针、锋勾针、火针、毫针治疗肩周炎

治疗方法　①新九针组：以磁圆针为主，采用中度手法循经叩刺肩周穴，同时叩刺阿是穴（压痛点）。对于痛甚及活动障碍者可配用锋勾针勾刺痛点及肩三穴、臂臑等，亦可用毫针在上述穴位上运用分刺手法或鸡爪刺以达分筋通络之功。若寒邪盛而拘急疼痛、恶寒喜暖者，可配合火针局部焠刺，以达通经散寒、和络止痛之效。以上治疗均为隔日1次。②毫针组：采取经验取穴、循经取穴、局部取穴及耳穴相结合的方法。穴取肩髃、肩贞、天宗、巨骨、阿是穴、曲池、养老、后溪、条口透承山、手三里及相关耳穴，根据病情采用泻法或平补平泻手法。留针20～30分钟，其间行针2次，隔日1次。在治疗期间均嘱患者自行举臂锻炼。

　　疗效　新九针组治疗 172 例，痊愈 141 例，显效 16 例，好转 9 例，无效 6 例，总有效率 96.4%；毫针组治疗 58 例，痊愈 32 例，显效 8 例，好转 10 例，无效 7 例，总有效率 86.2%。新九针组疗效显著优于毫针组。

　　出处　贾运滨，屈玉明. 新九针及单纯毫针治疗肩周炎 230 例疗效分析 [J]. 山西职工医学院学报，2000，10（2）：32.

10. 长针透刺配合针刀松解治疗肩周炎

　　治疗方法　①毫针：取穴以肩髃、肩前、肩贞、极泉为主。用 3～5 寸长针，先从肩髃向极泉方向刺。操作时，需先将患侧上肢水平外展 45°～60°，并加以固定，针尖沿着肩关节顶部及肩峰外缘缓缓刺入，刚开始阻力较大，后出现突破感，进针约 3～3.5 寸，可从患侧腋窝皮下看到针尖，无需刺破皮肤。其间行捻转提插泻法，针感要强，要使整个肩关节或上肢有较强的酸、麻、胀感。而后将针缓缓提至皮下，让患者尽力上举及后伸患肢，之后可再将针刺入，可重复 3 次，以加强疗效，完成后出针，不留针。肩前及肩贞针刺时，也要分别于肩关节前后缘刺向极泉方向，针尖尽量向外斜，以防刺入胸腔发生意外，均完成捻转提插泻法 3 遍后出针。此法针刺每日 1 次，7 次为 1 个疗程，疗程之间休息 3～5 天。②针刀治疗：患者侧卧于治疗床上，充分暴露肩关节。医者仔细寻找肩部的压疼点、摩擦音、弹响声及硬结等病理阳性反应物 1～3 个点，然后常规消毒。先将上肢置于最大功能位，并加以固定，刺入皮肤后刀口线与肌纤维平行，进到所需位置后，先纵向剥离再横向剥离，而后将针刀退至皮下后，再辅助活动患肩，之后再进刀。操作过程中，有时刀下可突然出现松动感后，活动范围增大。如此 3 遍出针刀，刀口敷以创可贴，按压 1 分钟防止出血。结束后可再帮助患者活动肩关节，尽量增大活动幅

度与强度，效果更佳。每周 1 次，3 次为 1 个疗程，疗程之间休息 15 天。上法一般治疗 1 ～ 2 个疗程。

疗效 治疗 50 例，痊愈 26 例，显效 13 例，有效 8 例，无效 3 例，总有效率 94%。

验案 杨某，女，55 岁。患者右肩疼痛、活动受限 3 个月。患者自述 3 个月前，在家往高处挂晒被褥时，因用力不当，致使右肩部出现轻微疼痛。而后疼痛逐渐加重，尤其夜间疼痛剧烈，且局部畏寒喜暖，阴雨天加重，日常穿衣、梳头、洗脸及洗澡等动作受到影响。检查见：肩峰、喙突、肩后侧压痛，上举、外展、后伸、内旋及外旋均困难。自服药物及外用膏药，也不见效。西医诊断：右肩周炎。中医诊断：肩凝症。遂以上法治疗。自述针刺肩髃透极泉时，出现整个上肢发热、酸胀一直到手指。做针刀松解时，刀下出现松动感，活动范围随之增大。针刀术后休息 24 小时，开始功能锻炼。针刺每日 1 次，7 天 1 个疗程。针刀 1 周 1 次，3 次 1 个疗程。治疗 1 个疗程后，疼痛明显减轻，夜间疼痛基本消失，能完成日常动作。又治 1 个疗程疼痛消失，功能恢复正常，随访半年未见复发。

出处 盛军.长针透刺配合针刀松解治疗肩周炎 50 例 [J]. 中国民间疗法，2005.13（10）：43-44.

11. 长针透刺配合拔罐治疗肩周炎

治疗方法 取穴：肩髃透臂臑、肩髎透臑会。若疼痛下窜至前臂或手指麻木者，加刺合谷、外关；若肩内收受限者，加刺肩贞；若肩外展受限者，加刺肩俞穴（奇穴，肩髃穴与云门穴连线之中点）。治法：患者取侧卧位，患肩在上，暴露肩部，取用 26 号 6 寸长毫针，先快速刺入主穴皮下，得气后，将针向下沿经脉循行透刺至臂臑、臑会穴皮下，边推进边行捻转手法，使针感沿经脉循行向下传导或向四周扩散。然后，再选 26 号 1.5～3 寸长毫针（据不同配穴而择相应尺寸的针具）针刺配穴，得气后，行提插捻转手法，使产生明显的酸、麻、胀或沿经传导的针感，频率及强度以患者能耐受为度，留针 25 分钟，其间如法双手循环行针 1 次。起针后，再于疼痛明显或压痛点处施以闪罐或走罐术，至局部红润。以上方法疼痛重者可每日针治 1 次，疼痛减轻可隔日 1 次，10 次为 1 个疗程。

　　疗效 治疗 263 例，痊愈 216 例，显效 32 例，好转 32 例，无效 6 例，有效率为 97.7%。

　　验案 李某，女，31 岁，工人。自诉：左肩部疼痛 3 月余。劳累及受凉后加重，夜间更甚，影响睡眠。敷伤湿膏、服用药物未能奏效，病情日渐加重。检查：左肩周组织压痛，左肩外展约 60°，内收左手摸不到右肩，穿衣、梳头困难，舌淡暗，苔薄，脉沉涩，尤以左脉为甚。诊断：左肩关节周围炎。治疗以长针透刺肩髃至臂臑、肩髎透臑会，配肩贞、肩俞。25 分钟后起针，继施闪罐术。术后即感疼痛大减，经 5 次治疗后，手能高举过头，后又如法针治 1 个疗程，疼痛消失，活动自如，随访 2 年未复发。

　　出处 王玉明，郭玉梅. 长针透穴治疗肩关节周围炎 263 例 [J]. 针灸学报，1992，8（6）：30-31.

第八节　肩胛提肌止点劳伤

【疾病概述】

　　肩胛提肌位于颈项两侧，肌肉的上部位于胸锁乳突肌深侧，下部位于斜方肌的深面。肩胛提肌起自上 4 块颈椎的横突，肌纤维斜向后下稍外方，止于肩胛骨上角和肩胛骨脊柱缘的上部，有上提肩胛骨并使肩胛骨下回旋的作用。肩胛提肌止点损伤表现为颈侧上部呈酸胀性疲乏困倦，并有重压感觉，感觉局部僵紧，肩胛上区不适，多于劳累、外感受凉时症状加重。触诊时可于上颈侧，自乳突后下方起，延颈椎横突外缘，触到贴紧性的索样筋结；肩胛内上角可触及粗糙状的筋结点，异常敏感，切按则剧痛；下颈肌外侧束细查可见索样筋结。肩胛提肌损伤是一种临床常见病，常被诊断颈部损伤、背部痛或颈椎病、肩周炎等，使该病久治不愈。

【新九针治疗方法】

配合针法

圆利针聚刺手法治疗肩胛提肌止点劳伤后筋结形成

治疗方法　①治疗的部位：依照中医经筋理论、西医解剖学知识，在肩胛骨内上角体表投影区域寻找肩胛提肌抵止端所形成的索块样筋结。以拇指的指尖仔细按压，通过对弹拨时感知的硬性条索大小确定其轮廓，定为针刺区，在此区内每间隔 0.5～1cm 分散定点，据轮廓大小取 3～5 点为宜。两侧肩胛提肌同时患病，选取症状、体征较重的一侧定点。②治疗的针具：观察组选取直径为0.8mm、长度为40mm（1.5寸）的圆利针。对照组选取规格为29号（直径为0.34mm）的毫针。③针刺的手法：a.观察组：先行针点处局麻注射，取2%利多卡因注射液以盐水稀释，配成0.25%～0.5%溶液，以5mL空针抽取。每针点先行皮内麻醉，穿过皮丘继续垂直进针，经皮下组织、皮下筋膜层、肌腱组织，深入至肩胛骨内上角骨面，边进针边注药。每针点推注药液约 2～3mL。左手为押手，

以拇指端掐按固定，右手持针操作，自中心针点垂直进针穿过皮下，然后刺过筋膜及肌腱组织，继续朝向肩胛骨内上角骨面进针，抵至骨面后即退针，使针尖退至皮下。此时略倾斜针身，重复上述进退动作。每刺一下均要进出筋膜及肌腱组织并达骨面。刺 10 余下后感觉针下组织韧硬度明显降低，即退针出皮外，在另一针点上继续操作。在各针点再行"扫尾式"操作：进针深度在浅筋膜与皮下组织层，不再深入抵及骨面；持圆利针与皮肤表面呈 30° 角进针；针下感觉明显紧韧感时即行进退针动作；不拘次数，以指下觉松为度。结束治疗后用创可贴覆蔽针眼。b. 对照组：采用毫针直刺留针法。于每点进针后直达骨面，出现胀感后，再次提插数次，加重胀滞感，在此针点留针。另取针，在其他针点同法操作，留针 20 分钟。④观察组每周治疗 1 次，共治疗 4 次；对照组每日治疗 1 次，连续治疗 1 个月。

疗效　观察组治疗 30 例，痊愈 17 例，有效 13 例，无效 0 例，总有效率 100%；对照组治疗 30 例，痊愈 3 例，有效 21 例，无效 6 例，总有效率 80%。观察组疗效明显优于对照组。

验案　某，女，29 岁，自诉右颈肩疼痛间歇发作 6 年，每次都在低头工作后发作。现每 2～3 个月发作 1 次，较往年频繁。先感颈部疼痛，转侧不利，后肩井穴部位酸痛不适，甚至不适感牵连整个右臂。曾经针刺及 TDP 治疗，有效但见效缓慢，且不能降低发作频率。查体：右侧颈椎根部肌肉板硬，肩井部压痛，以推拿疗法中的拿肩井手法提拿此处，感觉此肩部大筋韧性很强，同时患者诉疼痛难忍。细查疼痛最明显处在右侧肩胛骨内上角，于此肩胛提肌止点处以指腹循按拨动，扪及硬韧筋结包覆住此处骨性标志，大小约 2cm×3cm，质硬处弹动时有脆响，疼痛难忍。按压此处时出现右颈肩酸痛沉重感。诊断为肩胛提肌止点筋结形成。遂以圆利针聚刺治疗。局麻皮肤，持圆利针刺入朝向肩胛骨内上角尖端处的骨面，针尖直达内上角骨边缘，多向针刺，求松解透彻。针入筋膜时有明显阻力，突破时产生"嗞嗞"声响。治疗后局部胀痛感消失，整个右颈肩部酸痛不舒感明显减轻。右臂部未予选点治疗，而沉重不舒感也随之消失。此处治疗4次，局部及感传症状全部消失。6个月后随诊，诉疗程结束后仍依既往习惯工作，也未进行颈肩部功能锻炼，但症状未再出现。

出处 史海峰.圆利针聚刺手法治疗肩胛提肌止点劳伤后筋结形成疗效观察 [J].山东中医杂志，2013，32（8）：562-564.

第九节 肱骨外上髁炎

【疾病概述】

肱骨外上髁炎俗称网球肘，又称肱桡关节滑囊炎和前臂伸肌肌腱炎，是指由急性扭伤、慢性劳损等原因导致肱骨外上髁的伸肌群急性或慢性积累性损伤，形成无菌性炎症反应所引起的一系列临床症状。临床表现主要为肘关节外侧局限性疼痛或持续性酸痛，尤其是前臂旋转、腕关节主动背伸时，疼痛更为明显，可有放射至前臂、腕部或上臂痛。有的患者出现夜间痛，伸腕、伸指无力，肘活动正常，局部有压痛点。本病好发于中年人，男多于女，右侧多见。

本病属于中医学"伤筋""痹证"范畴，多认为由于寒湿侵袭肘部经络，气血阻滞不畅，或劳伤筋膜，瘀血内停导致经气不通所致。

【新九针治疗方法】

一、锋针

锋针挑刺治疗肱骨外上髁炎 见上篇锋针（38页）。

二、火针

1. 火针治疗顽固性网球肘

治疗方法 取穴：曲池、阿是穴（患侧外上髁压痛点）。操作方法：取火针在酒精灯上烧红，快速点刺曲池和阿是穴，每3天治疗1次，治疗3次为1个疗程，3个疗程后评价疗效。注意事项：过度饥饿、劳累、精神紧张、畏惧火针者暂不用火针；糖尿病患者慎用火针；在火针治疗后1个月内适当制动休息，3个月内避免做前臂长期性牵拉动作。以常规针刺为对照组。

疗效 治疗组32例，治愈22例，好转7例，未愈3例，治愈率68.8%，总有效率90.6%；对照组32例，治愈12例，好转5例，未愈15例，治愈率37.5%，总有效率53.1%，治疗组疗效优于对照组。

出处 郑润杰.火针针刺曲池与阿是穴治疗顽固性网球肘疗效观察[J].新中医，2013，45（3）：133-134.

2. 火针治疗肱骨外上髁炎 见上篇火针（98页）。

三、配合针法

1. 鍉针配合锋针治疗网球肘

治疗方法 患者取坐位，肘关节屈曲90°，平放在治疗桌上。在患侧肘部找到压痛点后，用龙胆紫做标记。常规消毒后，先以2%利多卡因2～3mL做局部麻醉，将多半药液注在皮下以形成皮丘，

少量可深达筋膜层。然后用锋针在标记处破皮，持锟针沿已破皮之缺口处入针，缓慢进针，当所持针突破阻力突然下陷且患者有强烈的酸胀感时为针达病所。可沿手臂纵轴方向进行疏通剥离，觉得手下感觉由紧变松，即可出针。用无菌干棉球压迫针孔数分钟后，创可贴外贴创口。

疗效　治疗 74 例，痊愈者 58 例，有效者 14 例，无效者 2 例，总有效率为 97%。

出处　徐勇刚 . 锟针配合锋针治疗网球肘 74 例 [J]. 中国针灸，2000，8（2）：154-155.

2. 温针灸配合圆利针松解治疗肱骨外上髁炎

治疗方法　①温针灸：取穴：阿是穴（患侧肘外上方处）、尺泽透曲池、手三里、肘髎。患者取坐位，选好穴位，常规消毒，以 2 寸毫针针刺。直刺阿是穴时，使肘部有酸麻胀感并向上向下放射，得气后施以平补平泻手法；针刺尺泽穴时，直刺 0.5 寸后，斜向外上方透过曲池穴直达阿是穴。针刺手三里穴时，直刺 0.5 寸后，斜向上方直达阿是穴；针刺肘髎穴时，直刺 0.5 寸后，斜向下方直达阿是穴。得气后施以平补平泻手法，继之在阿是穴上施以艾条温针灸（艾火须靠近针柄），以患者自觉有温热感沿针传入穴位深处为度。每隔 5 分钟除一次艾火灰烬，以防灰烬烫伤皮肤，并确保穴位有持续温热感，施灸 30 分钟。其他穴位每 10 分钟行针 1 次，留针 30 分钟，1 天 1 次，7 天为 1 个疗程。②圆利针松解：待温针灸治疗 1 个疗程后，在阿是穴处严格消毒后，医者将圆利针针尖快速刺入皮下，然后使针尖缓慢地到达病变组织，针感到达手部，此时先顺肌肉纤维纵行剥离松解，而后在与肌纤维垂直的方向撬动 3～5 下即可起针，起针后压迫针眼 3 分钟，以防出血。7 天后再治疗 1 次。

疗效　治疗 60 例，其中治愈 28 例（占 46.67%），显效 14 例（占 23.33%），好转 12 例（占 20.00%），无效 6 例（占 10.00%），总有效率 90.00%。

验案　赵某，女，52 岁。自述：右肘外侧疼痛 3 个月，扫地、抬重物时疼痛加剧。体征：右肱骨外上髁压痛明显，密耳氏试验阳性（前臂稍弯曲，手半握拳，腕关节尽量屈曲，然后将前臂完全旋前，再将肘伸直。如在肘伸直时，肱桡关节的外侧发生疼痛，即为阳性）。治疗：取阿是穴、尺泽透曲池、手三里、肘髎，行温针灸 7 次，每日 1 次，然后再取阿是穴行圆利针松解 1 次。治疗后患者右肘外侧疼痛消失，能进行正常活动。随访 1 年未复发。

出处　黄红卫.温针灸配合圆利针松解治疗肱骨外上髁炎 60 例[J].中医外治杂志，2008，17（5）：51.

3. 小针刀结合火针治疗肱骨外上髁炎

治疗方法　患者取坐位，肘关节屈曲 90° 平放于治疗台上，或取仰卧位，患侧前臂置于胸前。在患侧肘部寻找压痛点。多数患者只有 1 个敏感痛点，少数患者有 2～3 个痛点，选 1 个最敏感的痛点用龙胆紫标记。肘部常规消毒，铺无菌巾，用 1% 利多卡因局部麻醉。用 5mL 注射器、6 号注射针头吸取 1% 利多卡因做局部注射。先将针刺入皮下做全层浸润麻醉，再将针刺深达肌腱、筋膜层做扇形缓慢的加压注射。出针后用拇指在注射部稍加按摩，目的是使药液向周围弥散，增强疗效。医者用左手拇指按住原部位不动，右手持好小针刀，按照朱汉章小针刀进针四步法进针，纵行切开分解粘连，顺前臂伸肌或屈肌肌腱纵轴做 2～3 条线状松解。然后取中火针 1 支在酒精灯上烧红，迅速在针刀孔边刺入患处肱骨外上髁皮下，将针柄捻转后即可出针，反复 2～3 次，用无菌干棉球压迫针孔。针刀口用创可贴覆盖,然后用无菌纱布固定,2 天内不沾水。每 7 天进行 1 次,2 次为1 个疗程。术后常规服用抗生素及止痛药物 3 天。

疗效 本组 73 例均获随访,时间为 1 年,并分别在治疗后 3 个月、6 个月、12 个月随访登记。3 个月时优 65 例,良 4 例,可 4 例,差 0 例,优良率 94.5%;6 个月时优 62 例,良 4 例,可 6 例,差 1例,优良率为 90.4%;12 个月时优 58 例,良 7 例,可 6 例,差 2 例,优良率为 89%。

验案 某,女,43 岁,工人。主诉:右侧肘关节疼痛 1 年,并逐渐加重。患者半年来右肘活动受限,右手握物乏力,提物困难,肘部怕冷。经综合检查,确诊为右肱骨外上髁炎,曾用药物外敷、理疗、封闭 3 次及小针刀治疗 1 次,症状反复,特来诊治。查:右肱骨外上髁处压痛明显,前臂内外旋转受限,握物乏力,握拳不紧,身不能卧向患侧。行小针刀结合火针治疗 3 次后,右肘部疼痛消失,活动如常,随访 1 年未复发。

出处 毛伟欢,孙成长,吴祥宗,等.小针刀结合火针治疗肱骨外上髁炎 73 例 [J].山东中医杂志,2010,29(2):107-108.

4. 关刺结合火针治疗肱骨外上髁炎

治疗方法 ①毫针:针刺时采取关刺手法,毫针直刺进针。从不同的方向刺入肌肉附着于关节处的压痛点(肱骨外上髁炎压痛点通常是前臂伸肌总腱与肱骨外上髁的附着部),均提插捻转进行平补平泻,静留针 15 分钟后出针。②火针:肘关节屈曲 90°,在肱骨外上髁与前臂伸肌群的连接处寻找压痛点定位,用记号笔做出标记,局部常规消毒,医者刺手持中粗火针,另一只手持点燃的酒精灯,将针烧至通红发白,对准所选腧穴直刺疾出,出针后助手用干棉球迅速按揉针孔以减轻疼痛。每次刺 2 ~ 3 针,隔日 1 次,3 次为

1 个疗程。治疗 2 个疗程后统计疗效。针刺当天如出现针孔高突、发红、瘙痒，嘱患者勿搔抓，此为机体对火针的正常反应；针刺当天局部勿沾水，以免针孔处发生感染。如前臂及腕部疼痛者，可循经及局部取穴进行毫针针刺。

疗效　治疗 50 例，治愈 39 例，好转 9 例，未愈 2 例，总有效率 96%。

出处　周传龙，包洁，方剑乔.关刺结合火针治疗肱骨外上髁炎 50 例疗效观察 [J].山东中医杂志，2012，31（12）：883-884.

5. 针刺结合火针治疗肱骨外上髁炎

治疗方法　皮肤常规消毒，先以毫针直刺患肢曲池、手三里、外关、合谷及压痛点，用强刺激法，提插深刺后留针 30 分钟。再选用细火针，以右手拇指、食指、中指微屈夹持火针针柄，置针于酒精灯火焰的外焰处，先加热针体，再加热针尖，至针体通红至白炽，然后以速刺法单点刺肱骨外上髁局部痛点 3 针至骨，以消毒棉签按压针孔片刻。每日 1 次，5 天为 1 个疗程，休息 2 天后再继续下 1 个疗程，共治疗 2 个疗程。以单纯毫针为对照。

疗效　治疗组治疗 32 例，痊愈 28 例，显效 4 例，总有效率 100%；对照组治疗 30 例，痊愈 19 例，显效 7 例，无效 4 例，总有效率 86.7%。针刺结合火针疗效优于单纯毫针。

出处　牛桦，朱月芹.针刺结合火针治疗肱骨外上髁炎疗效观察 [J].宁夏医科大学学报，2009，31（6）：73.

6. 火针配合隔姜灸治疗网球肘

治疗方法　用锟针在肱骨外上髁部寻找压痛点，并压痕做标记，常规消毒后，用细火针在酒精灯上烧至白亮，在痛点速刺速出，连续点刺 3 ～ 5 针。再取鲜姜若干，切成厚约 0.3cm 许，在姜片中间刺孔数个。根据痛处面积的大小，将姜片 1 ～ 2 块平放于穴处，将艾条点燃熏灸姜片，如觉热甚，将艾条略抬起。每次灸 30 分钟，隔天 1 次，5 次为 1 个疗程。如在艾灸处出现奇痒、潮红甚至水疱，系药艾过敏或艾火烧伤，无需紧张，用紫药水涂抹即可。在治疗期间患肘不可多活动。

疗效 治疗 24 例，治愈 17 例，有效 6 例，无效 1 例，总有效率为 95.8%。

验案 张某，男，48 岁，农民。主诉：右肘部疼痛 6 月余，持物无力，劳累后加重，疼痛牵及手腕臂部。查体：右上肢活动正常，肱骨外上方内下方压痛（＋），微肿，伸肌腱牵拉试验（＋），X 线片无异常。诊断：肱骨外上髁炎。用上法治疗 1 次后疼痛减轻，3 次痛除，肘关节活动灵活，5 次痊愈。嘱其避免患肘过度劳损。随访 1 年未复发。

出处 贺小琴，樊晋芳 . 火针配合隔姜灸治疗网球肘 [J]. 针灸临床杂志，2001，17（2）：38.

7. 火针配合缪刺法治疗肘劳

治疗方法 ①缪刺疗法：用拇指在患肢对侧的阳陵泉穴的上、下、前、后细心寻找敏感的压痛点并针刺之（28 例患者中有 16 例在对侧阳陵泉的上方有压痛点，有 4 例压痛点在阳陵泉的前方，有 2 例在外膝眼处，有 4 例寻找不到明显的压痛点）。针刺后嘱患者最大范围地活动肘关节，分别做前臂的旋内、旋外、屈伸动作。在此治疗过程中寻找压痛点很关键，越准效果越好。②火针疗法：让患者仰卧，肘关节半屈，用棉签蘸龙胆紫在肱骨外上髁附近的疼痛点做标记，并常规消毒。用酒精灯烧火针时，针尖向下，必须把火针烧至发红并由红发亮呈白炽化状态时方可刺入。如果稍稍发红不到发亮就针

刺，不能去病，反损于人。且火针要疾进疾出，手法稳而准。迅速出针后，用干棉球按压稍许，既可减轻针刺后的疼痛，又可预防感染。

疗效　治疗 28 例，其中治愈 18 例，显效 8 例，无效 2 例，总有效率 92.8%。其中 15 例治疗 1～3 次，10 例治疗 4～5 次，3 例治疗 6～7 次。

验案　王某，女，41 岁。主诉：右肘关节疼痛 2 周，逐渐加重。患者 2 周前因干手工加工活后洗冷水澡，晨起发现右肘关节处疼痛，活动受限，疼痛渐重，自觉持物无力，拧毛巾、扫地时疼痛加剧，在家自行热敷及贴关节止疼膏效果不显。查：右肱骨外上髁处压痛明显，前臂伸肌群紧张试验阳性，舌淡苔白腻，脉沉紧。诊断为肘劳，给予上法治疗。治疗 1 次后自觉患处温热舒适，3 次后疼痛大减，5 次后自觉疼痛消失，肘部活动正常。嘱回家后注意休息并保暖，半年后随访未复发。

出处　李善华.火针疗法配合缪刺法治疗肘劳 28 例 [J].中医外治杂志，2014，24（3）：23.

8. 腹针疗法配合火针治疗网球肘

治疗方法　①治疗组：a.腹针：选穴：中脘（深刺）、健侧商曲（中刺）、患侧滑肉门（浅刺）、患侧上风湿点（滑肉门外 5 分上 5 分处，浅刺），肘部疼痛较剧加上风湿点三角（浅刺），根据腹壁脂肪及体形的胖瘦分别选用直径 0.22mm 的 30～40mm 毫针，常规消毒，对准穴位直刺，不捻转或行轻捻转、慢提插手法，每日 1 次，每次留针 30 分钟。b.火针：取阿是穴（可取 1～2 个痛点），常规消毒后将细火针置酒精灯上烧红，迅速点刺穴位约 1～2 分深，快速出针后用蘸有碘伏的棉签按压片刻，隔 2 天 1 次。以毫针为对照。两组均 2 周为 1 个疗程，隔 3 天再进行下一个疗程，2 个疗程后统计疗效。②对照组：取患侧的曲池、肘髎、手三里、手五里、阿是穴，采用常规毫针针刺，得气为止，留针 30 分钟，每日 1 次。

疗效　治疗组 28 例患者，痊愈 22 例，好转 5 例，无效 1 例，总有效率96.43%；对照组 20 例患者，痊愈 9 例，好转 6 例，无效 5 例，总有效率75%。腹针配合火针优于单纯毫针。

验案　刘某，男，36 岁。主诉：右肘关节反复疼痛半年，近来加重，伴活动受限。患者平时有打羽毛球的爱好，半年前发生肘关节反复疼痛，曾用强的松龙封闭，治疗无效。查：右肱骨外上髁稍肿胀，压痛明显，前臂内、外旋受限，不能握拳。诊断为网球肘。给予腹针配合火针治疗 2 个疗程后，症状完全消失，随访半年未复发。

出处　柯玲玲.腹针疗法配合火针治疗网球肘 28 例 [J].中医外治杂志，2013，22（2）：47.

第十节　腱鞘炎

【疾病概述】

腱鞘炎是在肌腱和壳板交界的地方形成的炎症，主要因为肌腱在短期内活动频繁，或用力过度，或慢性寒冷刺激，导致腱鞘组织发生炎性反应、纤维变性，使腱鞘变厚，引起鞘管狭窄，肌腱在鞘管内活动受到限制，同时引起局部疼痛的一类疾病。通常表现为发病部位疼痛，可以向近端或远端放射，受累的关节出现肿胀，局部有时可触及硬结，活动时出现弹响，甚至出现暂时性嵌顿，需要被动活动关节才能够缓解。关节活动受限，当肌腱完全嵌顿后，手指屈伸活动丧失。

【新九针治疗方法】

锋勾针

1. 锋勾针治疗腱鞘炎 见上篇锋勾针（45页）。

2. 麻醉下锋勾针治疗指屈肌腱腱鞘炎

治疗方法 将40mg曲安奈德和1%利多卡因2mL混合制成混悬液备用。患手置于操作台上，掌心向上，于掌指关节附近寻找压痛点或弹跳明显处，用紫药水做标记。常规皮肤消毒，铺无菌洞巾，从标记处注入上述混悬液至腱鞘内，再取一消毒过的锋勾针沿原针孔进入鞘管起始处（刺入时，针尖与皮肤呈75°角），顺腱鞘方向反复勾割、松解，此时可听到粘连被切开的"吱吱"声，直到针下无阻力感，患指弹响声或弹跳感减弱或消失，活动正常，停止勾割，出针（出针时将针体恢复到进针时的角度，使针尖部分顺针孔而出，这样可以减少皮肤损伤），以创可贴敷针孔。勾割时注意勿伤及肌腱及指神经。术后第2天即开始行手指伸屈功能的锻炼，必要时1周后再松解一次。

疗效 治疗45例，优34例，良8例，差3例，总有效率93.3%。

出处 任平霞.锋勾针治疗指屈肌腱腱鞘炎疗效观察[J].中国基层医药，2006，13（2）：333-334.

第十一节 腱鞘囊肿

【疾病概述】

腱鞘囊肿是发生于关节部附近腱鞘内的囊性肿物，内含有无色透明或橙色、淡黄色的浓稠黏液。常发生于腕背侧舟月关节、足背中跗关节等处的滑液囊和肌腱处。多数病例有局部酸胀或不适，影响活动，部分病例除局部肿物外，无自觉不适，有时有轻度压痛。

本病属中医学"筋结""筋瘤"范畴。

【新九针治疗方法】

一、锋针

锋针治疗腱鞘囊肿　见上篇锋针（38 页）。

二、火针

火针疗法治疗腱鞘囊肿

治疗方法　选穴：囊肿部位。操作方法：暴露囊肿部位，局部常规碘伏消毒，酒精脱碘。医者左手手持点燃的酒精灯，右手手持针柄，将针尖烧至通红发白后，迅速刺入囊肿，穿透囊壁，直达囊体，囊肿体积较大者，可在四周刺入 2～3 针，挤压囊壁，排尽囊液，酒精棉球拭干，加压包扎（近 3 日内避免着水）。若 1 次治疗未愈者，可在术后 5～7 日再次针刺治疗。

疗效　治疗 38 例，治愈 37 例，好转 1 例，无效 0 例，总有效率 100%。其中 34 例 1 次治愈，4 例 1 周后再次针刺治疗，3 例治愈，1 例好转。

出处　赵春峰，崔建军 . 火针疗法治疗腱鞘囊肿的临床应用 [J]. 中国医药指南，2013，11（13）：292.

第十二节 腰肌劳损

【疾病概述】

腰肌劳损多由急性腰扭伤后失治、误治，反复多次损伤；或由于劳动中长期维持某种不平衡体位，如长期从事弯腰工作；或由于习惯性姿势不良等引起。患者有长期腰痛史，反复发作，腰骶部一侧或两侧酸痛不舒，时轻时重，缠绵不愈。酸痛在劳累后加剧，休息后减轻，并与天气变化有关。腰肌劳损在急性发作时，各种症状均显著加重，腰部活动受限。

慢性腰肌劳损属于中医"腰痛"范畴，大多为肾虚，复受风、寒、湿病邪侵袭，痹阻于血脉，引起经脉失荣、筋骨失养所致。

【新九针治疗方法】

一、火针

火针治疗慢性腰肌劳损

治疗方法 ①火针组：选用直径 0.5mm、长 25～30mm 火针。穴选阿是穴（局部痛点，或硬结、条索状物处）、肾俞、关元俞和委中。先在腰部各穴位处用指甲划痕做标记，常规消毒，点燃酒精灯，将针身的前中段烧红，迅速刺入，随即快速拔出。出针后用消毒干棉球重压针眼片刻。嘱患者注意保持局部清洁，避免感染。②毫针组：取穴同火针组，以毫针针刺，平补平泻，留针 20 分钟。两组均每周针刺 3 次，连续治疗 4 周。

疗效 火针组治疗 60 例，治愈 44 例，好转 10 例，无效 6 例，治愈率为 73%，总有效率 90.0%；毫针组治疗 58 例，治愈 24 例，好转 20 例，无效 14 例，治愈率 41.4%，总有效率 75.9%。火针组疗效优于毫针组。

出处　李彬，杨丽娟.火针治疗慢性腰肌劳损疗效观察 [J].中国中医药信息杂志，2009，16（7）：62-63.

二、配合针法

龙氏治脊手法结合圆利针斜刺治疗慢性腰肌劳损

治疗方法　①龙氏治脊手法＋圆利针斜刺治疗组：a.龙氏治脊手法的操作步骤：根据三步定位诊断法，即神经（临床症状）定位诊断、触诊定位诊断和 X 线片定位诊断确定病变错位的关节或节段，合理选用以下手法进行整复：一为俯卧摇腿揉腰法：是腰椎后关节左右旋转式错位的常规手法。摇、按、揉每次 5 ～ 8 分钟。此法常配合其他正骨法进行复位。二为单人侧卧斜扳法：本法适用于左右旋转式腰椎后关节错位者，其余错位类型做复位辅助手法。三为牵抖冲压法：适用于前后滑脱式错位、倾位仰位式错位。根据腰椎变形情况，此法亦可仰卧进行（腰椎前滑脱者）或双下肢同时牵抖进行。四为双向间接分压法：适用于腰椎前滑脱或倾位仰位错位者。b.圆利针斜刺的操作步骤：根据患者的主诉、对于主要运动障碍的肌肉工作分析和触诊的结果，确定主要劳损肌肉最痛点的位置、主要劳损肌肉的走向、层次的深浅，沿肌肉的长轴，根据最痛点的位置及其层次的深浅，选取离最痛点有适当距离的一点为进针点。针尖快速过皮后，持针手用拇指和食指拿住针柄，沿进针方向略向前推动针柄，改变进针方向，再向前推进豆许，略向后拉动针柄，改变进针方向，向前推进豆许，如此循环反复，最终使针尖刺破筋膜进入损伤的肌束。针尖刺入劳损的肌束后继续保持针体倾斜程度继续推进，刺入劳损肌肉的最痛点，随即留针。留针时，不提插捻转，不附加任何手法。留针时间长短，视针感消失快慢而定。当针刺入肌肉后，酸胀针感消失后即可退针。疗程：隔日治疗1次，共治疗6次。②腰背部推拿＋针刺阿是穴＋拔罐治疗组：a.腰背部推拿的步骤：患者取俯卧位。医者用滚法或双手掌推、按、揉腰脊柱两侧的竖脊肌，时间约5分钟；继上势，用拇指点按或按揉、弹拨竖脊肌数遍，再用拇指端重点推、按、拨揉压痛点，时间约5分钟；继上势，用双手指指端或指腹按、揉、振肾俞、命门、大肠俞、关元俞、秩边、环跳、委中等穴，每穴各半分钟；继上势，沿督脉腰段及两侧膀胱经用直擦法，横擦腰骶部，以透热为度。疗程：隔日治疗1次，共治疗6次。b.针刺阿是穴：选用30号毫针，在腰部压痛点上垂直进针，直刺至劳损的肌肉病灶处，以局部出现酸胀重为度，留针30分钟后出针。c.拔罐：在腰部压痛点局部及周围区域拔罐，留罐5～10分钟。③腰背部推拿＋干扰电治疗组：a.腰背部推拿：操作同前所述。b.干扰电治疗：采用日本产电脑干扰电治疗仪，按照仪器面板所提示的电极输出方向，将电极按顺序依次固定在患者腰部，以包围主要疼痛部位为宜，然后调整输出旋钮，开启仪器后，以16～18次/分的频率抽吸，其最大输出电压为90V，最大输出电流85mA，输出波形为正弦波，脉冲波，治疗频率为0～200Hz，基频2500～5000Hz，扫描周期为5～60秒，使用4通道，每次30分钟，隔日1次，6次为1个疗程。

　　疗效　龙氏治脊手法＋圆利针斜刺治疗组临床痊愈2例，显效15例，有效5例，无效0例；腰背部推拿＋针刺阿是穴＋拔罐组临床痊愈1例，显效10例，有效8例，无效1例；腰背部推拿＋干扰电组临床痊愈1例，显效9例，有效10例，无效2例。

出处　陈耀龙，陈荣钟，陈淑慧.龙氏治脊手法结合圆利针斜刺治疗慢性腰肌劳损的临床研究[J].世界中医药，2014，9（6）：788-791.

第十三节　急性腰扭伤

【疾病概述】

急性腰扭伤是一种临床常见病，是指由姿势不正、用力过猛或外力碰撞等原因所引起的腰部肌肉、筋膜、韧带、关节的急性扭伤，常发生在腰骶部和骶髂关节部。本病的临床主要表现为，明显的腰部外伤史，腰部剧痛，活动受限，严重者不能翻身，不能行走，蹲起及做腰部活动、咳嗽、腹压增高时疼痛加重，腰部肌肉紧张，有明显的局限性压痛，X线片检查无异常。

急性腰扭伤俗称"闪腰""岔气"，属于中国医学"腰部伤筋"范畴，是由于跌闪损伤腰筋，气滞血瘀，经络不通所致。

【新九针治疗方法】

一、锋勾针

锋勾针治疗急性腰损伤　见上篇锋勾针（44页）。

二、火针

火针治疗急性腰扭伤

治疗方法　选穴：患者取侧卧位或俯卧位（以患者舒服为度），充分暴露腰部疼痛部位，医者先用一手沿脊柱从上往下揣按疼痛部位，边揣按边询问患者最痛的部位，大多数患者在最痛处有结节，这个结节就是针刺穴位（如果没有结节，以最痛处为穴）。针刺方法：在针刺部位用碘伏消毒，在酒精灯上烧灼火针至通红，快速地刺入结节或最痛点，快速出针，在治疗后嘱患者活动腰部，先慢后快。1天针刺1次，连续治疗7天。

疗效 治疗80例，治愈60例（占75%），显效12例（占15%），有效8例（占10%），总有效率100%。治疗最少1次，最多7次见效或治愈。一般发病24小时内就诊者，火针治疗1次可治愈；24小时后就诊者，针刺次数增加。

验案 康某，男性，45岁，农民。患者因在家抬重物时扭伤腰部，致使腰部疼痛，转侧不利，活动受限，咳嗽时症状加重，30分钟后由家属抬来我处，X线片示：腰椎无异常。查体：腰部肌肉紧张，在左侧平L2竖脊肌处压痛最明显，且可触及一大约1cm×1cm的结节。局部消毒后，给予上述治疗5分钟后，患者腰痛消失，腰部活动自如，自己走出诊室。随访1周无不适。

出处 杜录宏.火针治疗急性腰扭伤80例 [J].中医外治杂志，2013，23（6）：13.

三、长针

1. 粗长针针刺膻中治疗急性腰扭伤 见上篇长针（69页）。

2. 腰三穴长针透刺治疗急性腰扭伤

治疗方法 取患侧腰三穴（腰眼穴及腰眼穴上下各2寸处），常规消毒，选3寸或4寸毫针，先针腰眼穴，针尖向脊柱方向透刺，得气后，用捻转补泻法快速捻转，平补平泻，行针1分钟，然后将针紧提至天部，再依法向痛点两侧透刺，然后用上法针刺另两个腧穴，不留针，每日针 1 次。

疗效 治愈 42 例（72.4%），好转 12 例（20.7%），4 次无效者 4 例（6.9%），总有效率 93.1%。

验案 某，男，38 岁，1993 年 8 月 6 日初诊。患者因抬重物腰部扭伤 2 天，左侧腰部刺痛，活动受限，腰部不能挺直，俯仰、屈伸、转侧均困难。查：脊柱向右侧歪斜，左侧腰肌痉挛，左大肠俞压痛明显，余未见异常。诊断为急性腰扭伤。取腰三穴（腰眼穴及腰眼穴上下各 2 寸处）长针透刺，针法如上。起针后，患者自觉腰部疼痛明显减轻，活动自如。次日又针 1 次，症状消失，腰部活动自如。随访半年未复发。

出处 罗广生 . 腰三穴长针透刺治疗急性腰扭伤 58 例 [J]. 山东中医杂志，1997，16（1）：7.

四、配合针法

长针透刺配合整复治疗急性腰扭伤

治疗方法 ①长针透刺：常规消毒，用 75mm 长针在痛点（阿是穴）刺入，平补平泻。要求针不离手、手不离针，轻轻震动，使紧张的肌肉松弛后起针。②整复手法：第一步，松肌：患者俯卧位，医者用拇指指腹或掌根沿竖脊肌自上而下按揉，并点按华佗夹脊穴、环跳、阳陵泉、昆仑等穴，进一步放松紧张的肌肉。第二步，理筋：患者取俯卧位，医者站在患者右侧，双手拇指顺其脊柱棘突两侧由腰 1 至骶骨推理 3～5 遍，继用揉拨法作用于痛点，力量由轻至重，施术约 2 分钟。第三步，整复（腰部斜扳法）：患者取侧卧位，健侧在下，下肢伸直，患侧屈膝屈髋；医者站于患者前方，一手固定患者患侧肩部，另一上肢屈肘固定其髋部，两手反方向用力推扳，多可听到关节复位的"咔嗒"声。每天 1 次，连续整复 3 次。

疗效 治疗 76 例，治愈 66 例，好转 10 例。其中经 1 次治疗而愈者 51 例，占 67.1%。

出处 王君 . 长针透刺配合整复手法治疗急性腰扭伤 76 例 [J]. 中医正骨，2009，21（7）：70-71.

第十四节 腰椎间盘突出症

【疾病概述】

腰椎间盘突出症是由于纤维环退行性变，纤维环破裂，继而可能发生放射性撕裂，髓核可能从裂隙中突出，或椎间盘被内吸导致椎间隙狭窄，局部充血、水肿、瘀血、炎症及粘连，神经根受压，脊柱侧弯，而出现腰腿痛。本病多发于 36 ～ 45 岁的青壮年男性。

本病属于中医学"腰痛"及"痹症"范畴。本病常由于慢性劳损，风、寒、湿邪侵袭或扭伤而致局部气血瘀滞，脉络受阻，血运不畅。

【新九针治疗方法】

一、圆利针

1. 圆利针治疗腰椎间盘突出症

治疗方法 取穴：主穴：肾俞、腰阳关、关元俞、大肠俞、阿是穴。配穴：伴有臀部疼痛，并向下肢后侧放射，属足太阳经型者加秩边、环跳、承扶、委中、承山、昆仑；伴有臀部疼痛并向下肢外侧放射痛，属足少阳经部位者加环跳、阳陵泉、悬钟；混合型酌加以上配穴。治法：常规消毒后，腰部及脚踝部腧穴采取 50mm 圆利针针刺，针刺深度视胖瘦而定。臀部及其余下肢腧穴采用相应长针针刺，所选针具规格依据穴位深浅而定。全部腧穴采用苍龟探穴针法。一般在每个穴位处苍龟探穴针法操作完毕后即可起针，但如果在操作中感到针下有明显涩滞感时可适当留针 1～2 分钟。隔日治疗 1 次，5 次为 1 个疗程，2 个疗程之间休息 3 天。

疗效　治疗 100 例患者，治愈 56 例，好转 35 例，无效 9 例，有效率达 91%。

出处　代朴丁.圆利针治疗腰椎间盘突出症 100 例疗效观察 [J].黑龙江中医药，2012，41（1）：32-33.

2. **圆利针直刺治疗腰椎间盘突出症**　见上篇圆利针（60 页）。

二、火针

1. 火针针刺肾俞穴治疗腰椎间盘突出症

治疗方法　每次选双侧肾俞穴，用标记笔做好标记，然后患者取俯卧位，用碘伏消毒后，医者用右手持针，将针身倾斜大概 45°～55° 在酒精灯上将针身烧至发白发亮，然后对准肾俞穴，快速刺入，快速出针，每穴行 3 次火针针刺，然后用无菌干棉球按压针孔，并嘱咐患者火针治疗局部 24 小时内勿接触易导致感染的物品及水。隔日治疗 1 次，7 次为 1 个疗程。

疗效　治疗 62 例，治愈 43 例，占 69.35%；好转 11 例，占 17.74%；未愈 8 例，占 12.9%。总有效率 87.1%。

出处　吕建军.火针针刺肾俞穴治疗腰椎间盘突出症 62 例 [J].云南中医中药杂志，2013，34（10）：52-53.

2. **火针治疗腰椎间盘突出症**　见上篇火针。

三、配合针法

1. 长针透刺加温针灸治疗腰椎间盘突出症

治疗方法　定位：根据患者 CT 检查结果和 DR 片（即直接数字化 X 射线摄影系统）显示，先触到其相应病变节段棘突，在 L5 棘突稍下方，距离后正中线外侧 2 ～ 3cm 处画一点，在 L4 棘突稍上方，距离后正中线外侧 2 ～ 3cm 处再画一点，以上两点作为针刺点，这两点位置大致在 L5 ～ S1 和 L1 ～ L5 椎间孔附近。刺法：局部皮肤用 75% 酒精消毒，用 3 寸针垂直刺入所定点位置，进针 3 ～ 4cm 处若遇骨质可能是椎板，可将针提起，逐渐外移，当针尖离开椎板后，可继续进 1 ～ 2cm，多数可出酸、麻，并向患肢呈触电样放射感觉。若向外倾斜进针 3 ～ 4cm 遇到骨质可能是横突，横突是针刺正确与否和进针方向、深度的重要标志，遇横突后退针，小心向内、向上分别倾斜 20°，在原深度的基础上进针 1 ～ 2cm 可出现触电样放射的感觉，停止进针，稍退少许，再用长 1.5cm 左右五年陈艾制作的药条插入针柄部位，并在银针旁铺上消毒纱布，以防烫伤。可根据患者情况再配伍少量穴位如环跳、承扶、委中等，温针灸艾段 2 次，治疗共需 40 分钟左右，起针后，再配合腰部按摩或腰椎斜扳法复位腰椎，每天 1 次，10 天为 1 个疗程，治疗 1 ～ 2 个疗程后随访 3 个月。

疗效　治疗 126 例，治愈 106 例，显效 9 例，好转 7 例，无效 4 例，治愈率为 84.30%，有效率 96.82%。

验案　陈某，女，46 岁，农民。患者于劳动过程中突感腰部疼痛，同时出现左侧臀及股后外侧放射痛和左侧小腿胀痛，尤其不能直立。查体：腰椎平直，腰部左侧肌肉与 L4 ～ 5、L5 ～ S1 压痛明显，直腿抬高试验阳性。屈颈抬头试验阳性。经 CT 检查证实

L4 ~ L5、L5 ~ S1 腰椎间盘突出。经过长针透刺加温针灸，配合次髎、环跳、承扶、委中等穴位治疗，1 个疗程后患者疼痛感明显减轻，基本能正常行走；治疗 2 个疗程后，患者临床症状完全消失，工作、生活无任何限制；3 个月后随访正常。

出处 邓雪峰.长针透刺加温针灸治疗腰椎间盘突出症 126 例 [J].实用中医内科杂志，2012，26（10）：97-98.

2. 圆利针环跳穴齐刺结合穴位注射治疗腰椎间盘突出症

治疗方法 ①治疗组：取穴：主穴取腰突穴（经验穴，在患者疼痛部位相应的腰椎棘突旁 1.5 ~ 3 寸间压痛点处）、环跳。配穴：足太阳经部位疼痛加秩边、殷门、委中、承山、昆仑；足少阳经部位疼痛加环跳、风市、悬钟、足三里、阳陵泉、丘墟。治法：穴位注射相应的腰椎夹脊穴。操作：于腰突穴常规消毒后，用 80mm 圆利针约以 60° ~ 75° 角向脊柱外上方斜刺，深 60 ~ 75mm，以针下有阻力时停止进针，提插泻法约 1 分钟使局部有酸胀感并向下肢远端放射；环跳采用齐刺法，用圆利针直刺 1 针，并于两旁各 1 寸处斜刺 2 针；其余各穴常规针刺。得气后行平补平泻手法，接治疗仪正负两极接于腰突穴、环跳（或秩边）上，每日 1 次，每次 30 分钟，10 次为 1 个疗程，起针后以 5 号长针头注射器抽取曲安奈德针 40mg、2% 利多卡因 4mL、维生素 B_{12} 注射液 $500\mu g$ 混合液于椎间盘突出的相应夹脊穴处进针 1.5 ~ 2 寸，回抽无血后注射，每穴注射 1mL，每周 1 次，3 次为 1 个疗程。疗程间休息 5 天后再进行下一个疗程。②对照组：同治疗组穴位注射疗法。两组均治疗 3 个疗程后统计疗效。

疗效 治疗组治愈 33 例，好转 17 例，无效 1 例，有效率 97.8%，治愈率 73.3%；对照组治愈 16 例，好转 24 例，无效 5 例，有效率 88.9%，治愈率 35.6%。治疗组疗效优于对照组。

出处　刘金竹，刘艳鸿，李桂，等 . 圆利针环跳穴齐刺结合穴位注射治疗腰椎间盘突出症 [J]. 中国临床医生，2007，35（9）：56.

3. 圆利针加推拿治疗腰椎间盘突出症

治疗方法　①圆利针疗法：取穴：气海俞、大肠俞、关元俞、小肠俞、秩边、居髎、环跳、承扶、殷门、阴陵泉、昆仑、绝骨、阿是穴。针刺方法：按常规消毒后，采用穴位直刺，针刺深度视胖瘦而定，一般深度不要超过 2 寸为好，其中居髎穴多采用齐刺法，其他穴位采用苍龟探穴法。治疗后嘱患者以卧床休息为主。②推拿疗法：a. 解除臀部肌肉痉挛：患者俯卧，在患者腰臀及下肢部用轻柔的滚、按、摩等手法治疗。b. 增加椎间盘外压力：患者取俯卧位，用双手有节奏地按压腰部，使腰部震动，然后在固定患部情况下，用双下肢后伸扳法，使腰部过伸。

疗效　治疗 50 例中，治愈 27 例（占 70%），有效 19 例（占 20%），无效 4 例（占 10%），总有效率达 90%。

验案　某，男，34 岁，司机。患者曾有腰部受伤史，在当地医院治疗后腰痛减轻，近日腰痛复发，疼痛剧烈，伴有右下肢麻木不适，弯腰弓背，行动困难。检查：脊柱明显侧弯，L4～L5 之间的棘突旁压痛明显，用力按时放射性疼痛加剧，环跳、阳陵泉均有压痛，直腿抬高试验阳性，仅能抬高 30°，拇指背伸力减弱，咳嗽、喷嚏时腰痛加剧，下肢后伸试验阳性，"4" 字试验阳性。X 线检查示 L4～L5 椎间盘突出，符合椎间盘突出的诊断。经上法圆利针结合推拿治疗 15 日后，腰腿疼痛开始减轻。配合骨盆牵引治疗 1 个月后，上述症状消失，行动自如，临床痊愈。

出处　张晋芳 . 圆利针加推拿治疗腰椎间盘突出症 50 例 [A].2011 中国针灸学会年会论文集（摘要）[C]. 中国针灸学会，2011：4.

4. 圆利针结合牵引治疗腰椎间盘突出症

治疗方法　A 组：①针刺治疗：圆利针取穴：主穴取腰三针（肾俞、大肠俞、委中）、病变夹脊穴、环跳穴、秩边穴。配穴：辨证属足少阳经的加患侧阳陵泉、悬钟穴；属足太阳经的加患侧承山、昆仑穴。针刺方法：a. 主穴肾俞、大肠俞、病变夹脊穴（患侧）采用圆利针（直径 0.5mm、长 60～100mm），针刺深度 30～70mm，刺激量不宜过大，针感以酸胀为度，肾俞、大肠俞针感向下肢传导为佳；秩边、环跳穴（患侧）刺入 75mm 左右，用小幅度行针手法，使针感出现传导为佳。配穴采用毫针常规针刺手法，以针下得气为度。配合腰部 TDP 照射，留针 30 分钟，每日 1 次。b. 主穴委中（患侧）刺络，用三棱针于委中穴点刺血络，加拔火罐（出血量 3～5mL），每隔 3 天 1 次。②腰椎牵引：采用多功能牵引床，牵引距离为 50～70mm（具体视患者体质和病情而定），俯卧牵引 20 分钟，牵引后患者卧硬板床休息 30 分钟。每日 1 次。以上各法 12 天为 1 个疗程。B 组：采用针刺治疗。取穴同 A 组。操作方法：各穴采用毫针常规针刺法，以得气为度，秩边、环跳、委中穴以针下出现传导为佳，腰部 TDP 照射，留针 30 分钟。12 天为 1 个疗程。两组患者在治疗期间要注意休息，卧硬板床，起身活动时腰部带硬腰围保护，每个疗程结束后休息 2 天再继续治疗，患者均治疗 2 个疗程后评定疗效。

疗效　A 组治愈 39 例，显效 21 例，有效 8 例，无效 4 例，愈显率 83.3%，总有效率 94.4%；B 组治愈 23 例，显效 15 例，有效 22 例，无效 8 例，愈显率 55.9%，总有效率 88.2%。A 组疗效优于 B 组。

验案　陈某，女，36 岁，因"腰痛伴左下肢酸痛 3 个月，加重 2 天"于 2008 年 3 月 5 日入住我院软伤科。现病史：该患者 3 个月前无明显诱因出现腰痛，伴腰部僵硬，继而出现左下肢疼痛。2 天前因坐车颠簸致使腰部疼痛加重，伴左下肢酸痛，行走、活动明显受限。体格检查：L4、L5 棘突下及椎旁（左侧）0.5cm 压痛、叩痛阳性，叩痛向左下肢放射，左腿直腿抬高试验 30°，加强试验阳性，左腘神经压迫试验阳性。CT 报告：L4 ～ L5 椎间盘向左后方突出，压迫硬膜囊及神经根，L5 ～ S1 椎间盘膨出。按 A 组治疗方法治疗10 天后腰腿痛明显减轻，行走较长距离时左下肢仍有疲乏感，治疗21 天患者痊愈。嘱患者在 1 个月内注意休息，卧硬板床。

出处　吴晓东，褚振东.圆利针结合牵引为主治疗腰椎间盘突出症疗效观察 [J].针灸临床杂志，2011，27（3）：21-22.

5. 圆利针结合推拿治疗腰椎间盘突出症

治疗方法　①治疗组：a.取穴：主穴取腰突穴（经验穴，在患侧腰椎棘突旁 45 ～ 75mm 之间压痛处）。配穴：足太阳经部位疼痛取秩边、殷门、承山、委中、昆仑；足少阳经部位疼痛取环跳、风市、悬钟、足三里、阳陵泉、丘墟、昆仑；混合型按足太阳经、足少阳经配穴分别取 3 ～ 4 穴。随证加减：气滞血瘀型加腰阳关、血海，寒湿凝滞型加三阴交、命门，肝肾亏损型加肝俞、肾俞。b.操作：常规消毒后，用 0.15mm×87mm 圆利针（中国怀堂九针针具）约呈 60° ～ 70° 角向脊柱外上方斜刺，深约 60 ～ 75mm，当针下有韧带样阻力时即停止进针，施提插泻法约 30 秒，使局部有酸、胀、热感并向下肢远端放射，然后退针至皮下，再直刺留针。环跳穴采用齐刺法，用 0.15mm×150mm 圆利针先直刺 1 针，并于左右两旁各 1 寸处斜刺 2 针，3 针齐用，刺入深度达坐骨神经干，使针感如触电样传至足跟或足趾部。秩边穴用 0.15mm×150mm 圆利针直刺 75 ～ 120mm，使针感向下肢足跟部放射。其余配穴均用0.30mm×40mm 毫针以常规针刺手法进针。单侧者取患侧腧穴，双侧者取双侧腧穴。根据中医辨证分型，属气滞血瘀型、寒湿凝滞型施以平补平泻法，肝肾亏损型施以补法，得气后留针30分钟。接电针治疗仪正负两极于腰突穴、环跳穴（或秩边穴）上，每日1次，10次为1个疗程，休息2天后继续下一个疗程，共治疗2个疗程。c.推拿治疗：采用常规推拿法，嘱患者俯卧，全身放松，医者在患者腰部、臀部及下肢来回施以擦法、按法10分钟。用双手拇指在腰脊柱的两侧沿肌肉走行方向左右弹拨、按压，再以空心拳在上述部位上轻轻叩击。再令患者侧卧，上面的下肢屈曲，下面的下肢伸直，医者一手向前推患者肩部，另一手向后压骶髂关节部位，两手同时做相反方向斜扳，常有"咯咯"声。再用擦、按、点、揉、拿等手法沿受损神经根及其分布区域放松5分钟。每日1次，10次为1个疗程，共治疗2个疗程。②对照组：取穴同治疗组，均用毫针针刺治疗，并强调针刺感传现象的出现，采用电针治疗仪，并结合常规推拿手法治疗（方法同治疗组）。每日1次，10次为1个疗程，共治疗2个疗程。

疗效　治疗组治愈38例，好转19例，无效1例，有效率98.2%；对照组治愈32例，好转16例，无效10例，有效率82.8%。

出处　彭易雨，黄移生，熊真荣，等.圆利针结合推拿治疗腰椎间盘突出症临床研究 [J].中国针灸，2006，26（10）：719-723.

6. 圆利针结合刺血拔罐治疗腰椎间盘突出症

治疗方法　①圆利针治疗：治疗点：a点为突出椎间盘上下两棘突的中点，b点为突出椎间盘上下两棘突的中点旁开3～3.5cm（患侧），c点为环跳，d点为居髎，e点为委中，f点为承山。操作：常规消毒后，取中号圆利针，在以上各点进针后行合谷刺。a点进针约1cm，然后退至皮下，再向左右方向45°角斜刺约1cm，即可起针；b点进针约5～6cm，然后沿上下方向45°角行合谷刺，深度 5 ～ 6cm，患者出现酸胀感觉即可起针；c 点环跳取侧卧位进针 5 ～ 7cm，先向梨状肌垂直针刺一针，出现酸麻胀感后，将针退至皮下，向梨状肌起止点方向行扇形合谷刺后出针；d 点居髎同样取侧卧位进针 2 ～ 3cm 行合谷刺，扇形面与髂前上棘与股骨大转子最凸点连线平行；e 点委中取俯卧位进针，先垂直进针 2 ～ 3cm，然后退至皮下，向委中穴的上下左右 45° 角各斜刺一针，出现针感后出针；f 点承山，沿小腿纵轴行扇形合谷刺后出针。每天 1 次，7 次为 1 个疗程，疗程间休息 1 天，2 个疗程后评定疗效。②刺血拔罐治疗：治疗点：a 点为委中穴区，b 点为环跳穴区，c 点为突出椎间盘上下两棘突的中点旁开 3 ～ 5cm 区域（患侧），d 点为金林穴区（患侧，于第 4、5、6 胸椎旁开 6 寸处，为董氏奇穴）。操作：常规消毒后，取一次性 8 号注射针头在所选取区域行散刺法放血，每个穴区刺 10 余针，动作要快，然后在其上拔罐，留罐 10 分钟起罐，擦净血迹，再次行皮肤消毒。5 天治疗 1 次，共治疗 3 次。

　　疗效　痊愈 37 例，显效 14 例，有效 7 例，无效 2 例，总有效率为 96.7%。

　　出处　谢定邦 . 圆利针结合刺血拔罐治疗腰椎间盘突出症 60 例 [J]. 中国针灸，2013，33（10）：956.

7. 深刺腰夹脊穴配合火针拔罐治疗急性腰椎间盘突出症

　　治疗方法　①针刺疗法：取穴：选 L3、L4、L5、S1 夹脊穴，一般左右两侧穴位同时使用。操作：患者取俯卧位，局部皮肤碘伏消毒后，选用直径 0.30mm×50mm 一次性无菌针灸针，针尖与皮肤呈 60° 夹角向脊柱方向刺入，感觉针下有阻力时即停止，然后行小幅度捻转提插，针刺得气后，接通电针仪，选用连续波，刺激强度以患者感觉舒适为度，留针 40 分钟。每日治疗 1 次，7 次为 1 个疗程，疗程间休息1周。②火针拔罐疗法：毫针治疗结束后，选取腰部相应痛点穴位2～3个，碘伏消毒后，选用2寸细火针，在酒精灯上烧至针体通红至白亮时，对准穴位，快速刺入，迅速出针，整个过程要求动作准确、快捷。出针后用闪火拔罐法，在扎火针的穴位上用大小合适的玻璃火罐吸拔，留罐5～10分钟后起罐，再用碘伏消毒火针所刺部位，并嘱患者扎火针的穴位2天内不能接触水。此法隔日治疗1次，3次为1个疗程，疗程间休息1周。上法治疗的同时，均嘱患者配合每天10小时以上平卧硬板床休息，非卧床时间使用腰围护腰保护，治疗2个疗程后观察疗效。

疗效　治愈67例，占72.8%；显效15例，占16.3%；有效8例，占8.7%；无效2例，占2.2%。总有效率为97.8%。

验案　某，男，62岁。主诉：腰部剧烈疼痛伴右下肢前面及后外侧触电样抽痛3天。病史：患者自述3天前乘出租车下车时用力不当，突然出现腰部剧烈疼痛，遂不能活动，不能站立行走，家人背回，自行腰部推拿热敷后疼痛加剧，无法平卧和站立，呼吸喘气时疼痛难忍，自行服用止痛药缓解疼痛，但药效过后，疼痛如初，彻夜难眠。第3天由家人用轮椅推入医院。查体：患者斜靠左侧轮椅扶手，右臀部抬起，不能坐在椅面上，面容痛苦，由他人抱上治疗床，被迫左侧屈髋屈膝卧位，L4、L5、S1棘突上及棘突右侧压痛明显，由于患者疼痛剧烈，VAS刻度＞10，被动体位，故未建议患者即刻行其他检查及腰椎影像学检查。根据患者的症状和体征，初步诊断为腰椎间盘突出症。立即行腰夹脊穴深刺及火针拔罐法治疗，30分钟后，患者感觉疼痛明显减轻，右下肢可以伸直，并嘱患者严格卧硬板床休息，使用腰围护腰保护。夜间由于患者变换体位不慎，疼痛复发如前，第2天上法继续治疗1次后，疼痛明显减轻，但仍不能仰卧。继续治疗 5 次后，患者腰腿痛明显减轻，右下肢可以随意动，能仰卧。此时为了明确诊断，排除其他腰部疾患，行腰椎 CT 检查，结果：L4～L5、L5～S1 椎间盘突出。连续治疗 2 个疗程后，患者腰腿疼痛消失，VAS 刻度为 0，腰部前屈、侧弯、后仰等功能已不受限制，直腿抬高 70°以上，能自己从家中走到医院。随访 1 年未复发。

出处　杨立峰.深刺腰夹脊穴配合火针拔罐治疗急性腰椎间盘突出症 92 例 [J].中国针灸，2009，S1：38-39.

8. 经筋手法联合火针治疗腰椎间盘突出症

治疗方法　①经筋手法：手法原则：松筋解结，疏通气血，降低内压，拉宽间隙，解除粘连。首先，足太阳经筋手法：患者取俯卧位，医生选择肘关节的鹰嘴、肱骨内髁、前臂尺骨面、前臂内侧面四个部位，由患者足底的涌泉穴开始按，顺着足太阳经筋线从足到头方向进行全线按、揉、点、推、弹拨等松筋理筋，以足跟筋结、腨外筋结、腘内筋结、大腿后筋结、臀部筋结、髀后筋结、华佗夹脊筋结等筋结病灶点的推按为主，达到足太阳经筋的全线松解。其次，足少阳经筋手法：医者采用肘部上述四个部位从足到头方向按足少阳经筋走向进行全线松筋理筋，主要以松解足次趾筋结、腓侧筋结、膝外筋结、伏兔筋结、髀上筋结、尻筋结等筋结病灶点为主，并配合侧扳复位法。再次，足阳明经筋手法：医者用肘部及拇指指腹顺着足阳明经筋从足到头方向全线松筋理筋，主要松解足背筋结、髀内筋结、气冲筋结、腹后筋结等病灶点，点按股动脉时可有热气向下肢冲击。最后通过直腿抬高加强手法结束。②火针：在经筋手法的基础上，采用经筋火针法。患者仰卧，根据疼痛部位配合辨经选穴（足太阳经痛者加秩边、次髎、委中、承山、后溪、申脉；足少阳经痛者加环跳、阳陵泉、绝骨、丘墟、外关、足临泣），每次选用 6～8 穴。选取单头粗火针，常规消毒穴位，针刺前置火针于酒精灯火焰的外上 1/3 处，将火针加热至通红发白，对准穴位迅速垂直深刺至穴位，然后立即拔出，出针后用手指马上按压针孔。隔日 1 次，20 次为 1 个疗程。

疗效 治疗 70 例患者，痊愈 38 例，有效 20 例，无效 14 例，总有效率 82.8%。

出处 李军霞，鲁光辉，王军方 . 经筋手法联合经筋火针治疗腰椎间盘突出症疗效观察 [J]. 河北中医，2013，35（6）：882-884.

9. 火针、药饼敷治疗腰椎间盘突出症

治疗方法 ①治疗组：患者垫枕俯卧，医者立于患者患侧，以定位棒点紫药水在皮肤定位，华佗夹脊穴（L3～L5 棘突下缘旁开 0.5cm）共 3 个点，髂嵴附近阳性压痛点取阿是穴，不超过 5 个点。针具选单头粗火针，针头直径 1.2mm，针刺前穴位局部皮肤碘伏消毒，再用酒精脱碘，将粗火针在酒精灯火焰上先烧针身，后烧针尖至白亮，对准穴位迅速垂直深刺至棘突间隙约 1 寸许，然后立即拔出，持续时间约为 2 秒，然后外敷附子饼，用胶布固定好（附子饼以生附子捣碎用油拌匀调制而成），局部禁水 3 天，施治火针 5 天 1 次，3 次为 1 个疗程。②对照组：患者俯卧，腹下垫枕，医者立于患者患侧，在患椎棘突间、横突、关节突及臀部寻找阳性压痛点，根据患者的体质耐受度，一次选 3～6 个点，用 3 号汉章针刀进行松解。棘突最高点旁开 1.5cm 为关节突进针点，以切开关节囊为主，辅以松解骶棘肌；旁开 4cm 处是横突进针点，铲剥横突尖端，松解横突下缘间肌，贴横突背而向内铲切，缓慢进刀至横突根部与关节突交界处，多向松解椎间孔周边组织。出刀按压针口，外贴止

血贴。5 天 1 次，3 次为 1 个疗程。

疗效 治疗组治疗 1 个疗程的总有效率为 83%，治疗 2 个疗程的总有效率为 97%；对照组治疗 1 个疗程的总有效率为 67%，治疗 2 个疗程的总有效率为 84%。火针、药饼敷疗效优于单纯针刀治疗。

出处 段慧，左小红，张琦婕.火针、药饼敷合针刀治疗 200 例腰椎间盘突出症 [J].光明中医，2010，25（11）：2067-2068.

第十五节 腰三横突综合征

【疾病概述】

腰三横突综合征是因腰三横突尖端的急、慢性损伤而引起的腰痛或腰骶部疼痛。患者多为青壮年，常有腰扭伤或劳损史，腰痛或腰臀部疼痛，活动时加剧；部分患者可有沿同侧竖脊肌向大腿放射痛，或伴膝上痛，但少有超过膝关节向小腿放射痛者；少数患者表现为股内侧痛或下腹痛，但无压痛。

【新九针治疗方法】

一、锋勾针

锋勾针配拔罐治疗腰三横突综合征

治疗方法 嘱患者俯卧，充分暴露腰部，找准腰部有条索状或结节状部位，或寻找第 3 腰椎横突压痛点，并注上标记。常规消毒后，先用左手食指和中指绷紧皮肤，右手迅速将针尖刺入皮下略停 1～2 秒，然后向下深入（经皮下组织、筋膜、肌肉组织）使针刺入病区，以有针感为度。患者出现酸、麻、胀等感觉时即停止进针，然后顺神经、肌肉纵行方向剥离纤维组织，能听到纤维分离的"咔嚓"声，针头不可转动方向，然后迅速出针，并在针孔及周围拔罐，间隔 2 ～ 3 天后可重复施术。

疗效　治疗 40 例，痊愈 31 例，好转 9 例，有效率 100%。其中 1 次痊愈者 15 例，2 次痊愈者 11 例，3 次痊愈者 5 例。

验案　某，男，司机。患者因搬重物腰痛 1 周，以右侧腰痛为甚，起坐困难，活动后及夜间疼痛尤甚。查体：第 3 腰椎右侧 1.5 寸处有明显压痛及肌紧张，前俯、后仰、下蹲均受限。X 线片示：第 3 腰椎横突肥大。经用此法治疗 3 次后痊愈，至今未复发。

出处　高泉福.锋勾针加拔罐治疗第三腰椎横突综合征 [J].新疆中医药，1996，54（2）：22-23.

二、配合针法

1. 锋勾针配合推拿、热敷治疗腰三横突综合征

治疗方法　①锋勾针治疗：嘱患者俯卧位，选患侧第 3 腰椎横突处阿是穴，常规消毒，用左手拇指和食指绷紧所选穴位处皮肤，右手持锋勾针，右手中指紧靠针柄外侧定好所刺深度（深度一般为 1 寸左右）。针尖垂直，针柄与皮肤夹角呈 40° 左右，对准穴位迅速刺入，然后将针柄抬至与皮肤 90° 进行上下勾拉 2 ～ 3 次，多可听到割断局部纤维组织的细微"嚓嚓"声，完成后针柄恢复至 40° 左右，使针尖部顺针孔缓慢拔出，再次消毒。隔日 1 次。②推拿治疗：嘱患者俯卧，先在患侧第 3 腰椎横突处施以柔和的滚、揉手法 5 ～ 6 分钟，以缓解局部肌肉紧张痉挛，然后用双手拇指在第 3 腰椎横突尖端做与条索状硬结方向垂直的弹拨 5 ～ 6 分钟，弹拨要由轻及重，由浅及深。配合点按肾俞、大肠俞、委中等穴并滚、揉腰部两侧膀

胱经，最后横擦腰骶部，以透热为度。推拿治疗每日1次。③热敷治疗：取2斤左右干净的黄沙，在锅里炒热后加入少许食醋，装入24cm×30cm大小布袋中，嘱患者俯卧，根据患者耐受，隔1~2层浴巾，把装有热黄沙的布袋敷在患侧第3腰椎横突处，每次20分钟，每日1次。注意温度把握，切勿烫伤。

疗效　49例患者中，治愈28例，显效17例，好转3例，治愈率达57.1%，总有效率100%。

出处　宋建辉，金生飞，茅正辉.锋勾针配合推拿及热敷治疗第三腰椎横突综合征的体会[J].中国医药指南，2013，11（31）：509-510.

2. 长针配合推拿治疗腰三横突综合征

治疗方法　（1）透刺治疗：①体位：患者俯卧，充分暴露消毒患处并嘱其放松。②定位：进针点为腰3横突压痛点上第1、2腰椎横突外缘，相当于肓门、志室穴附近。③操作：医者双手常规消毒，取2~4寸28号长毫针，斜向下方以15°~45°角双手挟持进针并透向腰3横突痛点。当针尖达到腰3横突附近时，医者可感觉针下有迟滞感，患者感觉局部有酸胀麻重，少数患者有向下肢传导的感觉。在此基础上可施以大幅度提插、小角度的捻转，以增强针感，每次行针约2~5分钟，行针结束立即起针。一般隔日1次，3次为1个疗程。④注意：定位要准确，消毒要严格，针具要保证安全；因长针透刺刺激量较大，治疗时不能贪功冒进，以免造成神经血管的伤害，应做到"中病即止"。（2）推拿治疗：①体位：患者以俯卧位为主，部分患者需侧卧位。②操作：医者立于患侧，先以手滚法放松腰部肌肉约5~10分钟；接着用拇指点揉背部膀胱经诸穴，如肾俞、气海俞、大肠俞、关元俞、小肠俞、八髎、环跳、委中和阿是穴等，每穴约半分钟；然后在腰3横突附近找寻压痛点和条索状硬结，以双手拇指叠压，垂直横向弹拨5分钟左右；最后以局部横擦法结束。一般1天1次，6次为1个疗程。③注意：点揉穴位和弹拨时应多询问患者感受，如有酸、胀、麻、重等感觉则可稍用力，以患者能忍受为度；如疼痛较剧，则应减少刺激，以免患者产生不适感和局部水肿等损伤，反不利于治疗。部分患者身体健硕者则以肘滚法代替手滚法，以肘尖按压代替拇指点揉法。治疗1～2个疗程后总结疗效。

疗效　治疗49例，治愈27例，好转20例，无效2例，总有效率95.92%。

出处　高勇.长针透刺配合推拿治疗第三腰椎横突综合征[J].针灸临床杂志，2009，25（10）：35-36.

第十六节　坐骨神经痛

【疾病概述】

坐骨神经痛指在坐骨神经通路及其分布区内的疼痛，自臀部沿大腿后侧、小腿外侧向远端放射。本病主要表现为患侧腰、臀部及下肢后侧压痛，放射性痛，咳嗽、弯腰、用力可加重，直腿抬高试验阳性，梨状肌综合征直腿抬高试验小于60°，日久可致肌肉萎缩。本病分为原发性和继发性两类：原发性临床少见，原因不明；继发性主要由于邻近结构病变的压迫或刺激引起，分为根性和干性。其中根性多见，以椎间盘突出最常见，其他病因有椎管内肿瘤、椎体转移病、腰椎结核、腰椎管狭窄等；干性由骶髂关节炎、盆腔内肿瘤、妊娠子宫压迫、髋关节炎、臀部外伤、糖尿病等所致。多见于中老年男子。

坐骨神经痛属于中医"痹证""腰腿痛"的范畴。本病多因感受风寒湿热之邪，气血虚弱，跌打损伤，气滞血瘀所致。

【新九针治疗方法】

一、锋勾针

锋勾针治疗坐骨神经痛 见上篇锋勾针（46页）。

二、火针

火针治疗坐骨神经痛

治疗方法 主穴取环跳、风市、阴市、阳陵泉、绝骨。配穴取腰夹脊、殷门、足三里、承山、昆仑、解溪、阿是穴等。采用28号毫针，膝关节以上穴位用1.5寸长毫针，膝关节以下用0.5～1寸长毫针。选定穴位后予常规消毒，点燃酒精灯将针烧红，刺入穴位，疾入疾出，迅速拔出毫针并予酒精棉球消毒穴位。隔天治疗1次，每7次为1个疗程。

疗效 治疗23例，痊愈18例，显效4例，无效1例，有效率达95%。

验案 赵某，男，55岁，教师。病史：右侧腰腿部放射性疼痛麻木反复发作1年余，近日加重。患者自述于1年多前无明显诱因而出现右侧腰腿部疼痛麻木，遇阴雨天及寒冷季节加重，至某医院诊治，做腰椎正侧位照片示无异常改变，按"风湿病"治，效果甚微，尔后反复发作，曾经多方求治，按摩、电疗、内服、外治、中西医结合及电针疗法等，病情未见减缓。近日来，因2次下塘捕鱼，致使病情加重，疼痛呈针刺样，感觉自腰臀至腿部外后侧有绷紧、牵拉感，疼痛与体位变化无明显关系，否认有外伤史，舌

质淡红，舌尖边有齿痕，苔薄白润，脉弦。辨证诊断：痛痹。取穴：腰夹脊、环跳、殷门、承山、风市、阴市、阳陵泉、绝骨。予火针焠刺，隔天 1 次。结果：经治 1 次，疼痛减半，共治 4 次而痊愈。

出处 严愉芬.火针焠刺治疗坐骨神经痛疗效观察 [J].针灸临床杂志，2003，19（3）：36.

三、长针

1. 长针透刺四花穴治疗坐骨神经痛

治疗方法 取穴：主穴为四花穴（即双膈俞、双胆俞）。若全腿疼痛者，加刺环跳、丘墟；疼痛以膝关节以下为主者，加刺阳陵泉、承山；以髋关节以下、膝关节以上为主者，加刺风市、承扶；以腰胯部为主者，加刺命门、次髎；瘀血明显者，加刺血海并三阴交透悬钟。针法：嘱患者俯卧位，尽量放松腰背部肉，穴位常规消毒后，取 26 号 6 寸长毫针，先垂直快速刺入膈俞穴皮下，得气后将针向下透刺至胆俞穴，边推进边捻转，使针感沿足太阳经脉向下传导至腰骶、臀部。然后，再用 26 号 2 ～ 3.5 寸长毫针（据不同的穴位而择不同尺寸的针具）针刺配穴，得气后，行提插手法，使产生明显的酸、麻、胀或沿经传导的针感，频率及强度以患者能耐受为度，留针 25 分钟。起针后，再在疼痛明显或压痛点处，施以闪罐或走罐术，至局部红润、温热为佳。以上方法疼痛重者每日针治 1 次，疼痛减轻后隔日 1 次，10 次为 1 个疗程。

疗效 痊愈 249 例，占 82.2%；显效 37 例，占 12.2%；好转 12 例，占 3.9%；无效 5 例，占 1.7%。总有效率为 98.3%。

验案 张某，男,36 岁，干部。患者因夜晚在工地办公受凉后，左腰、臀、大腿后侧、小腿外侧至足后跟发生持续性酸胀疼痛半月余。近日来症状加重，影响睡眠。腰骶椎正侧位 X 光片及血沉、抗链 "O" 化验均无异常。查体：患者行动困难，需人搀扶，左侧直腿抬高试验阳性（20°），环跳穴、阳陵泉等处有明显压痛，舌淡暗，苔薄，脉弦。诊断为左侧坐骨神经痛。治疗以长针透刺四花穴，配刺环跳、丘墟，25 分钟后起针，继施走罐术。术后患者即感疼痛大减，直腿抬高 50°，可行走。又如法治疗 6 次，症状、体征全部消失而告痊愈。

出处　王玉明．长针透刺四花穴治疗坐骨神经痛 303 例临床观察 [J].国医论坛，1991，6（6）：24-25.

2. 长针治疗坐骨神经痛

治疗方法　取穴：以环跳穴为主（必取之穴），配风市、足三里、承山、阳陵泉、昆仑、阿是穴等。手法：进针 5 ～ 6 寸（体胖可以深一些，体瘦可以稍浅一些）。对于急性较重的患者，应采用强刺激、大幅度捻转提插泻法；对于久病、体弱、病情较轻患者，则少捻转、慢提插，运用补的手法。10 天为 1 个疗程，每天 1 次，每次留针 20 分钟。

疗效　治疗 50 例患者中，痊愈 22.44%，显效 17.34%，好转 9.18%，无效 2.4%。

验案　刘某，男，57 岁，工人，1986 年 3 月 10 日来我科就诊。该患者因受凉而引起左腿痛已 3 年，经神经内科诊断为坐骨神经痛，近 6 天不能活动，不能翻身，疼痛如刀刺一样，向下放射至腘窝处，大小便动作均可引起疼痛。曾服中西药、按摩、理疗、针灸终未好转。查体：左腿抬高 20° 即疼，屈髋抬腿试验阳性，坐骨神经压痛阳性，梨状肌均有压痛，跟腱反射消失，血沉抗链 "O" 正常，腰椎 3～5 正侧位 X 线片正常，舌淡，苔薄白，脉细弱。诊断：原发性根性左坐骨神经痛。治疗：取穴以环跳为主，配足三里、承山、阳陵泉、阿是穴等，长针治疗，每天 1 次，10 天为 1 个疗程。经 1 个疗程治疗能自行走路，2 个疗程治疗能做轻工作，3 个疗程治疗后痊愈，1 年后随访未复发。

　　出处　谌桂芝 . 长针治疗坐骨神经痛 100 例疗效观察 [J]. 中国针灸，1988，8（2）：16-17.

四、配合针法

1. 锋勾针配合毫针、拔火罐治疗坐骨神经痛

　　治疗方法　患者取侧卧位或俯卧位，首先取压痛点（阿是穴），皮肤常规消毒后，将锋勾针对准所勾刺的穴位，迅速刺入皮下组织后，稍待片刻，把勾位组织内的白色纤维牵拉后，再行上下勾割 3～4 次，待听到勾割的"吱吱"声时，即应按进针方向倒退出针。每次根据压痛点的位置，在其周围的范围内选取不同的穴位，可勾刺 9～13 针，然后按照所勾刺的范围，取大于其面积的玻璃罐，用闪火法将它扣在其上，拔吸 15～20 分钟。每次施术可适当地取 2～3 个压痛点，3～5 天可进行 1 次。一般经过 1～2 次的治疗后疼痛会明显减轻。体针治疗每次取 2～3 个主穴、4～6 个配穴，取 1.5～3.5 寸毫针迅速刺入皮下，待得气后，留针 30 分钟。每日 1 次，7 次为 1 个疗程，2 个疗程治疗后总结疗效。

　　疗效　治疗 30 例，痊愈 18 例，占 60%；显效 7 例，占 23.3%；好转 5 例，占 16.6%。总有效率 100%。

　　验案　超某，女，46 岁，1994 年 10 月 5 日初诊。主诉：腰及左下腿放射性、烧灼样疼痛 3 个月余。3 个月前，患者无明显诱因出

现腰及左下肢疼痛，曾口服消炎、镇痛药有所好转，但是由于受凉后，腰及下肢疼痛逐渐加重，活动受限，在某家诊所针灸、按摩20余天，未见好转。查：第4腰椎棘突及周围压痛明显，左侧环跳穴及周围压痛明显，风市穴及绝骨穴压痛明显；左下肢腿抬高试验阳性，约40°，跟腱反射减弱；X线片示第3、4腰椎未见异常。诊断：坐骨神经痛（原发性）。治疗：嘱患者取侧卧位，选取环跳及周围的压痛点，按上述方法用锋勾针勾刺13～14针后，用闪火法将大口径的玻璃罐扣在其上，拔吸20分钟。然后，再取1.5～3.5寸的毫针针刺腰3～4夹脊穴、秩边、风市、委中、绝骨、昆仑、太冲等穴，待得气后，留针30分钟。经过2次的勾刺治疗和1个疗程的体针治疗，临床症状及体征消失，自述疼痛明显减轻，活动如常人，已恢复原工作而告愈。1年后随访，未复发。

出处　虎宝，李斯琴．锋勾针加拔火罐为主治疗坐骨神经痛30例[J]．内蒙古中医药，1996，15（3）：30.

2. 刺血配合火针治疗根性坐骨神经痛

治疗方法　①火针疗法：取穴：阿是穴。操作方法：嘱患者俯卧，医者先于腰部压痛点阿是穴处用碘酒消毒，然后再以酒精棉球脱碘。医者左手持酒精灯，右手持火针，当火针烧至通红白亮时，迅速点刺阿是穴，刺入3～5cm。②毫针疗法：取穴：秩边、环跳、殷门、承扶、委中、承山、昆仑。操作方法：左侧坐骨神经痛取右侧卧屈股位，右侧坐骨神经痛取左侧卧屈股位。火针治疗完毕后，嘱患者摆好体位，先选0.30mm×75mm的毫针直刺环跳穴，使针感沿坐骨神经走行到达脚底部，然后提针至局部有酸胀感处留针。依次针刺秩边、殷门、承扶、委中、承山、昆仑，提插或捻转得气后留针，期间行针3次。③刺血疗法：在毫针治疗结束后行三棱针刺血疗法。医者于患侧肢体委中穴区域较明显的紫青色浅表静脉处予安尔碘消毒液消毒，再行 75% 的酒精脱碘，然后用三棱针点刺出血，至血自行止即可。最后以消毒干棉球擦拭出血部位，并局部用安尔碘消毒针孔。毫针每日治疗 1 次，留针 30 分钟，7 天为 1 个疗程，共治疗 2 个疗程。刺血疗法 3 天 1 次。火针操作完毕后，患者点刺部位可能会出现类似红疹样凸起，嘱患者勿挠，可自行消退。

疗效 治疗 32 例，临床痊愈 20 例，显效 8 例，有效 3 例，无效 1 例，有效率为 96.9%。

出处 薛建芳，郭琳，万欢 . 刺血配合火针治疗根性坐骨神经痛 32 例 [J]. 河南中医，2014，34（7）：1408-1409.

第十七节　踝关节扭伤

【疾病概述】

踝关节扭伤是指在直接暴力或间接暴力的作用下，踝关节骤然向一侧活动，超过其正常活动范围，引起关节周围软组织如关节囊、韧带、肌腱等发生撕裂伤。临床表现为：扭后踝关节明显肿胀疼痛，活动受限甚至不能站立行走，伤处有明显的压痛，且出现局部的皮下瘀血。如早期治疗不当，韧带过度松弛，可造成踝关节不稳，易引起反复扭伤，甚至关节软骨损伤，发生创伤性关节炎，严重影响行走功能。

本病属于中医学的"伤筋"范畴，多因闪挫扭伤、筋肉受损、气血阻滞、留血成瘀而发病。

【新九针治疗方法】

一、火针

1. 火针治疗急性踝关节扭伤

治疗方法　嘱患者取仰卧位，患足下垂于治疗床一端，足下垫一方凳，足跟下铺适量软纸，足跟后方着凳，足趾斜向前上方。患处常规消毒，左手持酒精灯，右手持中粗火针，尽量靠近施术部位，以酒精灯外焰先加热针体，然后加热针尖，使针前端烧红并泛白色，在外踝前下方胀最明显处（避开血管和神经），采用点刺进针法快速进针并快速出针。根据肿胀处大小共刺 3～4 针，针距1～1.5cm，深度 1～2cm，刺后如有血性渗出液自针孔流出，勿按针孔，任其自止，出血多时及时更换足下软纸。针后患处疼痛及肿胀多可明显减轻。消毒后用无菌纱布包扎，静卧 1～2 个小时，检查患处无明显疼痛及肿胀后即可离开。针后 5 天内保持干燥并适度限制活动。如 1 次未愈，5 天后可再针 1 次。

疗效　治疗 62 例，治愈 52 例（83.9%），好转 10 例（16.1%），总有效率 100%。

出处　陈建国，汤远林.火针治疗急性踝关节扭伤 62 例 [J].人民军医，2008，50（12）：754.

2. 火针治疗陈旧性踝关节扭伤

治疗方法　患者平坐于治疗床上，放松踝部。医者用手轻轻按摩，牵拉踝关节，调整好踝关节内部平衡，使关节放松，观察踝关节肿胀及滑膜增厚情况，同时在踝关节内、外侧寻找压痛点（损伤点），选配阳陵泉、悬钟、昆仑、解溪、丘墟、申脉等穴，一般每次痛点加穴位共选 3～5 个。所选的痛点和穴位用棉签蘸紫药水做好标记，常规消毒，用火针在酒精灯上烧至白亮，对准做好标记的痛点、穴位速刺疾出，根据病灶的深浅度、关节肿胀、滑膜增厚的情况，掌握进针的深度，不留针，针孔可放出淡黄色黏液少许。5～7日治疗1次，一般3～7次治疗后可痊愈，个别患者可根据情况酌情增加治疗次数。治疗后5日内不宜着水，防止针孔感染。

疗效　经2次治疗后，58例患者患部肿痛均明显减轻，其中52例（90%）经3～5次治愈，6例6～8次治愈。

出处　孟国臣. 火针治疗陈旧性踝关节扭伤58例小结 [J]. 中国针灸，2000，20（1）：40.

二、配合针法

火针配合拔罐、温针灸治疗急性踝关节扭伤

治疗方法　①火针：选穴：足内翻取外踝下方和前下方压痛点，足外翻取内踝下方压痛点。操作方法：常规消毒穴位，然后涂一层万花油，点燃酒精灯，左手持灯，右手持中号火针，在酒精灯处的外焰将火针烧至红白，迅速刺入选好的腧穴约2～3mm，然后迅速拔出，每穴点刺6～8下，用消毒干棉球按压针孔片刻，再涂一层万花油。②拔罐：以小号火罐在火针处拔罐10秒后起罐，以消毒干棉球拭净渗出物。③温针灸：选穴：以局部选穴为主，穴取丘墟、足临泣、地五会、解溪、冲阳、陷谷、跗阳、申脉、金门、商丘、公孙、太冲、中封、太溪、然谷，每次取6穴。操作方法：1寸毫针刺入穴位，在针身上缠上3cm的温灸纯艾条，并让完全燃烧后出针，每穴灸1壮，隔天治疗1次，每周治疗3次为1个疗程，疗程间休息2天，连续治疗3个疗程后观察疗效。

疗效　治疗40例患者，痊愈38例，显效2例，总有效率

100%。

　　验案　章某，19 岁，学生。患者 2 天前上体育课时右踝关节扭伤（足内翻），即到校医院急诊，当时做冰敷处理并拍 X 线片，已排除骨折和脱臼，见右踝关节瘀肿胀痛甚，无法着鞋行走，活动受限，不能着地，由同学背来就诊。西医诊断：急性踝关节扭伤。中医诊断：急性踝关节伤筋。用火针结合温针治疗。火针患足丘墟穴后，即有少量瘀血和渗出液流出；继之以小号火罐在此处拔罐 10 秒，拔出瘀血和渗出液均约 5mL 即起罐，以消毒干棉球拭净渗出物，此时患足背肿消皮皱，患者诉疼痛明显减轻；常规消毒后行温针，每穴 1 壮，针毕患处肿消约 30%，痛大减，患足可轻微活动着地。治疗 3 次显效，5 次痊愈，随访 1 个月，无后遗症。

　　出处　吴红英.火针温针结合治疗急性踝关节扭伤 40 例疗效观察 [J].高校保健医学研究与实践，2006，3（3）：29-31.

第十八节　足跟痛

【疾病概述】

　　足跟痛是由于急、慢性损伤引起的跟部周围疼痛的疾病的总称。临床上分为三型，即Ⅰ型后跟型、Ⅱ型跟下型、Ⅲ型全跟型，其特征多为全跟骨疼痛，多由跟骨硬骨质的损害，如跟骨骨刺、跟垫炎、滑囊炎等造成。本病好发于 40～60 岁的中年和老年人。

　　本病属于中医学"痹证"的范畴。一般认为肝肾亏虚、肾气不足、经脉失养复感外邪或劳累过度是引起本病的主要原因。

【新九针治疗方法】

一、火针

火针阿是穴治疗跟痛症　见上篇火针（101页）。

二、梅花针

师氏梅花针治疗跖痛症　见上篇梅花针（110页）。

三、配合针法

1. 毫针、火针、锋勾针联合应用治疗足跟痛

治疗方法　①毫针：取对侧大陵穴，局部用酒精棉消毒，取一次性30号1.5寸无菌毫针快速刺入大陵穴1寸左右，强刺激，并让患者踩地活动。②细火针：取足跟疼痛处点刺1～3针。③锋勾针：取足跟疼痛处勾割3～5下，快速出针。以上针具根据病情均可单独使用。

验案　刘某，男，56岁，右足跟内侧痛十几年，每遇行走时即痛，更不能走远路，否则痛更剧，经X线拍片诊断为跟骨骨刺，曾服药物治疗效果不佳。查右足跟内侧压痛明显，遂以锋勾针在痛点勾割3～5下，快速出针。其再行走，疼痛完全消失。

出处　王洁.毫针、火针、锋勾针联合应用治疗足跟痛36例[J].齐齐哈尔医学院学报，2007，24（14）：1684.

2. 磁圆针配合活血止痛汤泡脚治疗老年足跟痛

治疗方法　①治疗组：a.用磁圆针叩击足部足少阴肾经循行之处，足跟部的痛点多叩、重叩，叩至足底有发热感，然后把脚放入事先煨好的活血止痛汤中浸泡30分钟，每日1次，连续治疗5次为

1 个疗程。b.活血止痛汤药物组成：羌活、独活、细辛、威灵仙、川芎、川乌各 30g，红花、伸筋草、桂枝、牛膝各 20g。水煎后加入白酒 20mL 泡脚。在治疗期间，不宜过劳或远行，鞋底要软。②对照组：口服金匮肾气丸，每日 2 次，每次 1 丸。③疗程：两组均 5 日为 1 个疗程，1 个疗程后统计疗效。

疗效　治疗组治愈 18 例，显效 1 例，有效 7 例，无效 2 例，治愈显效率 67.86%，总有效率 92.86%。对照组治愈 0 例，显效 1 例，有效 2 例，无效 7 例，治愈显效率 10%，总有效率 30%。治疗组明显优于对照组。

出处　陈玲琳，赵孝珍.磁圆针配合活血止痛汤泡脚治疗老年足跟痛 28 例 [J]. 河北中医，2003，25（12）：928.

第十九节　类风湿关节炎

【疾病概述】

类风湿关节炎是一种以慢性侵蚀性关节炎为特征的全身性自身免疫病，其病变特点为滑膜炎，以及由此造成的关节软骨和骨质破坏，最终导致关节畸形。

中医认为本病属"痹证"，是风、寒、湿三气杂至和而为病。风邪偏盛为"行痹"，寒邪偏盛为"痛痹"，湿邪偏盛为"着痹"。

【新九针治疗方法】

一、火针

火针治疗类风湿关节炎

治疗方法　①取穴：以患病关节局部阿是穴为主，配合华佗夹脊穴，先刺小关节部位，再刺大关节部位，后刺华佗夹脊穴。掌指关节及近端指关节痛者，多取二间、三间、液门、中渚、前谷、后溪、八邪等穴；足趾关节肿痛者，多取大都、行间、内庭、束骨、八风等穴；腕关节肿痛者，多取阳溪、阳池、腕骨、大陵等穴；踝关节肿痛者，多取解溪、中封、丘墟、商丘、昆仑等穴。华佗夹脊穴，上肢主取颈4至胸3，下肢主取腰1至腰5，每10日取全部夹脊穴1次。以上诸穴，可依局部穴位之疏密，分2次交替选穴针刺，也可在1个疗程始末选取患部周围全部穴位进行针刺，以起到加强作用。②针刺方法：多选用细火针和中火针，手法多用浅而点刺法或深而速刺法。小关节多选细火针，用酒精灯将针烧至通红，迅速刺入已严格消毒的穴位，深度多为0.1～0.5寸，速入疾出，浅而点刺。较大关节、华佗夹脊穴和随证配穴多用中火针，用酒精灯将针烧至白亮，迅速刺入，角度以所选穴的解剖结构而定，深度多为0.5～2寸，深而速刺，速刺速出。刺毕一针，即以酒精棉球用力按压，可减少疼痛，不可揉搓，以免出血，局部会有轻度炎症反应。

疗效　治疗28例，显效22例，进步3例，有效2例，无效1例，总有效率为93.73%。

出处　沈甜，张彩荣，李忠仁.火针疗法治疗类风湿关节炎临床疗效观察[J].辽宁中医药大学学报，2012，14（9）：187-189.

二、配合针法

火锟针配合复方南星止痛膏治疗类风湿关节炎晨僵

治疗方法　选取患者病变的关节，用复方南星止痛膏，其药物组成为生天南星、生川乌、丁香、肉桂、细辛、白芷、川芎、乳香、没药、徐长卿等，将其敷贴在关节表面；火锟针在酒精灯上烧灼后通过南星止痛膏熨烫关节，每个关节熨烫10秒，共熨烫3次。

每天治疗 2 次，5 天为 1 个疗程，共治疗 2 个疗程。所有患者在治疗期间停服所有中西药物。

疗效　优 18 例，占 37.5%；良 21 例，占 43.8%；可 5 例，占 10.4%；差 4 例，占 8.3%。

出处　郑世江 . 复方南星止痛膏配合火镍针治疗类风湿关节炎晨僵的疗效研究 [J]. 世界中西医结合杂志，2012，7（10）：89.

第二十节　风湿性关节炎

【疾病概述】

风湿性关节炎是一种常见的急性或慢性结缔组织炎症，是由乙型溶血性链球菌感染所致的全身变态反应性疾病，表现为关节红、肿、热、痛明显，疼痛游走不定，不能活动。其发病部位常常是膝、髋、踝等下肢大关节，其次是肩、肘、腕关节，手足的小关节少见。化验可有血沉加快，抗链"O"滴度升高，类风湿因子阴性。本病治愈后很少复发，关节不留畸形，有的患者可出现风湿性心脏病，并有发热、皮下结节和皮疹等表现。

中医学认为本病为风、寒、湿、邪痹阻经脉，致使经脉不通而致。

【新九针治疗方法】

一、火针

三伏天火针治疗风湿性关节炎

治疗方法　患者选取最佳姿势，暴露患处。肩部取肩髃、肩髎、肩贞、肩内陵；膝部取犊鼻、内膝眼、阳陵泉、鹤顶；如肿痛明显，取肿胀最高点或压痛最明显处。进针处用龙胆紫做标记，先用碘酒消毒 1 遍，再用 75% 酒精脱碘 3 遍。根据患病部位及患者胖瘦程度，选取 1.5 ～ 2 寸消毒无菌火针，用专用酒精灯外焰由针身缓慢烧至针尖，烧至通红为度，快速刺入穴位，深度同体针针刺深度，不停留，迅即快速出针，用消毒干棉球压迫针孔片刻。去除棉球后用创可贴外敷，防止感染。穴位 3 日内勿浸水，防止潮湿、寒冷。根据患者耐受程度，每次 2 穴或 4 穴。每伏入伏第 1 天治疗 1 次，再隔 3 日针 1 次，即每个伏天治疗 3 次，共治疗 9 次。

疗效　共治疗 50 例，其中痊愈 31 例，占 62.0%；有效 18 例，占 36.0%；无效 1 例，占 2.0%。总有效率 98.0%。

出处　王夕花，窦理修.三伏天火针治疗风湿性关节炎 [J].中国针灸，2001，21（9）：561.

二、梅花针

师氏梅花针治疗风湿性关节炎

验案　李某，女，34 岁，家庭主妇，2000 年 3 月 16 日初诊。主诉：四肢关节疼痛 1 年，加重伴关节肿胀月余。病史：患者 1 年来四肢诸关节疼痛，呈游走性，以手、足关节为甚，在某医院诊为风湿性关节炎，服中西药物，疗效欠佳，月余来症状加重，关节疼痛难忍且伴肿胀，求治于师老。症见：四末触之冰凉，双手指关节畸形并肿胀，双足腕部以下肿胀青紫，疼痛异常，跛形行走，舌质暗，苔白，脉沉涩。化验检查示：类风湿因子（RF）(-)，抗链 "O"（ASO）（+）。诊断：痹证（风湿性关节炎）。证属阴寒凝结，血脉瘀滞。治以散寒通经、活血化瘀为法。取师氏梅花针，四肢肘、膝以下阳经重叩，叩至皮肤出血，同时叩击十二井穴以活血通经。

经治 1 次，患者当即行走正常；复诊时关节疼痛、肿胀减轻，肤色青紫改善；守法治疗 5 次，患者手、足关节疼痛明显减轻，肿胀消失，肤色正常，余症以他法缓图。

出处 吴宏东，付国宾 . 师氏梅花针临床应用体会 [J]. 河南中医药学刊，2002，17（4）：60.

第二十一节 截 瘫

【疾病概述】

截瘫，是指脊髓损伤后，受伤平面以下双侧肢体感觉、运动、反射等消失和膀胱、肛门括约肌功能丧失的一种病证。其中，上述功能完全丧失者，称完全性截瘫；还有部分功能存在的，称不完全性截瘫。本病早期为弛缓性瘫痪，约 3 ～ 4 周后，逐渐转为痉挛性瘫痪。截瘫病因与脊髓外伤或本身病变有关。

【新九针治疗方法】

一、长针

长针治疗外伤性截瘫

治疗方法 取穴：以督脉及相应夹脊穴为主，配足太阳、少阳经穴；以任脉穴为主，配以足阳明经及足三阴经穴。操作方法：针具选用 28 号 5 寸长不锈钢长针，两组穴交替使用。主穴采用透刺法，即在损伤平面之上 1 ～ 2 椎骨处开始取夹脊及督脉或任脉穴，常规消毒后，用 5 寸长针斜向下方进针，1 针可透 2 ～ 3 穴，使患者脊柱周围有酸胀等针感，并向下传导；配穴采用常规刺法。每 15 分钟行针 1 次，留针 60 分钟，每日 1 次，连续治疗 10 次休息 2 天，再接着进行下一个疗程。针刺的同时，帮助患者活动下肢各关节，进行功能锻炼，并对腰部进行按摩。各种功能锻炼宜循序渐进，并逐步协助患者坐起、下地站立，进而扶杖行走。

疗效　治疗 56 例，基本治愈 12 例，显效 25 例，有效 16 例，无效 3 例。总有效率 94.6%。

出处　田雁，马坤范.长针透穴法治疗外伤性截瘫 56 例小结 [J].甘肃中医，2000，14（5）：53-54.

二、配合针法

1. 电针加磁圆针治疗外伤性截瘫

治疗方法　①电针疗法：取穴：主穴取脊髓病变节段的上下各一对夹脊穴。配穴：上肢取扶突、曲池、外关、合谷，下肢取环跳、委中、承山、阳陵泉、足三里、三阴交、太冲、昆仑。主穴针柄接电针仪导线，同一组导线连同一侧夹脊穴，弛缓性瘫者用疏波，痉挛性瘫者用密波，配穴可不通电，亦可与夹脊穴交替通电。每日 1 次，每次 30 分钟，10 日为 1 个疗程。②磁圆针疗法：每次针灸后，医者右手五指紧握针柄，上肢沿手阳明大肠经、下肢沿足阳明胃经叩刺，重点叩穴，每穴叩 5～10 次，顺经轻叩为补，逆经重叩为泻，中等力量来回叩击为平补平泻，每次叩 20～30 分钟，每日 1 次，共经过 2～3 个疗程。

疗效　治疗 295 例，显效 109 例，好转 170 例，无变化 16 例，恶化 0 例。

出处　刘改荣.电针加磁圆针治疗外伤性截瘫 295 例 [J].中国针灸，2005，S1：111.

2. 磁圆针配合毫针治疗急性脊髓炎恢复期

治疗方法　①选穴：a.磁圆针：督脉上循经叩刺为主，从长强穴叩至百会穴，重点叩击长强、命门、大椎、百会等穴位。b.毫针：在病变脊髓节段平面以下的肢体瘫痪部位取穴。上肢瘫痪者取曲池、外关、合谷，下肢瘫痪者取梁丘、足三里、阳陵泉、悬钟。②操作方法：磁圆针叩击 20 分钟后改用毫针治疗 20 分钟，每日 1 次，10 次为 1 个疗程。

疗效　30 例患者均从恢复期开始治疗，痊愈 5 例，占 16.67%；显效 18 例，占 60%；好转 6 例，占 20%；无效 1 例，占 3.33%。总有效率为 96.67%。

出处　冷钰玲，周清毅，杨庭辉，等. 磁圆针叩击督脉为主配合毫针治疗急性脊髓炎恢复期 30 例疗效观察 [J]. 遵义医学院学报，1996，19（2）：138-139.

第二十二节　腰背肌筋膜炎

【疾病概述】

腰背肌筋膜炎是指因寒冷、潮湿、慢性劳损而使腰背部肌筋膜及肌组织发生水肿、渗出及纤维性变，而出现的一系列临床症状。其主要表现为腰背部弥漫性钝痛，尤以两侧腰肌及髂嵴上方更为明显，并有局部疼痛、发凉、皮肤麻木、肌肉痉挛和运动障碍。其疼痛特点是：晨起痛，日间轻，傍晚复重，长时间不活动或活动过度均可诱发疼痛，病程长，且因劳累及气候变化而发作。查体时患部有明显的局限性压痛点，触摸此点可引起疼痛和放射，有时可触到肌筋膜内有结节状物。

【新九针治疗方法】

一、火针

火针华佗夹脊穴治疗背肌筋膜炎

治疗方法 根据腰背部疼痛的不同部位，取患侧或双侧对应华佗夹脊穴6～8个穴。患者取俯卧位，枕头置胸下，双臂自然下垂。用安尔碘消毒皮肤后，将细火针在酒精灯上烧至针尖发红时，对准所选穴，快速点刺。一般进针深度为0.3～0.5寸。隔3日1次，10次为1个疗程。以口服芬必得为对照。治疗2个疗程后，评价疗效。

疗效 治疗50例，痊愈39例，好转8例，无效3例，总有效率94%；对照组50例，痊愈27例，好转15例，无效8例，总有效率84%。治疗组疗效优于口服芬必得对照组。

出处 邓宁，曾宇晖.火针华佗夹脊穴治疗背肌筋膜炎疗效观察[J].上海针灸杂志，2008，27（1）：36-36.

二、配合针法

1. 推拿结合圆利针治疗腰臀肌筋膜炎

治疗方法 ①推拿选用滚法、点按法、揉法以及被动运动：a.先用滚法在腰臀、大腿部放松约3～5分钟；b.于痛点（触发点）施以中等刺激的点按，以酸胀能忍受为度，每个触发点点按时间以30～60秒为宜；c.在痛点（触发点）周围所触及的条索上，根据肌肉纤维走行方向施用弹拨法，来回3遍；d.施用弹拨手法处施用揉法予以放松，时间约为5分钟；e.根据不同的纤维走向，对于不同部位的肌肉，采用相应的被动运动予以牵拉，一般使被运动的关节运动幅度达到生理极限位，并且维持 10～15 秒。隔日 1 次，10 次为 1 个疗程。②针刺方法：推拿的第 2 日在腰臀部痛点上（摸到硬结或条索状物）常规皮肤消毒后，医者用左手拇、食指夹住圆利针针尖点住痛点，右手持针柄用点刺法进针，直接垂直刺入，进针深度以通过深筋膜为主，患者有强烈的酸胀感，留针 15 分钟，同时用 TDP 照射。每次 3～5 个穴，隔日 1 次，10 次为 1 个疗程。

疗效　60 例患者经 1 个疗程治疗，治愈 43 例（75%）；显效 9 例（15%）；好转 8 例（13.3%）；无效 0 例。

出处　谭树生.推拿结合圆利针治疗腰臀肌筋膜炎 [J].亚太传统医药，2007，4（4）：43.

2. 微创穴位埋线结合火针疗法治疗腰背肌筋膜炎

治疗方法　首先根据临床症状在患部进行"查灶"取穴：医者用拇指按揉法，循足太阳经筋、足少阳经筋、足阳明经筋进行查找，重点查第 3 腰椎横突点、腰方肌、髂肋肌、骶棘肌、臀大肌、臀中肌等，若触及条索样、小颗粒状结节，按压疼痛异常敏感即可定为病灶点。确定病灶点后，医者以左手拇指尖按压固定上述病灶点，右手持中粗火针置于酒精灯上烧红，快速点刺病灶点，出针后迅速用消毒干棉球按压针孔处，以减轻不适。火针后第 3 天，在上述火针处偏离 0.5cm 的距离选取 6～8 个部位进行穴位埋线，暴露穴位并指切留痕后，穴位常规消毒，取 4-0 羊肠线从一次性埋线针前端穿入，将埋线针对准穴位刺入，得气后边退针边推针芯，把羊肠线垂直埋入穴位内，查看针孔处无暴露羊肠线后用纱布贴护针孔。7 天施治 1 次，3 次为 1 个疗程，共治疗 1 个疗程。

疗效 治疗组 60 例，治愈 20 例，显效 26 例，有效 12 例，无效 2 例，总有效率 96.7%。

出处 罗云波.微创穴位埋线结合火针疗法治疗腰背肌筋膜炎疗效观察 [J].四川中医，2013，31（12）：134-136.

第二十三节　臀上皮神经损伤

【疾病概述】

臀上皮神经为第 1 ～ 3 腰神经后支之外侧支，在股骨大转子与第 3 腰椎间连线交于髂嵴处平行穿出深筋膜，分布于臀部皮肤，一般不易摸到。该神经容易在劳动中因久弯腰、躯干左右旋转时受到损伤，症状主要表现为患侧腰臀部疼痛，呈刺痛、撕裂样疼痛，大腿后侧膝以上部位可有牵扯痛，但不过膝。急性期疼痛较剧烈，弯腰受限，起坐困难，患者常诉疼痛部位较深，区域模糊，没有明显的分布界限。检查时可在髂嵴最高点内侧 2 ～ 3cm 处触及"条索样"硬物，压痛明显，有麻胀感，直腿抬高试验阳性，但不出现神经根性症状。

【新九针治疗方法】

一、圆利针

圆利针治疗臀上皮神经痛 见上篇圆利针（58 页）。

二、配合针法

磁圆针结合推拿手法治疗臀上皮神经损伤

治疗方法 ①磁圆针：嘱患者取侧卧位，暴露患侧大腿，局部消毒后，右手持磁圆梅针，左手固定患部，用磁圆针轻度循经叩刺，然后再以压痛点为中心进行叩刺，叩刺方法交替进行，直至叩刺皮肤微微发红。严重者可以采用中度叩刺。②推拿治疗：叩刺完后嘱患者取俯卧位，在患侧腰臀部和大腿后外侧肌群来回滚动5～10分钟，使肌肉松弛，在臀肌髂嵴中点直下3～4cm触及条索样物，用拇指与其垂直进行左右弹拨，弹拨要由浅到深，由轻到重，先边缘再中间，以患者局部有酸胀感，力度以患者能忍受为度，时间为4～6分钟；然后掌根按揉患侧腰臀部和大腿后外侧肌群，重点按揉疼痛点以放松由于弹拨而引起的肌肉紧张，时间为3分钟。上述治疗隔天1次，6次为1个疗程。

疗效 本组18例中治愈7例，显效11例，总有效率100%。最短1个疗程，最长3个疗程。

验案 刘某，男，45岁，2012年4月5日初诊。患者自诉5天前劳作时不慎扭伤腰部，出现右侧臀部疼痛，活动受限，体位改变或咳嗽时疼痛加重，右侧大腿有放射性疼痛，在家用药酒涂擦，无效，症状逐渐加重。检查：腰椎前屈活动受限，双手拇指触诊右髂嵴中点直下约3cm可触及条索状物，触压时疼痛难忍，并向右大腿放射，直腿抬高试验、"4"字试验均为阴性。诊断：右侧臀上皮神经损伤。给予上法治疗3次后症状明显减轻，治疗2个疗程后，腰臀部疼痛、局部压痛消失，体位改变或咳嗽后无放射性疼痛，临床症状全部消失，随访3个月未复发。

出处 胡建超，王亮，唐彪.磁圆针结合推拿手法治疗臀上皮神经损伤18例临床观察[J].云南中医中药杂志，2013，34（8）：45.

第二十四节　梨状肌综合征

【疾病概述】

梨状肌是臀部的深部肌肉，从骶椎前面开始，穿出坐骨大孔，而将其分成梨状肌上孔与下孔，止于股骨大转子。梨状肌主要是协同其他肌肉完成大的外旋动作。由于坐骨神经走行恰好经梨状肌下孔穿出骨盆到臀部，因此梨状肌因急、慢性损伤，或加上解剖上变异，致易发生损伤性炎性改变，刺激或压迫坐骨神经引起坐骨神经痛，表现为臀部的慢性持续性疼痛和麻木感，并沿坐骨神经下延至大腿后侧、小腿前外侧和后侧疼痛。患者常有腰臀部闪扭的外伤史，部分患者有明显的受凉史。

该病属于祖国医学"筋痹"范畴，多认为是由于劳累闪挫而导致经脉受损，气滞血瘀，或感受风、寒、湿邪，经脉闭阻，营卫不和，气血痹阻，不通则痛所致。

【新九针治疗方法】

一、圆利针

1. 圆利针治疗梨状肌损伤　见上篇圆利针（54页）。

2. 圆利针治疗梨状肌损伤

治疗方法　以梨状肌投影部位的压痛点或条索明显处为进针点，用合谷刺。患者侧卧，患腿在上，屈膝屈髋90°，并将患膝搁稳于床上，此时大腿处于内收内旋位，梨状肌处于紧绷状态，在梨状肌体表投影区按压，寻找痛点或条索状物，一般在环跳穴附近，用记号笔做一记号，常规消毒，选用直径为0.45mm、长度为

100mm 的圆利针，先在治疗点上垂直刺入，以针尖穿过梨状肌为度，深 8 ～ 10cm，不提插捻转，待针感消失或明显减弱后将针退至皮下，针感消失一般为 10 ～ 30 秒，再沿梨状肌走行方向，分别向左、右两旁斜刺，形成"鸡爪刺"后出针，若有多个压痛点，用此法另行针刺，每日 1 次，共治疗 10 次。

疗效 治疗 83 例，痊愈 70 例，占 84.3%；好转 8 例，占 9.7%；有效 5 例，占 6.0%。总有效率 100%。

出处 杨俊荣.圆利针治疗梨状肌损伤 83 例 [J].实用中医药杂志，2012，27（12）：858-859.

二、配合针法

1. 圆利针与芒针齐刺治疗梨状肌综合征

治疗方法 将 80 例患者随机分为圆利针组、芒针组，每组各 40 例。①圆利针组：取穴：患侧梨状肌三穴、委中、阳陵泉。梨状肌三穴定位方法：患者侧卧，患侧在上，患髋关节前屈 45°。依据梨状肌体表投影，髂嵴上缘（B）与尾骨尖（C）连线的中点（D）至股骨大转子尖（A）的连线相当于梨状肌肌腹中线（AD），取 AD 中点（E0）及内外各 1.5 寸（E1、E2），E0、E1、E2 即为梨状肌三穴。操作：各穴位常规消毒后，先用 0.60mm×125mm 新九针圆利针直刺患侧梨状肌三穴 60 ～ 80mm，使针感向膝部、小腿外侧或足底放射，再用 0.32mm×40mm 毫针依次刺患侧委中、阳陵泉，以得气为度。每 10 分钟行针 1 次，留针 20 分钟出针。每周 3 次，共治疗 2 周。②芒针组：除梨状肌三穴针具使用 0.32mm×125mm 芒针针刺外，其余治疗取穴、针刺方法、疗程均同圆利针组。

疗效　圆利针组 40 例，痊愈 23 例，显效 9 例，有效 5 例，无效 3 例，总有效率 92.5%；芒针组 40 例，痊愈 12 例，显效 6 例，有效 13 例，无效 9 例，总有效率 77.5%。圆利针对患者痛阈值改善及疗效优于普通芒针。

出处　刘建民，田文海，田建刚，等 . 新九针圆利针与芒针齐刺治疗梨状肌综合征疗效对照观察 [J]. 中国针灸，2013，33（5）：422-425.

2. 圆利针及中药熏洗配合微波治疗梨状肌综合征

治疗方法　①圆利针治疗：患者采用侧卧位（患侧在上），局部消毒铺无菌巾，用龙胆紫在梨状肌体表投影区定点，采用 75mm 的圆利针以垂直梨状肌肌腹的方向呈扇形透刺 5～6 次。②中药熏洗：红花、赤芍、透骨草、伸筋草各 10g，当归、续断各 15g。煎汤熏洗患处，每天 1 次，每次 20 分钟，于圆利针治疗后第 2 天开始应用 5～7 天。③微波治疗：采用波长 12.24cm、频率为 2450Hz 的微波，对患处治疗，每次 30 分钟，每天 1 次。

疗效　治疗 108 例，治愈 95 例，显效 8 例，有效 5 例，治愈率 87.96%，总有效率为 100%。

验案　某，男，43 岁，2012 年 8 月 13 日下午就诊。患者：患病前 5 小时因着急赶时间上班下公交车时，为躲避后边的轿车而拉扯到右侧的臀部，当时即感觉臀部有抽筋感并出现疼痛，在单位工作一上午后，右臀部疼痛未见减轻，并出现右下肢的放射痛，蹲下穿鞋时疼痛明显加重而不敢用力，遂在同事的搀扶下来我门诊就诊。查体见：腰部无明显压痛，右侧臀肌紧张，在梨状肌体表投影处可扪及条索状隆起，轻微按压即感觉明显疼痛并向右下肢放射，梨状肌紧张试验（＋），直腿抬高为 30°。随即让患者采用侧卧位（患侧在上），局部消毒，铺无菌巾，用龙胆紫在梨状肌体表投影区定点（患者可取俯卧位，双下肢后伸，使腰臀部肌肉放松，医者自髂后上棘到股骨大粗隆做一连线，连线中点直下 2cm 处即为坐骨神经出梨状肌下孔的部位，其两侧即为梨状肌），采用 75mm 的圆利针以垂直梨状肌肌腹的方向呈扇形透刺 5～6 次。经圆利针治疗后患者疼痛明显减轻并出现右下肢轻度麻木感，行微波理疗 30 分钟后可自行下地行走，仅感觉右下肢有轻度无力，嘱患者第 2 天开始做中药熏洗，每日 1 次，每次 20 分钟，微波每次 30 分钟，每日 1 次。1 周后患者来复诊时，下肢已活动自如。

出处 马福彦 . 圆利针及中药熏洗配合微波治疗梨状肌综合征108 例 [J]. 长春中医药大学学报，2013，29（6）：1062-1063.

第二十五节 膝关节侧副韧带损伤

【疾病概述】

膝关节过度内翻或外翻时，被牵拉的韧带超出生理负荷会发生撕裂、断裂等损伤，在严重创伤时，侧副韧带、十字韧带和半月板可同时损伤。其主要表现为膝部伤侧局部剧痛、肿胀、有时有瘀斑，膝关节不能完全伸直。韧带损伤处压痛明显，内侧副韧带损伤时，压痛点常在股骨内上髁或胫骨内髁的下缘处；外侧韧带损伤时，压痛点在股骨外上髁或腓骨小头处。

【新九针治疗方法】

配合针法

1. 锋勾针配合拔罐治疗膝关节侧副韧带损伤

治疗方法 ①锋勾针：患者仰卧于床，舒适放松，充分暴露膝关节。医者以局部痛点取穴，碘伏严格消毒皮肤，左手拇、食指固定痛点周围皮肤，右手持针与皮肤成 60° 角后迅速刺入皮下，针尖勾住肌纤维后成 90° 角提插 3 次，无需留针，针尖恢复 60° 角后迅速出针，消毒棉球按压出针处至无出血。为避免发生不良后果，操作时必须熟悉局部解剖、手法熟练而谨慎才能达到预期疗效。5～7 天 1 次，3 次为 1 个疗程。②拔罐：拔罐取膝关节周围痛点，即阿是穴，用闪火法拔罐，留罐 10 分钟，隔日 1 次，10 次为 1 个疗程。

疗效 治疗 64 例，痊愈 41 例，显效 16 例，好转 5 例，未愈 2 例，总有效率 96.88%。

出处 丁青．锋勾针配合拔罐治疗膝关节侧副韧带陈旧性损伤 64 例临床观察 [J]．中国疗养医学，2014，23（4）：323-324．

2. 锋勾针配合温针治疗膝关节侧副韧带损伤

治疗方法 ①锋勾针：取痛点，在患者指出的痛点上用针准确地探明最痛点，用紫药水做好标记。一般膝关节内侧副韧带损伤痛点在股骨内髁及胫骨内髁上，膝关节外侧副韧带损伤痛点在股骨外髁上。皮肤常规消毒后，取锋勾针与下肢平行垂直进针，针深至骨面，同时将针身转至与皮肤成直角，连续勾刺 4～6 次，动作要缓慢，以针下发出响声为度。②温针：取穴：膝关节内侧副韧带损伤取血海、阴陵泉，膝关节外侧副韧带损伤取梁丘、足三里。操作：

用 28 号 2 寸针，皮肤常规消毒后，直刺进针，行提插捻转手法，得气后，针柄上套上 1 寸长的艾条一节，从近皮肤端点燃，燃尽后再换上一节，待第二节燃尽后取针。锋勾针 4 日 1 次，其间每日温针 1 次，此为 1 个疗程。

疗效 50 例全部治愈，其中 1 个疗程治愈者 9 例，2 个疗程治愈者 22 例，3 个疗程治愈者 10 例，4 个疗程治愈者 9 例。

出处 朱士涛，吴惠森.锋勾针加温针治疗膝关节副韧带损伤 50 例 [J].中国针灸，1998，18（7）：51.

第二十六节 膝关节骨性关节炎

【疾病概述】

膝关节骨性关节炎是一种起始于软骨的退行性关节炎，主要因为关节软骨生化代谢的异常和结构上的损害导致软骨软化、弹性下降、碎裂和脱落，继发软骨下骨硬化囊性变、关节滑膜增生和关节软骨周围骨质增生。本病多患于中老年人，其症状多表现为膝盖红肿痛、上下楼梯痛、坐起立行时膝部酸痛不适等，另外也会有患者表现为肿胀、弹响、积液等，如不及时治疗，则会引起关节畸形与功能障碍。

【新九针治疗方法】

一、圆利针

圆利针治疗膝关节骨性关节炎 见上篇圆利针（59 页）。

二、长针

长针治疗膝骨关节炎　见上篇长针（70页）。

三、火针

火针治疗膝骨关节炎

治疗方法　取穴：阿是穴（局部痛点）、梁丘、血海、内膝眼、外膝眼、阳陵泉。肾虚髓亏证加悬钟，阳虚寒凝证加关元，瘀血阻滞证加合谷、足三里。操作方法：患者仰卧位，屈膝。医者先在各穴位处予指甲划痕标记，常规消毒，点燃酒精灯，将火针针身的前中段烧红，疾进疾出，深约0.5cm，每穴散刺3针，出针后用消毒干棉球重压针眼片刻。嘱患者注意保持局部清洁，避免感染。

疗效　膝部疼痛32例中，控制20例，显效6例，有效3例，无效3例；膝部肿胀26例中，控制20例，显效4例，有效1例，无效1例；下蹲疼痛32例中，控制18例，显效8例，有效3例，无效3例；上下楼痛32例中，控制8例，显效7例，有效11例，无效6例；屈伸不利30例中，控制19例，显效4例，有效7例，无效0例；遇寒加重26例中，控制10例，显效15例，有效1例，无效0例。

出处　李彬，谢新才，王麟鹏．火针治疗膝骨关节炎临床观察[J]．北京中医药，2011，30（12）：923-925．

四、配合针法

针刀结合圆利针治疗膝骨性关节炎

治疗方法　①治疗组：a.针刀治疗：检查髌骨周边、髌下脂肪

垫、内外侧副韧带、鹅足部等处，将有明显压痛处用龙胆紫标记，常规消毒、铺巾，使用 0.75% 利多卡因局麻，采用 0.8mm 汉章 4 号一次性针刀对粘连、挛缩的软组织进行钝性剥离、疏通松解。术毕以创可贴覆盖创面。b. 圆利针治疗：采用直径为 0.7mm 的不锈钢圆利针于膝关节后侧、股内收肌耻骨上支肌附着处、髂骨翼外三肌阳性反应点刺入，采用"合谷刺法"。c. 手法治疗：针刀松解后 1～2 天，采用手法对髌骨进行上下、左右推、按、提、拿，垫臂屈膝弹压膝关节，直至髌骨活动度加大或自如。以上均每周 1 次，3 次为 1 个疗程，共 1～2 个疗程。②对照组：采用针刺治疗。取内膝眼、外膝眼、鹤顶、梁丘、血海、阴陵泉、阳陵泉、足三里、委中、委阳、浮郄、合阳及阿是穴为基本穴，血瘀加膈俞、三阴交，寒湿加合谷、风市，湿热加曲池、丰隆，肝肾亏虚加肾俞、太溪。用 30 号 1.5、3 寸的不锈钢毫针，采用爪切和夹持进针，深度至骨面或 1.2 寸，施以捻转补泻手法 1 分钟，要求有明显针感。然后接 G6805-2 型电针仪，采用连续波，频率 40Hz，电流强度 2mA，时间为 20 分钟，每日 1 次，10 次为 1 个疗程，疗程间休息 1 周，共 2 个疗程。治疗期间及治疗后的 6 个月，嘱患者膝部保暖，避免下肢负重，进行股四头肌锻炼。

疗效 ①近期疗效：a. 治疗组：优 27 例，良 19 例，尚可 9 例，有效率 76.70%。b. 对照组优 8 例，良 12 例，尚可 24 例，有效率 33.30%。②远期疗效：a. 治疗组：优 15 例，良 16 例，尚可 18 例，有效率 51.70%。b. 对照组：优 2 例，良 6 例，尚可 19 例，有效率 13.30%。近期疗效、远期疗效治疗组均明显优于对照组。

出处 朱镜，陈华，彭雷，等.针刀结合圆利针治疗膝骨性关节炎 120 例疗效观察 [J].上海医药，2013，35（12）：32-34.

第二十七节　腰椎术后综合征

【疾病概述】

腰椎术后综合征是一种难治性疾病，是指行腰椎板切除或椎间盘摘除术后，仍有腰痛、腿痛或其他不适症状的症候群。发病原因以术后瘢痕粘连等为最常见，临床症状以患者术后顽固性疼痛、马尾神经损伤粘连、大小便失禁、截瘫等为主。

【新九针治疗方法】

配合针法

圆利针配合温针灸治疗腰椎术后综合征

治疗方法　①观察组：按照人体软组织外科解剖和压痛点分布规律，选用腰椎旁夹脊穴、阿是穴为主，常规消毒后，用0.5mm×87mm圆利针在脊柱旁所选穴位直刺，进针时到达肌肉、筋膜，当针下有韧带样阻力时停止进针，施提插捻转约30秒，使局部有酸胀热感并有针感向周围放射为宜，并采用齐刺法在左右或上下两旁1寸处斜刺两针，三针齐用。每个病变部位均采用相同方法，然后针尾置艾绒球并点燃，艾绒球燃烧产生辐射的高温通过针直接传导到疼痛病变部位。每日1次，每次约20分钟。在同一病变部位可针刺2～3次，间隔4～5天治疗1次。如有多个病变部位，可在同一天或不同日期轮流进行针刺，15天为1个疗程。②对照组：采用普通电针加TDP照射治疗，每日1次，每次20分钟，15天为1个疗程。

疗效　观察组治愈11例，显效22例，有效9例，无效2例，有效率95.5%；对照组治愈6例，显效17例，有效13例，无效6

例，有效率 85.8%。两组治疗半年后随访观察比较：观察组有效率93.2%，对照组有效率 78.6%。观察组疗效优于对照组。

出处 王幼平，张文才，王东生，等.圆利针配合灸法治疗腰椎术后综合征 86 例临床观察 [J].颈腰痛杂志，2012，33（2）：149-150.

第二十八节　鹅足滑囊炎

【疾病概述】

鹅足滑囊位于缝匠肌、股薄肌及半腱肌的联合腱止点与胫骨内侧副韧带之间，由于三个肌腱有致密的纤维膜相连，形同鹅足而得名。局部经常的反复小创伤，例如骑马、骑牲口等常是本病的病因。鹅足滑囊炎主要表现为膝关节内侧疼痛，局部有肿块，常可误诊为慢性关节炎、内侧半月板损伤、内侧副韧带损伤等。

【新九针治疗方法】

一、火针

火针治疗鹅足滑囊炎

治疗方法 患者取患侧卧位，暴露患膝内侧面，在鹅足囊压痛区寻找压痛点，用记号笔标记所有压痛点，一般 6～8 个点，常规皮肤消毒后，将中号火针在酒精灯上烧红后，对准所标记的压痛点快速点刺。每隔 3 天治疗 1 次，治疗 3 次后统计疗效。

疗效 治疗 65 例，痊愈 58 例，占 89.2%；显效 7 例，占 10.8%；无效 0 例。总有效率为 100%。

出处 杨翊.火针治疗鹅足滑囊炎 65 例 [J].上海针灸杂志，

2013, 32（8）: 652.

二、配合针法

圆利针合谷刺治疗鹅足滑囊炎

治疗方法 患者取仰卧位, 患侧下肢略外展、放松。医者在患者鹅足滑囊位置采用点按、揉、摩, 找到最痛点。医者在压痛部位皮肤消毒, 而后右手持圆利针以压痛点为中心进行合谷刺, 一般 2 针即可。若肿胀较重, 也可以 4 针相对, 即相当于时钟的 3、6、9、12 点位置进针。医者手法宜温和, 直达病所即可, 留针 10 分钟, 期间行针 1 次, 出针后不按压针孔, 用消毒后的玻璃罐进行拔吸 5 分钟, 拔出少量血性液体后针孔再用安尔碘消毒。隔日 1 次, 10 次为 1 个疗程。叮嘱患者每天于仰卧位进行股四头肌收缩练习, 每次保持 5 秒, 每日练习数次。

疗效 治愈 7 例, 好转 4 例, 无效 1 例, 总有效率为 91.7%。3 个月后随访, 7 例治愈患者无复发, 3 例好转患者情况稳定无加重, 1 例好转患者 1 个月后复发。

出处 孟未震. 圆利针合谷刺治疗鹅足滑囊炎 12 例 [J]. 上海针灸杂志, 2013, 32（6）: 509.

第二十九节 软组织损伤

【疾病概述】

软组织损伤指软组织或骨骼肌肉受到直接或间接暴力, 或长期慢性劳损引起的一大类创伤综合征。组织受创后出现微循环障碍、无菌性炎症, 致使局部肿胀疼痛。临床上多见于肩关节周围炎、筋膜炎、肱骨外上髁炎、腱鞘炎、骨性关节炎、膝关节副韧带损伤、足跟痛等，这些疾病都会由于软组织损伤造成局部肌肉粘连引起疼痛。

【新九针治疗方法】

一、锋勾针

锋勾针治疗软组织损伤所致的疼痛　见上篇锋勾针（40 页）。

二、火针

火针治疗急性软组织损伤

治疗方法　患处行 0.5% 碘伏严格消毒后，取中粗火针在酒精灯上加热至针体通红并带白色，快速进针至损伤组织内，并迅速出针，针眼出血者不做处理，任其自凝，清理消毒后，用无菌纱布包扎。根据损伤范围大小而确定施针多少，一般每隔 1.5cm 左右刺 1 针。针刺 2 日内不宜进水，以防感染。3 日 1 次，治疗 3 次后总结疗效。

疗效　治疗 136 例，治愈 102 例，好转 34 例，无效 0 例。治愈患者中 1 次治愈 87 例，占 63.97%；2 次治愈 30 例，占 22.06%；3 次治愈 19 例，占 13.97%。

验案　某，男，56 岁。患者半小时前因外伤致右踝关节肿胀疼痛，不能行走。查见右足处踝前下方肿胀、压痛明显，面积约 8cm×10cm，肤色青紫，肿胀高于正常皮肤 6mm 左右，踝关节不能活动。X 线检查未见骨折、脱位征象。予中粗火针点刺 6 针，流出瘀血近 5mL，针毕当即肿胀、疼痛消失近半，可活动。3 日后继针 1 次后，肿胀、疼痛完全消失，踝关节活动自如，告愈。

出处　陈茂华，孙治东 . 火针治疗急性软组织损伤 136 例 [J]. 上海针灸杂志，2006，25（8）：35.

三、梅花针

师氏梅花针治疗胸部软组织扭挫伤

验案　刘某，52岁，干部，2000年6月9日初诊。主诉：胸部疼痛3天。病史：患者3天前洗浴时不慎滑倒，背部着地后觉胸部疼痛，呼吸及站立行走时加重，自行外涂红花油及止痛药物治疗3天反而症状逐渐加重，经人介绍来我院求治。症见：表情痛苦，右足不能着地，胸部疼痛，呼吸受限，肤色正常，舌质红，苔白，脉弦细。诊断：岔气（胸部软组织扭挫伤）。证属气滞经络，不通则痛。治以理气通络为法。取用师氏梅花针沿胸部各经轻度叩刺，叩至皮肤潮红。经治1次，患者胸部疼痛随即消失，呼吸畅快，行走利落，满意而归。

出处　吴宏东，付国宾. 师氏梅花针临床应用体会 [J]. 河南中医药学刊，2002，17（4）：60.

第三十节　髂胫束损伤

【疾病概述】

髂胫束位于大腿的外侧面，起自髂嵴的外侧缘，下端附着于胫骨外侧髁、腓骨头和膝关节囊。因其受到直接暴力的打击或碰撞而造成损伤、局部炎性渗出、皮下出血等病理表现，日久则可使其增厚变粗或者出现挛缩，重者可影响髋关节的内收活动。其临床表现为局部肿胀、疼痛，大腿内收时疼痛加重；双膝并拢下蹲困难，后期可发展为不能蹲下。

【新九针治疗方法】

圆利针

圆利针合谷刺治疗髂胫束损伤　见上篇圆利针（62 页）。

第三十一节　腓肠肌痉挛

【疾病概述】

腓肠肌痉挛，即"小腿抽筋"，是痛性痉挛中最常见的一种，其特点是腓肠肌突然发作的强直性痛性痉挛、牵掣，痛如扭转，持续数十秒至数分钟或更久，其痛楚难以名状。

【新九针治疗方法】

火针

火针承山穴治疗腓肠肌痉挛

治疗方法　取承山，令患者俯卧，双下肢自然伸直，用 2% 碘酒将患者承山穴处消毒，然后用 75% 酒精脱碘消毒。取火针在酒精灯上烧至通红发白，采用速刺法，对准穴位快速刺入 0.5 寸后迅速出针，每次点刺 3 下，隔日治疗 1 次。一般 1 次即可见效，治疗 3 次后评定疗效。

疗效　31 例患者全部有效，其中痊愈 28 例（1 次治愈 16 例），好转 3 例。

出处　王世广.火针承山穴治疗腓肠肌痉挛 31 例[J].中国针灸，2002，22（3）：193.

第三十二节　髌下脂肪垫损伤

【疾病概述】

髌下脂肪垫位于髌韧带下及两侧，由膝关节反复挫、碰、扭伤，引起脂肪垫发生水肿、机化、肿胀和增厚，以膝关节过伸站立时酸痛无力，髌韧带及两膝眼的部位肿胀、膨隆、压痛等为主要表现。

本证属中医学"痹证"范畴，为经络损伤或风、寒、湿邪侵袭，气血瘀滞所致。

【新九针治疗方法】

一、锋勾针

锋勾针治疗髌下脂肪垫损伤　见上篇锋勾针（44页）。

二、火针

火针治疗髌下脂肪垫损伤

治疗方法　患者取仰卧位，膝下垫一直径为20cm圆枕，使膝关节呈屈曲位。医者在患者髌下髌韧带两侧内、外膝眼穴处寻找髌下脂肪垫的压痛点1～2处，标记后局部皮肤常规消毒。医者左手扶持住髌骨并下推髌骨固定，右手持单头火针至酒精灯上烧至红中透白时，快速斜向上刺入至髌骨下，并迅速出针，针刺深度为1寸左右，要求火针操作时稳、准、快，疾入疾出，但不能刺入关节腔内。出针后，迅速用无菌干棉球按压针眼片刻，并用苯扎氯铵贴外敷1天，嘱患者治疗后48小时针眼勿沾水。以上治疗每3～4日1

次，每周2次，3周后结束治疗。

疗效 治疗104例，治愈76例，显效10例，好转8例，无效10例，总有效率90.38%。

出处 郑秋枫.火针治疗髌下脂肪垫损伤疗效观察[J].现代医药卫生，2012，28（8）：1248-1249.

第三十三节　滑囊炎

【疾病概述】

滑囊炎是指滑囊的急性或慢性炎症。滑囊炎的发病可能与肿瘤、慢性劳损、炎性关节炎或慢性感染有关，主要由于长期、持续、反复、集中和力量稍大的摩擦和压迫，导致滑囊的滑膜水肿、充血、增厚呈绒毛状，滑液增多，囊壁纤维化等。本病多发生在肩部（肩峰下或三角肌下滑囊炎），其他常见发病部位有尺骨鹰嘴、髌前或髌上、跟腱（跟腱滑囊炎）、髂耻部、坐骨部、大转子和第1跖骨头。其临床表现为关节或骨突出部逐渐出现一圆形或椭圆形包块，缓慢长大伴压痛。

本病属中医学"痹证"范畴，多由水湿稽留、痹阻不通所致。

【新九针治疗方法】

火针

1. **火针治疗慢性坐骨结节滑囊炎** 见上篇火针（100页）。

2. **火针治疗顽固性髌上滑囊炎**

治疗方法 挤压髌上滑囊使囊内压力增高并使之固定。选用中

火针，用酒精灯外焰加热至针尖红亮，在肿胀的滑囊高处迅速刺入
0.5～1寸，迅速出针，继续挤压髌上滑囊并用无菌干棉球吸蘸流出的
黏液，黏液出不畅者选用局部拔火罐。每次3～5针，隔2日治疗1次。

疗效　临床治愈8例，有效10例，无效2例。

验案　吴某，女，52岁。主诉：右膝上肿块伴疼痛1年余。病
史：患者2005年出现膝上肿块，并伴局部压痛，得温则舒，遇冷劳
累则重。于1个月前来本院就诊，经髌上滑囊穿刺注射5次配合内
服中药20剂罔效。现症见右膝上肿块明显，压痛阳性，舌红，苔
腻，脉细略滑。诊断：髌上滑囊炎。遂给予火针治疗，治疗1次后
滑囊肿胀明显减少，患者自诉行走轻快很多。火针治疗3次后诸症
悉除。

出处　杨里，戴春玲.火针治疗顽固性髌上滑囊炎20例[J].内
蒙古中医药，2008，26（10）：24.

3. 火针点刺治疗滑膜炎

治疗方法　治疗前3天停止其他一切治疗。膝关节选穴为梁
丘、血海、鹤顶、内膝眼、外膝眼、委中、足三里、阿是穴；踝关
节选穴为丘墟、商丘、申脉、照海、太溪、昆仑、解溪、三阴交、
阿是穴。每次选用4～5个穴位。先用2%碘酒消毒局部皮肤，然
后用酒精棉球脱碘，将较粗的火针烧至通红，迅速刺入选好的穴位
内，刺入后迅速出针，不留针。膝关节部位穴刺入深度为1寸左
右，踝关节部位穴刺入深度为0.5寸左右。将选好的一组穴位针刺
完毕后，用右手拿消毒棉球轻轻在针孔周围局部进行揉按挤压，以
针孔处流出液体为佳，然后将针孔用无菌纱布敷盖，并且用胶布
固定好。每5天治疗1次，5次为1个疗程，治疗2个疗程后观察
疗效。

疗效　治疗 138 例，痊愈 56 例，占 40.58%；显效 66 例。占 47.83%；有效 14 例，占 10.41%；无效 2 例，占 1.45%。总有效率为 98.55%。

验案　孟某，男性，37 岁，教师。主诉：右踝关节扭伤 2 天。既往右踝扭伤史 5 年，以后经常因扭伤使右踝关节肿痛。患者现右踝关节肿胀、疼痛，局部皮肤温度如常，到本院外科就医效果不佳，故来我科求治。用火针疗法，选丘墟、申脉、照海、三阴交、昆仑、商丘、解溪、阿是穴。经 2 次治疗后肿胀及疼痛明显减轻，以后又继续治疗 8 次，共 2 个疗程，肿胀及疼痛均消失，诸症痊愈。随访 1 年未复发。

出处　刘宝君，王德梅 . 火针治疗慢性滑膜炎 138 例 [J]. 中国针灸，1995，14（5）：25.

第三十四节　膝关节积液

【疾病概述】

膝关节积液是临床中常见的关节症状，多因膝关节急、慢性损伤或超生理负荷量使滑膜损伤后出血，导致充血、水肿和渗出，以致滑膜细胞活跃产生大量积液，关节腔内压增加，淋巴系统循环受阻所致。本病多见于骨关节炎、风湿性关节炎及老年骨关节病性滑膜炎等。

本病属于中医学"鹤膝风""着痹"范畴，多因风、寒、湿邪侵袭膝关节，迁延日久所致。

【新九针治疗方法】

一、火针

火针治疗膝关节积液　见上篇火针（100 页）。

二、配合针法

火针配合温针灸治疗膝关节腔积液

治疗方法　①火针：患者取仰卧位，伸直患肢。医者在患肢双侧犊鼻穴处常规消毒，用粗火针在酒精灯外焰烧至炽红后，迅速刺入犊鼻穴 2～3 次，待关节腔积液自然流尽。3 日 1 次，3 次为 1 个疗程。②温针灸：取穴：血海、梁丘、阴陵泉、阳陵泉、足三里及曲泉。操作：针刺入各穴后，将事先准备好的艾炷置于针柄上点燃，灸 3 壮，共约 20 分钟。温针灸每日 1 次，10 次为 1 个疗程。

疗效　治疗 30 例，治愈 17 例，占 56.7%；好转 11 例，占 36.7%；无效 2 例，占 6.6%。总有效率为 93.4%。

验案　李某，男，57 岁，退休职工。患者患关节积液 6 年，长期服用活血化瘀药物治疗，由于近期天冷，致使其膝关节肿胀、疼痛加重，膝关节局部怕凉 1 月余，遂于 2012 年 12 月 3 日来我科就诊。刻下见：双膝关节外形明显肿胀，局部压痛，浮髌试验（＋），X 线片见膝关节退行性病变并伴有轻微骨质增生。诊断为退行性膝关节炎（关节积液）。以上法治疗 1 个疗程之后，患者膝关节肿痛明显减轻；连续 3 个疗程之后，临床症状消失，浮髌试验（-）；随访半年未复发，患者甚为高兴。

出处　郭哲，付勃，茄艳琴，等 . 火针联合针刺、艾灸三联疗法治疗膝关节积液 30 例 [J]. 光明中医，2013，28（8）：1640-1641.

第三十五节　髌骨软化症

【疾病概述】

髌骨软化症又是膝前痛的常见原因之一，临床常见于中老年人。其病理特点为髌骨软骨软化、水肿、破碎进而出现软骨下骨裸露、骨硬化、滑膜水肿，出现无菌性炎症、关节渗液等病理变化。临床表现为前膝痛，尤其以髌骨后疼痛为著，打软腿，一般平地走路症状不明显，在下蹲起立、上下楼、上下坡、或走远路后疼痛加重，股四头肌萎缩。髌骨软化症是多种因素综合作用的结果，各种因素致髌股关节压力改变是外因，自身免疫反应、软骨营养障碍是髌骨软化症发生的内因。

本病相当于中医学"痹证""劳损""伤筋"等病范畴。病因病机为肝肾亏损，筋骨衰退，或各种原因引起的慢性劳损、外伤引起的筋伤，导致气血瘀滞，风寒湿邪侵袭膝部筋骨而使其失于濡养，经络痹阻，从而产生疼痛。

【新九针治疗方法】

火针治疗髌骨软化症

治疗方法　①火针组：取患侧膝关节穴位，如伏兔、阴市、梁丘、血海、足三里、阳陵泉、阴陵泉等，配合中脘、气海、关元。选取中粗火针点刺以上穴位，方法为：左手持酒精棉球点燃后，右手拇指、食指、中指夹持针柄，于火焰的外上1/3处烧针至白赤，迅速点刺穴位，速刺速出。出针后，用干棉球按压针孔。隔天1次，10天为1个疗程，观察1个疗程。②对照组：毫针针刺，取穴同火针组，每天1次，5天为1个疗程，疗程中间休息2天，观察2个疗程。

　　疗效　治疗组 100 例，显效 44 例，好转 40 例，无效 16 例，总有效率 84%；对照组 50 例，显效 11 例，好转 21 例，无效 18 例，总有效率 64%。两组比较，火针组疗效优于毫针组。

　　出处　张铁英 . 火针与毫针治疗髌骨软化症的对照观察 [J]. 中国误诊学杂志，2007，7（4）：714-715.

第三十六节　痛　风

【疾病概述】

　　痛风是一组嘌呤代谢紊乱所致的疾病。其临床特点为高尿酸血症伴痛风性急性关节炎反复发作，痛风石沉积，痛风石性慢性关节炎和关节畸形，常累及肾脏引起慢性间质性肾炎和尿酸肾结石形成。本病主要表现为夜间突感拇趾及跖趾等关节剧烈疼痛，显著红肿，发热及动作受限。本病可分为原发性和继发性两类，原发性痛风少数由于酶的缺陷引起，大多原因不明；继发性痛风可由某些恶性肿瘤、肾脏病及血液病等多种原因引起。

　　痛风属于中医学"热痹""历节"的范畴。本病的发生多以素体禀赋不足为内因，风寒湿热之邪外侵、饮食不节、起居失宜为外因。

【新九针治疗方法】

火针

火针治疗痛风

　　治疗方法　①选穴：主穴为行间、太冲、内庭、陷谷。配穴：温热蕴结加丘墟、大都、太白；瘀热阻滞加血海、膈俞；痰浊阻滞加丰隆、脾俞；肝肾阴虚加太溪、三阴交。均取患侧穴。②操作方法：患者取直立位或坐位，双足垂地，在足下垫几层草纸。穴位常规消毒后，将火针在酒精灯上烧至由通红转白亮时对准穴位速刺疾出，深度为0.3～1寸。每穴1～3针，足部腧穴以出血为度。每周治疗1次。术后嘱患者在48小时内保持针孔清洁干燥。③注意事项：a.对痛风性关节炎急性发作者，可在红肿的患部散刺数针，使炎性渗出物排出。b.出血初为暗红色，待血色由暗转淡时会自行止血。若出血不止者，可加压止血。c.对血友病等凝血机制障碍的患者，禁用此法。

　　疗效　经1～5次治疗，本组105例中，痊愈71例，占67.6%；好转25例，占23.8%；未愈9例，占8.6%。有效率为91.4%。

　　验案　王某，男，59岁。主诉：痛风3年。3年前，患者因右足第1跖趾关节处突然红肿、疼痛，被某省级医院诊断为痛风病，经服用秋水仙碱、别嘌呤醇等药物症状缓解之后，每隔2～3个月该处肿痛发作1次。查体：右足第1跖趾关节及足背红肿、发热、拒按，伴发热口渴，心烦不安，尿黄，舌红、苔黄腻，脉滑数。查血尿酸为580μmol/L。诊断：痛风（湿热蕴结型）。遂在患侧行间、太冲、内庭、陷谷、大都、太白处用粗火针如上述之法点刺放血，6穴总计出血量为85mL，红肿即时见消，患者自觉轻松；第2日肿痛全消，1次而愈；3个月后查血尿酸为340μmol/L，随访1年未复发。

　　出处　文绍敦，赵国梁.火针放血治疗痛风105例疗效观察[J].中国针灸，1996，16（3）：23-24.

第三十七节　强直性脊柱炎

【疾病概述】

强直性脊柱炎是以脊柱为主要病变部位的慢性病，累及骶髂关节，引起脊柱强直和纤维化，造成不同程度的眼、肺、肌肉、骨骼病变，属自身免疫性疾病。其特点为腰、颈、胸段脊柱关节和韧带以及骶髂关节的炎症和骨化，髋关节常常受累，其他周围关节也可出现炎症。本病一般类风湿因子呈阴性，故属血清阴性脊柱病。

　　本病属中医学"顽痹""筋痹"范畴。病因为先天真元不足，营卫不固，寒湿之邪乘虚而入，注于经络，留于关节，致使经脉气血不通，筋脉失养而成。

【新九针治疗方法】

火针

火针治疗强直性脊柱炎

　　治疗方法　43例患者随机分为火针组23例、对照组20例。①火针组：选穴：华佗夹脊穴、阿是穴、颈夹脊穴、背腰部的膀胱经穴和督脉经穴。一般先取阿是穴与膀胱经穴，然后取夹脊穴，最后取督脉穴，每天3～4个穴。操作方法：标记穴位，局部用75%的酒精消毒，选用中粗火针，然后将火针在酒精灯上烧红至白亮，快速点刺，疾进疾出，不留针，每穴点刺3～5针，深约2～3分，点刺后速用消毒棉球按压3分钟（治疗后3天内局部不能沾水）。每日治疗1次，每周治疗5次，2周为1个疗程，连续治疗2个疗程，4周后评定疗效。②对照组：口服美诺芬，每次100mg，早、晚共2次，口服，4周后评定疗效。

　　疗效　火针组治疗23例，痊愈4例，显效9例，有效7例，无效3例，总有效率86.96%；对照组治疗20例，痊愈1例，显效6例，有效4例，无效9例，总有效率55.5%。两组比较，火针组优于对照组。

　　验案　李某，女，32岁，2000年11月8日初诊。患者患有强

直性脊柱炎 5 年，经多方治疗，病情未见明显好转。现患者颈背部及腰部疼痛，活动受限。按上述方法治疗 4 周后，患者颈背部疼痛基本消失，各关节功能明显改善。3 个月后随访，诉遇阴雨天时背部少许疼痛，已能从事轻体力劳动。随访 1 年未复发。

出处　张振伟，王俊玲，苏志伟.火针治疗强直性脊柱炎疗效观察 [J].辽宁中医杂志，2005，32（8）：822-823.

第三十八节　肩胛肋骨综合征

【疾病概述】

肩胛肋骨综合征也称肩胛提肌综合征，临床主要表现为肩胛部酸痛和放射痛。本病发病缓慢，初起为肩胛部有沉重感、刺痛，肩部负重则加重，病程较长，疼痛加重者，则伴有放射痛，放射痛在同侧头部的枕部、头顶或在同侧上臂后侧、腕和手。胸壁症状主要是环绕胸壁的部位，即相当于同侧第 4、5 肋间神经的走行部位出现疼痛和放射痛。本病多发于中年人，凡不良姿势、不良习惯均能出现本综合征。

中医学将本病归入"脊背痛""痹证"范畴。外力劳损引起的经络气血瘀滞，或肝肾不足、气血亏虚以及风寒湿侵袭、阻滞经脉均可引发本病。

【新九针治疗方法】

长针

长针奇刺治疗肩胛肋骨综合征

治疗方法　取天髎、神堂、膈关穴位常规消毒，用长 75mm 毫

针，快速进针 5mm，然后与皮肤呈 15°～30° 角、针尖朝向肩胛骨内面进针，刺入 50～65mm，要求针身一定要刺入肩胛骨与胸廓之间。捻转行针 1 分钟，留针 5 分钟，再捻转行针 1 分钟后出针。每天 1 次，治疗 10 次为 1 个疗程，疗程结束后判断疗效。患者在治疗期间禁服止痛药。

疗效　经过 1 个疗程治疗，39 例患者痊愈 25 例，显效 8 例，有效 5 例，无效 1 例，总有效率为 97.4%。

出处　赵喜新，冉鹏飞，王艳敏 . 长针齐刺法治疗肩胛肋骨综合征 39 例 [J]. 中国针灸，2009，29（1）：26.

第三十九节　痹 证

【疾病概述】

痹证是由风、寒、湿、热等引起的以肢体关节及肌肉疼痛、麻木、重着、屈伸不利，甚至关节肿大灼热等为主症的一类病证。

【新九针治疗方法】

一、火针

火针治疗风寒湿痹　见上篇火针（90 页）。

二、配合针法

九针治疗痹证

治疗方法　针具选择梅花针、火针、磁圆针、锋勾针、毫针、艾条、火罐。分型治疗：①行痹：取梅花针叩大椎、曲池、风市穴，叩至皮肤发红，甚则冒出小血珠；在疼痛的局部或关节周围拔火罐 10～15 分钟，可见拔罐处皮肤红紫，每天治疗 1 次。②痛痹：毫针用温针灸，针尖斜向疼痛部位，留针 20～30 分钟；疼痛甚者可用火针燔刺疼痛部位，每次 2～3 个穴以散寒邪，一般先用温针灸，再用火针燔刺。③着痹：先用火罐在背俞穴上从上到下走罐 3 次，可见皮肤微微发红，促进人体气血运行；再用磁圆针叩击疼痛肿胀的部位，及疼痛部位附近的经络；在疼痛肿胀的部位找出最酸最痛点，用火针燔刺，并在火针的针眼上拔火罐，放出适当的组织液，以祛湿邪外出。④热痹：先用磁圆针叩击红肿疼痛的关节；再用锋勾针勾割痛点，针感向四周扩散，刺激 1～2 分钟，出针后有紫黑色血液流出，效果最佳，以泻其郁热。⑤虚痹：用磁圆针叩击背俞穴，叩至皮肤微微发红；每日用艾条灸足三里 15～20 分钟；疼痛的部位用毫针刺，手法用烧山火，必要时配合艾灸，虚痹患者一般治疗时间较长，6 天为 1 个疗程，2 个疗程才能取得满意的效果。

　　疗效　治疗 156 例，痊愈 63 例，占 38%；好转 86 例，占 55.13%；无效 7 例，占 4.49%。总有效率为 95.51%。

　　出处　陈玲琳，任惠，李惠芳. 九针治疗痹证 156 例临床疗效观察 [J]. 云南中医中药杂志，1996，17（3）：45-47.

第四章　皮肤科

第一节　酒渣鼻

【疾病概述】

酒渣鼻又叫酒渣性痤疮、玫瑰痤疮，是一种发生于鼻面部中央的红斑和毛细血管扩张的慢性炎症性皮肤病，表现为弥漫性皮肤潮红，伴发丘疹、脓包及毛细血管扩张等损害，与胃肠功能障碍、内分泌功能失调、嗜酒、辛辣食物、冷热刺激有关。局部常能查到毛囊虫，提示毛囊虫可能促发本病。

中医学认为酒渣鼻多因饮食不节，肺胃积热上蒸，复感风邪，邪热瘀结于鼻所致。

【新九针治疗方法】

配合针法

1. 火针配合毫针针刺治疗酒渣鼻

治疗方法　①火针治疗：取穴：肺俞、膈俞、脾俞及局部阿是穴。方法：常规皮肤消毒后，取火针在酒精灯上将针尖烧红，迅速直刺双侧肺俞、膈俞、脾俞穴，每穴点刺3下，深度控制在5mm内；再点刺局部阿是穴，红斑期伴有明显毛细血管扩张，则以细火针在毛细血管上点刺2～3针，丘疹期则以粗火针在丘疹、脓疮部位根据皮损大小点刺1～3针。每周治疗1次。②毫针治疗：取穴：双侧迎香、合谷、列缺、足三里穴。方法：选取上述穴位，常规消毒，针刺得气后行泻法，留针30分钟，每15分钟行针1次。每周治疗5次。③疗程及其他：以2周为1个疗程，连续治疗3个疗程评定疗效。治疗期间，嘱患者清淡饮食，避免辛辣、冷热及不良情绪刺激，忌饮酒。

疗效 治疗45例，痊愈33例（73.33%），显效7例（15.56%），好转4例（8.89%），无效1例（2.22%），总有效率97.78%。随访3个月，痊愈及显效40例中复发3例，复发率7.5%。

出处 董玉喜，彭冬青，王秋红.火针配合毫针针刺治疗酒渣鼻45例[J].河北中医，2010，32（12）：1850-1851.

2. 放血加火针治疗酒渣鼻

治疗方法 ①放血治疗：取穴：阿是穴、背部肺俞、膈俞。方法：局部阿是穴放血，用1寸毫针点刺红斑部位，如伴有毛细血管扩张，则在毛细血管上点刺出血，一次点刺10～20针。背部放血取肺俞、膈俞，以三棱针点刺，每穴3～4针，后拔火罐10分钟，以增加出血量。每周2次，10次为1个疗程，1个疗程后休息7天后续行第2个疗程。②火针治疗：取穴：以局部皮损部位为主。方法：红斑期伴有明显毛细血管扩张，则以细火针在毛细血管上点刺2～3针；丘疹脓疱期和鼻赘期则以粗火针在丘疹、脓疱和鼻部结缔组织增生部位点刺，根据皮损大小点刺1～3针。每周1次，5次为1个疗程，1个疗程后休息7天后续行第2个疗程。

疗效 治疗34例，其中治愈25例，占73.6%；有效9例，占26.4%。总有效率为100%。

验案 米某，女，20岁，学生。主诉：鼻头起丘疹红斑2年余，时好时坏，近日加重。查：鼻头皮肤颜色潮红，有少量毛细血管扩张和 2 个丘疹。曾外用 1% 氢化可的松霜，效果不显，前来就诊。诊断：酒渣鼻。治疗：用上述方法治疗 5 次后，症状明显好转，丘疹消失，红斑颜色变浅。又经放血治疗 5 次后，症状全部消失，皮损恢复正常。嘱其调理饮食、起居，以防复发。

　　出处　李桂萍，范雪梅 . 放血加火针治疗酒渣鼻 [J]. 吉林中医药，2005，25（6）：43.

第二节　荨麻疹

【疾病概述】

　　荨麻疹俗称"风团""风疹块"，是一种常见的血管反应性过敏性皮肤病。其临床表现为：常先有皮肤瘙痒，然后出现红或白色风团，风团大小、形态不一，发生部位不定，风团持续数分钟至数小时，可自行消退，不留痕迹，常反复或成批发出；严重者可伴有全身症状，如高热、头痛、哮喘、喉头水肿、恶心、呕吐、腹痛、腹泻，甚至发生过敏性休克。现代医学认为本病的发生，主要是机体对体内外一些刺激因素的反应性增强，表现为皮肤黏膜小血管扩张及渗透性增加，从而出现的一种局限性水肿反应。

　　中医学称荨麻疹为"瘾疹"，其急性发病，多因风热、风寒之邪客于肌肤皮毛腠理之间，致营卫不和而发病；亦可因禀赋不耐，过食膏粱厚味及鱼虾之类，蕴积肠胃，生湿生热，复感风邪，内不得疏泄，外不得透达而发为瘾疹。慢性者，则或由情志不遂，肝郁不舒，郁久化火，耗伤阴血；或因脾虚气弱，湿热虫积；或因慢性久病，耗气伤血等，均可导致营血不足，生风生燥，肌肤失养所致。

【新九针治疗方法】

配合针法

磁圆梅针加悬灸治疗荨麻疹

治疗方法　①治疗组：a.磁圆梅针法：嘱患者取俯卧位，充分暴露腰背部，沿两侧足太阳膀胱经第1侧线，常规皮肤消毒，取磁圆梅针，医者用右手拇、食指握住针柄后1/3处，无名指轻握针柄后端，小指托针柄末端，手臂悬空，右肘关节屈曲90°，以腕力与指力巧妙配合，带动针体灵活弹刺，使针尖垂直叩打在皮肤上，并立即提起，手法的轻重、频率的快慢需要根据患者的体质及耐受程度而定。沿两侧膀胱经第1侧线来回叩击，即行平补平泻手法，以皮肤出现潮红或充血为度。b.悬灸法：点燃艾条一端使其距离患者皮肤1.5cm，沿磁圆梅针叩刺过的皮肤来回缓慢施灸，每侧用1根艾条，以温热而不灼痛为度。隔日1次，7次为1个疗程。c.口服赛庚啶2mg，每日2次；维生素C 0.1g，每日3次。2周为1个疗程。②对照组：同前口服药物。两组病例均于1个疗程后评定疗效。

疗效　治疗组基本痊愈16例，显效7例，有效6例，无效3例，总有效率为90.62%；对照组基本痊愈10例，显效8例，有效5例，无效9例，总有效率为71.88%。治疗组总有效率明显高于对照组。

出处　于希军，王秀艳.磁圆梅针加悬灸治疗寒冷性荨麻疹临床观察[J].中国中医急症，2013，22（9）：1613-1614.

第三节　带状疱疹

【疾病概述】

带状疱疹是由水痘带状疱疹病毒引起的急性炎症性皮肤病，其主要特点为簇集水泡，沿一侧周围神经作群集带状分布，伴有明显的神经痛。初次感染表现为水痘，以后病毒可长期潜伏在脊髓后根神经节，免疫功能减弱可诱发水痘带状疱疹病毒可再度活动，生长繁殖，沿周围神经波及皮肤，发生带状疱疹。肋间神经及三叉神经支配的皮肤区域为好发部位。中老年多发。长期服用类固醇皮质激素或免疫抑制剂者多见。病程一般为半个月左右。

中医学称此病为"缠腰火龙""缠腰火丹"，俗称"蜘蛛疮"。本病可由肺热内蕴、外受毒邪毒邪化火，与肝火、湿热搏结，阻于经络，气血不通，不通则痛；或毒火稽留血分，发为红斑，湿热困于肝脾，遂起水疱。

【新九针治疗方法】

一、磁圆梅针

磁圆梅针治疗带状疱疹　见上篇磁圆梅针（23页）。

二、火针

1. **火针治疗带状疱疹后遗神经痛**　见上篇火针（101页）。

2. **火针点刺治疗带状疱疹**

治疗方法　让患者充分裸露患处，用75%酒精或1:1000新洁尔灭对患处及周围皮肤消毒，同时嘱他人点燃酒精灯，将其中1根三棱针放入酒精灯火焰中加热，待三棱针针头烧红，便迅速点刺带状疱疹的部位。第 2 根三棱针加热备用，当第 1 根三棱针点刺温度明显下降时，即换第 2 根三棱针进行点刺。隔日 1 次（火针点刺疗法期间不用药物和其他治疗方法）。点刺不宜过深，达皮肤的表皮层即可，间隔 0.5 毫米均匀点刺，刺破疱壁，用无菌敷料吸净疱液，点刺完毕后用无菌敷料敷于病区，避免水洗。

疗效　治疗 80 例，痊愈 76 例，占 95%；显效 4 例，占 5%。有效率为 100%。

验案　王某，男，30 岁，船民。主诉：左胸部无数小疱疹簇集，并伴疼痛 3 天。体检：患者左胸第 3 肋间呈线样分布成群的小疱疹簇集，且疱发亮，基底发红，不规则性刺痛使患者坐卧不安。诊断为左胸部带状疱疹。即采用火针点刺疗法 1 次，次日复诊，患者诉疼痛明显减轻，点刺部位均结痂，查无新疱疹出现。第 3 日复查，疱疹结痂自行脱落而痊愈。

出处　修猛刚，赵玉俊，王大芬，等. 火针点刺治疗带状疱疹 80 例疗效观察 [J]. 中国针灸，1995，11（S1）：86.

三、配合针法

1. 火针加穴位注射治疗带状疱疹后遗神经痛

治疗方法　①治疗组：a. 火针：取穴：疱疹局部。操作：根据病变部位，嘱患者取卧位（仰卧、侧卧、俯卧），充分暴露施术部位，局部常规消毒后，根据患者病情、体质及病变部位选用合适的火针。左手持点燃的酒精灯，右手持针，在病变部位上方约 15cm 处，用火焰的外焰部将针尖及前部针身烧灼呈白亮时迅速垂直进针，并立刻出针，用干棉签按压片刻。点刺针数和深度根据病程长短和疼痛程度灵活选择（病程较长、病情较重者选用中粗针密点针刺，病程较短、病情较轻者选用细中针散点针刺）。治疗后嘱患者针刺部位切勿沾水，忌生冷、辛辣、烟酒。隔日治疗 1 次，5 次为 1 个疗程。b. 穴位注射：药物：维生素 B_{12} 0.5mg（1mL : 0.5mg）、维生素 B_1 50mg（2mL : 50mg）。取穴：均取患侧夹脊穴。胸背部神经痛取 T1～T8 夹脊穴，腰腹部神经痛取 T6～L5 夹脊穴，骶部神经痛取 L1～L5 夹脊穴，上肢神经痛取 T1～T3 夹脊穴。操作：用 5mL 注射器抽取上述药物充分混匀，嘱患者取俯卧位，充分暴露进针穴位，常规消毒后快速刺入 1.5～2.5cm，得气后回抽无血，再把药物缓慢注于穴位中，出针后用消毒干棉签压迫针孔，防止渗血、渗药。每 2 天注射 1 次，5 次为 1 个疗程。②对照组：以口服止痛药为对照。

疗效 治疗组 40 例，治愈 21 例，显效 9 例，好转 8 例，无效 2 例，总有效率 95%；对照组 40 例，治愈 12 例，显效 13 例，好转 5 例，无效 10 例，总有效率 75%。治疗组疗效优于对照组（$P<0.01$）。

出处 李泽林 . 火针加穴位注射治疗带状疱疹后遗神经痛的疗效观察 [J]. 中医药导报，2013，19（6）：63-64.

2. 火针为主配合拔罐、毫针治疗带状疱疹后遗神经痛

治疗方法 ①治疗组：采用火针为主，配合拔罐、毫针综合治疗。a. 火针：取穴：足三里、阳陵泉、太冲、三阴交、疼痛局部阿是穴。选用中号火针（规格为 0.5mm×25mm）。嘱患者取卧位或侧卧位，使疱疹疼痛处暴露，进行常规消毒，医者以右手拇指、食指持火针针柄，左手持酒精灯，针体于酒精灯外焰处加热至微红，先刺足三里、阳陵泉、太冲、三阴交诸穴，对准穴位迅速刺入并敏捷

出针，刺入深度同毫针；然后在疱疹疼痛之处局部密集点刺，深度约 5mm 左右，并立即敏捷地出针，进出针靠腕力控制，时间约半秒钟，操作过程要求稳、准、快。另外，火针治疗前宜给患者做好解释工作，让其解除思想上的恐惧，更好地配合治疗。火针治疗后，针处当日不宜洗擦。饮食方面宜清淡，忌海鲜发物及刺激性食物。初诊后隔日 1 次（即就诊第 1、3、5 日进行针刺），以后隔 2 天（第 8、11、14 日）治疗 1 次，6 次为 1 个疗程，历时 2 周。b.拔罐治疗：在火针针处迅速拔边口涂有医用凡士林的大小适合的火罐数只，拔出瘀血汁沫。留罐 10～15 分钟，使其出黄水瘀血，出血水量越多，效果越好。起罐后用消毒干棉球吸干净拔出的组织液及血液。无法拔罐的部位用消毒干棉球予以清洁，让血出尽。c.毫针治疗：取肝胆经之肝俞、太冲、阳陵泉、蠡沟、丘墟，心经之心俞、神门，肾经之肾俞、太溪、照海。上述诸穴用泻法，得气后即出针；丘墟透照海，用透刺法平补平泻；肾俞、太溪，用补法。得气后留针 30 分钟。疗程同火针治疗。②对照组：以西药口服、静脉滴注为对照。

疗效　治疗组 20 例，痊愈 12 例，显效 5 例，有效 2 例，无效 1 例，总有效率 95%；对照组 20 例，痊愈 5 例，显效 6 例，有效 5 例，无效 4 例，总有效率 80%。治疗组疗效显著高于对照组。

出处　马新平、李净草、姜燕.火针为主配合拔罐、毫针治疗带状疱疹后遗神经痛疗效观察 [J].中国中医急症，2010，19（11）：1864-1866.

3. 火针强通法结合朱琏熨热灸法治疗带状疱疹

治疗方法　①治疗组：a.火针焠刺攻毒：针具取中粗多头火针，将多头火针烧至通红后迅速点刺在患处皮肤上，并快速将针提起。点刺时遵循以下原则：先点刺最先发病的部位，再点刺后发病的部位；患部面积大时，先点刺患部的边沿部位，然后再点刺中间的部位；要将水疱刺破，已结痂的部位不需再点刺。b.火罐泻邪：经火针点刺后，在皮损区用闪火法拔火罐，吸出黄色或红色渗出液，取罐后用消毒干棉球擦拭干净皮肤。c.朱琏熨热灸法温通：取罐后再在皮损区用清艾条进行熨热灸。点燃艾条一端，对着患部，约距离皮肤 2 ～ 3cm 进行来回或回旋熏烤，使患部有舒适的温热感而无灼痛感。一般每处灸 10 ～ 15 分钟，对于皮损严重的部位熨热灸时间可延长，要灸到渗出液渐干为止。3 天为 1 个疗程，疗程间休息 1 天，2 个疗程后判定疗效。②对照组：以单独火针为对照。

　　疗效　治疗组和对照组各 70 例，其中治疗组治愈 49 例，好转18 例，无效 3 例，总有效率为 95.7%；对照组治愈 35 例，好转 22例，无效 13 例，总有效率为 81.5%。火针配合热灸明显优于单纯火针组。

　　出处　黄卫强，郑法文，潘小霞.火针强通法结合朱琏熨热灸法治疗带状疱疹 70 例疗效观察 [J].中医药导报，2014，20（2）：80-81.

4. 火针结合夹脊穴放血治疗带状疱疹

　　治疗方法　①火针点刺：根据病变部位选择合适体位，取阿是穴（皮损部位的龙头、龙体、龙尾），常规消毒，根据病变部位和体质选用合适的火针。一手持点燃的酒精灯，一手持针，火焰外焰部以倾斜约 45° 烧针，令针尖及前部针身呈白亮时迅速垂直进针，即刻出针。点刺针数和深度根据疼痛程度和病程灵活选择（病程长、病程重者选用中粗针密点，病程短、病变轻者选用细中火针散点）。②夹脊穴放血：根据病变部位判断受损脊神经所在，行脊神经起发部位夹脊穴用梅花针重叩刺，在叩刺夹脊穴处用拔罐，留罐 10 分钟，放出血液 5～10mL，起罐后用酒精棉球擦去局部血液。前 3 天每日 1 次，后改为隔日 1 次，7 次为 1 个疗程，休息 3 天后开始下 1 个疗程，共治疗 2 个疗程，随访 3 个月判定疗效。治疗部位保持干燥，勿沾水，饮食清淡，忌生冷、鱼腥。

疗效　治疗 36 例，治愈 26 例，占 72%；好转 9 例，占 25%；未愈 1 例，占 3%。总有效率 97%。

验案　田某，男，42 岁。患者 3 天前无明显诱因左侧胸胁部皮肤轻度瘙痒，搔抓后出现局部有红色丘疹，疹上少许水疱。第 2 天皮肤刺痛而痒，服止痛药（具体不详），外擦复方地塞米松乳膏疼痛无缓解，不能入睡。今晨左侧胸胁皮肤泛起绿豆样大小水疱，簇集成群，排列成带状，局部灼热刺痛。查见患者神清，急性痛苦面容，左侧胸胁部有簇集状疱疹、不过身体中线，疱内液体呈白色，有少许抓破溃处结痂，大便干，小便黄，舌质红，苔薄黄，脉弦数。中医诊断为缠腰火丹（肝经郁热证）。西医诊断为带状疱疹。治以疏肝利胆，清热解毒。主穴取阿是穴（皮损部位的龙头、龙体、龙尾）、龙眼，配穴取太冲、合谷、支沟。根据病变部位选择右侧卧位，穴位皮肤常规消毒，先用短细火针点刺龙眼穴，然后选用细火针快速散刺法，点刺龙头、龙体、龙尾三处大小水疱。太冲、合谷、支沟穴用短细火针点刺。另根据病变部位判断受损脊神经所在 T9、T10 夹脊穴，采用梅花针重叩刺，然后在叩刺部位用闪火拔罐法，留罐 10 分钟，放出血液 10mL，起罐后用酒精棉球擦去局部血液。治疗部位保持干燥，勿沾水，饮食清淡，忌生冷、鱼腥。治疗 1 次后患者疼痛明显减轻，夜间可以入睡；2 次后疱疹消退，大部分结痂、痛止；5 次后疱疹消失而愈；3 个月后随访未遗留后遗神经痛。

出处　范梁松，刘忠慧．火针结合夹脊穴放血治疗带状疱疹36例 [J]．实用中医药杂志，2013，29（11）：937-938．

5. 耳针配合火针、中药治疗三叉神经带状疱疹

治疗方法　①耳针：取穴：耳尖、相应区、风溪、神门、肺、大肠、内分泌、肾上腺、肝、胰胆。方法：耳尖穴采用点刺放血法。先按摩耳穴周围皮肤，待其充血后，常规消毒，选用0.45mm×16mm 一次性无菌注射针头，迅速刺入耳尖穴2～3mm后，用手轻轻挤压使其出血，放出血25～30滴。其余耳穴选用王不留行籽贴压法。用0.5cm×0.5cm 大小胶布粘王不留行籽，神门及肾上腺穴选1粒籽，其余穴选2粒籽，用75% 酒精消毒耳郭皮肤后，贴在所选的耳穴上。嘱患者每日按压4～6次，每次1分钟，使耳郭有热、胀、痛感，手法不可过重，以防压破皮肤。耳尖放血与耳穴贴压在两耳上分别操作，2天1次，两耳交替。②火针：使用火针烧红后快速点刺脓疱处以排脓，2天1次。③中药：a.龙胆泻肝汤加减：龙胆草12g、栀子10g、黄芩10g、生地黄30g、车前子10g、泽泻10g、木通10g、甘草6g、柴胡10g、毛冬青30g、制川乌6g、三七10g，每日1剂。b.安宫牛黄丸每天1丸，温水送服，连用2～3天。

疗效　治疗13例，全部治愈，其中6天治愈8例，8天治愈5例，全部患者没有后遗症。

验案　某，男，65岁。主诉：右头面部灼热刺痛5天。患者5天前出现右头面部疱疹成簇，奇痒难忍，疼痛非常，经当地皮肤科诊断为带状疱疹，先后就诊于皮肤科、眼科、神经内科、中医科，采用中西医常规药物内服、外洗、静脉滴注治疗，效果不佳，

彻夜不眠。后经他人介绍到我科就诊，视其头面部疱大脓胀，皮疹色红，分布密集，沿三叉神经第 1、2 支分布，眼皮肿，舌红，苔黄腻，脉弦滑数。诊断同上，属肝胆湿热型。遂采用上述方法，耳针、火针配合中药处理。第 3 天复诊，疱已消、疹减少，自觉症状明显改善。再如上治疗 3 次，共服安宫牛黄丸 3 丸、中药 8 剂，全部症状消失。随访半年无复发，达临床痊愈。

出处　王澍欣，王照浩，林明花.耳针配合火针、中药治疗三叉神经带状疱疹 13 例 [J].中国中医药现代远程教育，2010，8（10）：29-30.

第四节　神经性皮炎

【疾病概述】

神经性皮炎症又称慢性单纯性苔藓，是以阵发性皮肤瘙痒和皮肤苔藓化为特征的慢性皮肤病。本病好发于颈部、四肢、腰骶，以对称性皮肤粗糙肥厚、剧烈瘙痒为主要表现。神经性皮炎多见于青年和成年人，夏季多发或季节性不明显。

神经性皮炎与中医学的"牛皮癣""摄领疮"等相类似，可由血虚风燥、肌肤失养所致，或风湿湿热蕴阻肌肤亦可引起本病。

【新九针治疗方法】

一、火针

火针治疗神经性皮炎　见上篇火针（102 页）。

二、配合针法

1. 耳穴埋豆加火针联合治疗神经性皮炎

治疗方法　①治疗组：a.耳穴埋豆：双耳神门、心、肾、肝、内分泌、三焦等。将王不留行籽贴附在 0.6cm×0.6cm 大小的胶布中央，用镊子夹住，贴敷在穴位上。每日自行按压 5 次，每次每穴按压 30～60 秒，7 日更换 1 次，3 次为 1 个疗程。b.火针：针刺部位为皮损局部，用 75% 酒精消毒皮损处后，将火针在酒精灯的外焰处烧至通红，迅速垂直点刺皮损，深度大约为 0.1cm，不超过皮损的基底部，点刺间隔距离大约 0.2～0.3cm。点刺完毕后外涂抗生素软膏，每日 2 次，1 周针刺 1 次，3 次为 1 个疗程。②对照组：外用卤米松乳膏涂搽患处，每日 2 次，连续使用 3 周。两组治疗期间，嘱其忌食辛辣饮食，禁洗烫，勿过度搔抓，保持心态平和，勿急躁激动。病情于 21 天之内痊愈者嘱其继续巩固治疗 2 周为宜。

疗效　治疗组 50 例，痊愈 2 例，显效 16 例，有效 24 例，无效 8 例，总有效率 84%；对照组 50 例，痊愈 1 例，显效 15 例，有效 27 例，无效 7 例，总有效率 86%。两组无差异。

出处　胡美玲，温馨，李晓刚.耳穴埋豆加火针联合治疗神经性皮炎的临床研究 [J].西部医学，2013，25（12）：1867-1868.

2. 火针配合艾灸治疗神经性皮炎

治疗方法　用 75% 酒精消毒皮损处，将火针在酒精灯的外焰处烧至通红，迅速垂直点刺皮损处，深度约为 0.2～0.5cm，点刺间隙距离约 0.2～0.3cm。散刺皮损过程中如有渗液或出血，让局部自然流出后用干棉球按压止血。散刺后点燃一支艾条，在皮损处行温和灸 15～20 分钟。根据搔痒情况，隔 3～7 天针刺 1 次，3 次为 1

个疗程。皮损泛发者，可分次完成点刺。以外用曲安奈德尿素乳膏对照。

疗效　治疗组 20 例，治愈 16 例，好转 4 例，总有效率 100%；对照组 20 例，治愈 10 例，好转 7 例，无效 3 例，总有效率 85%。治疗组疗效优于对照组。

验案　李某，女，32 岁。颈部反复起疹伴痛痒 2 个月余。患者每因工作紧张、睡眠不佳、气候变化时皮损增多，瘙痒加重。曾服中药及外用药物治疗，疗效欠佳。查体：颈后及右侧颈部分别可见 3cm×3.5cm、4cm×5.5cm 大小的皮损，呈苔藓样改变，边界清楚。诊断：神经性皮炎。在皮损部位用火针配合艾灸治疗，5 天 1 次。治疗 1 次后瘙痒明显减轻，皮损变薄。治疗 3 次后皮损消失，遗留淡褐色色素沉着。随访 3 个月未复发。

出处　黄时燕，赵晓广，聂巧峰 . 火针加灸法治疗神经性皮炎 40 例 [J]. 中医外治杂志，2011，21（2）：28-29.

3. 火针配合穴位埋线治疗神经性皮炎

治疗方法　①火针方法：常规消毒，用火针针尖烧红后迅速点刺皮损区，以轻点、破皮为度，直至整个患处布满针点。需注意的是：点刺距离不应过密，应间隔 1cm；火针治疗后应嘱患者忌水、忌日晒，直至结痂完全脱落。1 周 1 次，5 次为 1 个疗程。②穴位埋线：选穴：大椎、足三里、曲池、三阴交、肝俞、心俞。操作：常规消毒局部皮肤后，用 9 号注射针针头做套管，28 号 2 寸长的毫针剪去针尖做针芯，将 00 号羊肠线 1～1.5cm，放入针头内埋入穴位，当出现针感后，边推针芯边退针管，将羊肠线埋植在穴位的皮下组织或肌层内，针孔处覆盖消毒纱布。2 天内不得着水。15 天治疗 1 次，一般治疗 3～5 次。

疗效 治疗 120 例，基本治愈 20 例，显效 63 例，好转 30 例，无效 7 例，总有效率 94.16%。

出处 杨娅婷，黄蜀，吴艳 . 火针配合穴位埋线治疗神经性皮炎 120 例 [J]. 中医外治杂志，2013，22（5）：35.

4. 火针配合刺络拔罐治疗神经性皮炎

治疗方法 ①火针：嘱患者取舒适位，充分暴露患处，常规消毒后，选择中细火针。医者右手以毛笔式持针，左手持酒精灯，烧针时将针身倾斜 45° 置于火焰上，以针身烧红至发白为度，迅速垂直刺入皮损区皮肤，约 1～2mm 深，留针 2 秒左右即出针，每针相距 1cm 左右，由皮损边缘逐渐向中心点刺，皮损增厚明显处可稍密集性点刺，针数多少视皮损大小而定。注意事项：施术前，应首先解除患者的恐惧心理，使其配合治疗；点刺时，不宜过深，达表皮即可；烧针时，针尖一定要烧至发红、发白，进针要稳、准、快，以减少患者痛苦，提高疗效；施术后，保护好创面，2～3 天不得沾水。②刺络拔罐：a. 局部皮损火针点刺后，立即用闪火罐法闪罐 3～4 次后留罐 5～10 分钟，使之吸出少量瘀血，取罐后用消毒棉球擦净血迹。b. 局部常规消毒，用梅花针沿背部膀胱经循经叩刺 2～3 遍后叩刺肺俞、肝俞、脾俞，以局部皮肤潮红、微渗血为度，然后选择大号或中号玻璃火罐，用闪火法，迅速拔按在刺络部位，约 5～10 分钟后起罐，取罐后用消毒棉球擦净血迹。叩刺时的力度和留罐时间根据患者的证型而定，实证重叩，留罐时间可稍长些；虚证轻叩，留罐时间不宜过长。③疗程：每 4 天 1 次，3 次为 1 个疗程。一般治疗 1～2 个疗程。

疗效 治疗 54 例，痊愈 28 例，显效 15 例，有效 9 例，无效 2 例，总有效率 96.3%。且对有效病例随访 1 年，其中复发 2 例，复发率为 3.9%。

验案　陈某，男，36 岁，公司职员。主诉：左侧腰部皮肤红斑丘疹伴瘙痒 7 年。病史：患者曾外用多种药物及口服抗过敏药物，效果欠佳。每遇工作紧张、情绪不佳、疲劳及季节变化时，皮损加重，瘙痒加剧。查体：左侧腰部有一约 3cm×4cm 大小的苔藓样斑块，表面有干燥鳞屑与结痂的抓痕。诊断：神经性皮炎。予以火针配合刺络拔罐治疗 1 次后，瘙痒症状消失；治疗 1 个疗程后，皮损消退；随访 1 年无复发。

出处　张颜，周建伟，黄蜀，等.火针配合刺络拔罐治疗神经性皮炎疗效观察 [J].中国针灸，2007，27（4）：252-254.

5. 梅花针、磁圆梅针、三棱针、毫针治疗牛皮癣

治疗方法　10 次为 1 个疗程，中间休息 7 天。①风湿热蕴阻型：先用梅花针叩刺皮损部使之微出血；磁圆针叩刺皮损部所在经络（逆经叩刺）至潮红；大椎穴用三棱针点刺加拔火罐；毫针刺阴陵泉（泻法）、肺俞、脾俞、大陵（平补平泻法），每日每次取 1～2 个穴；皮损部位于阳经者取该经的荥、输穴（泻法），皮损部位于阴经者取该经的原穴(平补平泻法)。②血虚风燥型：梅花针叩刺皮损部至微红；磁圆针叩刺皮损部所在经络(顺经叩刺)至潮红；毫针刺肺俞、中府、三阴交、足三里（补法）、大陵（平补平泻法）、脾俞、章门（二穴均用补法），每日每次 2～3 个穴；皮损部位于阳经者取其该经的荥、输、原穴（均用平补平泻法），皮损部位于阴经者取其该经的原穴（补法）。

验案　王某，男，35 岁。患者自述患牛皮癣月余，在中西药治疗效果不佳情况下来我科。查：右下肢小腿前外侧中段有 2.5cm×lcm、左下肢小腿前外侧中下段有 3cm×1.5cm 的皮损区域，边缘清楚，红色

斑片上有轻度鳞屑，基底浸润潮红，舌苔黄腻，脉濡数。证属风湿热阻型，皮损部在足阳明胃经相应的皮部上。治疗：用梅花针刺皮损部微出血（每周叩刺 2～3 次）；磁圆梅针从内庭穴向上叩刺至髀关穴（每日 1 次）；三棱针点刺大椎穴加拔火罐（每周 2～3 次）；毫针刺内庭、陷谷、足三里（均用泻法）。经 3 次治疗痒感消失，7 次治疗后皮损逐渐消退，10 次治疗后痊愈，半年后家访未复发。

出处 张喜，杨大猷．新九针辨证分经治疗牛皮癣初探 [J].针灸学报，1992，8（1）：17-18.

第五节　股外侧皮神经炎

【疾病概述】

股外侧皮神经炎又称感觉异常性股痛，是一种较常见的周围神经性疾病。其临床表现为一侧或双侧大腿外侧皮肤有蚁走感、麻木或疼痛，站立或步行过久可加重；局部皮肤感觉减退或过敏，但无肌萎缩或运动障碍。股外侧皮神经系纯感觉神经，发自腰丛，部分人发自生殖股神经或股神经，在该神经行程中，如果由于受压、外伤等原因影响到股外侧皮神经时，即可能发生股外侧皮神经炎。如脊椎增生性骨关节病、强直性脊柱炎、腰椎间盘病变可压迫刺激该神经引起本病；此外，全身性疾病如痛风、糖尿病、肥胖、风湿热、梅毒、乙醇中毒甚至流感都可导致股外侧皮神经发生炎症而致本病的发生；有些多发性硬化、神经根炎等神经系统病变及腹部盆腔的炎症、肿瘤、结石等也可导致本病的发生。

本病属中医学"皮痹""浮痹""麻木"等范畴。中医学认为该证病机为气血虚弱，脉道不充，腠理皮部失养而致，或是气虚血瘀寒凝，经络气滞，阻滞于阳明少阳而产生。

【新九针治疗方法】

一、磁圆梅针

1. 磁圆梅针为主治疗股外侧皮神经炎

治疗方法　嘱患者取仰卧或侧卧位，局部消毒后，选用磁圆梅针的梅花针端，先从腹股沟韧带处开始横向斜下叩击 5～10 遍，再沿大腿前外侧来回叩击 5～10 遍，使患处皮肤发热或潮红。每日 1 次，治疗 3 次为 1 个疗程。治疗 3 次后症状不能完全消失者，配合走罐。

疗效　35 例中，痊愈 30 例（占 85.7%），好转 5 例（占 14.3%），总有效率 100%。1 次即愈 12 例（占 34.4%），2 个疗程痊愈者 15 例（占 42.9%），3 个疗程痊愈者 3 例（占 8.6%）。

出处　高富泉.磁圆针为主治疗股外侧皮神经炎 35 例疗效观察[J].新疆中医药，1995，50（2）：31.

2. 磁圆梅针局部叩刺治疗皮痹　见上篇磁圆梅针（22 页）。

二、配合针法

1. 火针点刺加艾灸治疗老年性大腿前外侧麻木

治疗方法　先在患者大腿前外侧麻木处，以麻木中心先取一点，再在四周各取一点，呈梅花形。局部先用碘酒和 75% 酒精常规消毒，取火针，在酒精灯上烧红，快速刺入刺激点或穴位，并快速拔出，刺激 5 针后，用纱布和胶布包扎。二诊时选中至大号艾炷，局部涂以凡士林，置艾炷（呈梅花形）灸之，灸至患者皮肤灼热微

痛则移去，换炷再灸。每一个刺激点灸 3～7 壮，灸后用碘酒和
75% 酒精消毒。隔日治疗 1 次，两法交替使用，各 10 次为 1 个疗
程，2 个疗程后统计疗效。

疗效　治疗组 30 例，治愈 15 例，显效 8 例，有效 6 例，无效
1 例，总有效率 96.67%。

出处　黄巍. 火针点刺加艾灸治疗老年性大腿前外侧麻木 30 例
[J]. 中国针灸，1996，16（9）：21-22.

2. 火针加拔罐治疗肌肤麻木

验案　某，男，42 岁。患者原因不明出现双大腿外侧麻木 9 个
月，偶有蚁行发痒感，多于夜晚、天气寒冷、久坐时为甚。曾经多
家医院以风湿等病治疗，几乎无效。查：患部皮肤温度低、痛觉
弱，皮损界线分明，双侧相同，面积约 10cm×19cm，舌淡红，苔
白，脉细有力。CT、X 线检查已排除腰椎、股骨病变。诊断为气血
虚弱型肌肤麻木（股外侧皮神经炎）。先于腰 1 至腰 5 段督脉、夹脊、
患部拔罐，后火针点刺。3 日后复诊，患者自述疗效满意，麻木范围
明显缩小，以右侧明显，左腿麻木面积约为 8cm×12cm，右侧仅为
5cm×5cm，蚁行发痒感、久坐时不适感已消失，夜眠正常，守上法
续治 2 次后症消。

出处　蔡晓刚. 火针加拔罐治疗肌肤麻木 126 例 [J]. 上海针灸杂
志，2006，25（11）：29-30.

第六节　扁平疣

【疾病概述】

扁平疣是人类乳头瘤病毒引起的皮肤上突出的病变，皮疹特

点为正常皮色，淡红色或淡褐色扁平丘疹，米粒大到绿豆大，呈圆形或多角形，表面光滑，境界清楚，皮疹数目较多，常散在或密集分布，可见由于搔抓后的自体接种现象，即皮疹沿抓痕呈串珠状排列。本病常呈慢性病变过程，属良性疾病，可以治愈，无严重危害。

中医学认为多由风热之邪搏于肌肤或由肝气郁结、气血凝滞发于肌肤而成。

【新九针治疗方法】

一、火针

三头火针点刺治疗扁平疣

治疗方法　嘱患者仰卧于床，局部常规消毒后，医者右手拇、食、中三指以持毛笔姿势持三头火针，左手持酒精灯，将灯靠近施术部位，在烧针时将针身倾斜45°，置火苗上，烧灼加温，烧至针体通红，速入疾出，轻浅点刺。刺毕，一针用力按压针孔，严禁揉搓，以免出血。扁平疣较多一次难以治完者，可以分批分次治疗。第2次治疗待第1次治疗结痂全部脱落后再治。

疗效　火针治疗本病，只要掌握好温度、深度、速度，准确施刺则疗效确切。无疤痕和色素沉着，一般1～2次治愈。

出处　康晓利.三头火针点刺治疗扁平疣[J].河南中医，2003，23（8）：32.

二、配合针法

1. 火针点刺母疣加耳穴贴压治疗扁平疣

治疗方法　①火针：让患者仰卧，四肢放平，全身放松，医者端坐于患者床前，做到医、患二者都神情自得。首先确定患者皮损中最早出现且较大的疣体，即母疣，然后用75%酒精消毒，再用酒精灯将粗火针针尖部4～5分（同身寸）处烧红至白亮，迅速将针刺透疣基底部（刺到基底部时，有轻微抵抗感），迅速出针，照此方法从母疣的不同方向刺3针。1周1次。如果第1次治疗效果不理想时，可根据情况选择母疣附近比较大一点的2～3个疣点刺。②耳穴按压：首先选好体大饱满的王不留行籽，然后探查内分泌、皮质下、肝、肺、脾处敏感点，发生在面部者加面颊，发生在手臂者加手臂，大便干燥者加大肠，在这些耳穴的敏感处分别将选好的王不留行籽，用0.5cm×0.5cm胶布固定，嘱患者每天按揉4次，每次每穴1分钟，5天后换另一侧耳穴贴压。

　　疗效　痊愈50例，占96.2%；有效1例，占1.9%；无效1例，占1.9%。痊愈者治疗次数为1～2次，有效和无效2例均为惧针，火针点刺时动摇以致不能刺透其基底。

　　验案　李某，女，20岁，学生。病史：2个月前，患者左颊部出现一赘生物，继而扩散到整个面部，眉间、两颊部、下颌部可见大如绿豆、小如米粒的扁平隆起，其表面光滑，界限清楚，淡褐色。诊断为扁平疣。按上法火针点刺左颊部最早出现的最大疣体，并且用王不留行籽按压耳穴内分泌、皮质下、肝、肺、脾、面颊部的敏感点。7天后复诊发现，除母疣开始脱落外，其余疣体也开始脱皮，呈脱落趋势。再按前法加压另一侧耳穴，再1周后复诊，疣体全部脱落。为巩固疗效，不点刺，续按前法加压另一侧耳穴，再1周后告愈。

　　出处　杨成琴.火针点刺母疣加耳穴贴压治疗扁平疣52例[J].中国针灸，2002，（增刊）：124-125.

2. 火针配合刺络拔罐治疗扁平疣

治疗方法　①火针：充分暴露皮损部位，选择进针点常规消毒。用细火针（直径0.5mm）在酒精灯上烧至发白后，垂直快速点刺疣体顶部。疣体小者点刺一下即可；疣体大则需在周围刺，不可过深，以不超过皮损基底部为宜。对病程较长、疣体较大，或用前法效不佳者可运用烙刺进针法，即用火针针头轻触皮肤后进行烙熨，将突出于皮肤表面的疣体刮除。施术后3天不沾水，一般治疗后第2天开始结痂，结痂期勿用手抓，让痂壳1周左右自行脱落。痂壳掉后疣体未消失则再次治疗。②刺络拔罐：皮肤常规消毒后，选肺俞、膈俞、脾俞，右手持梅花针叩刺上述穴位。实证重叩，虚证轻叩。热重加大椎，便秘加大肠俞，月经不调加次髎。叩刺完毕，即在被叩刺部位拔罐，约5分钟后起罐。罐后用消毒棉球擦去瘀血，保护好创面。每周1次。以外用迪维霜为对照。

疗效　治疗组63例，痊愈37例，显效13例，好转7例，无效6例，总有效率90.48%。

验案　张某，男，30岁。患者患扁平疣5年，四处治疗，曾外擦迪维霜、酞丁安，注射干扰素、胸腺肽，内服中药等均无效，后经人介绍到我科诊治。初诊时面部扁平丘疹密布，呈深褐色。给予火针与拔罐治疗1次后疣体即大部分脱落。治疗3次后痊愈，愈后无疤痕及色素沉着。随访至今未复发。

出处　陈纯涛，黄蜀，张颜，等．火针配合刺络拔罐治疗扁平疣临床观察[J].四川中医，2005，23（5）：85-86.

3. 三头火针点刺配合病毒灵局部涂抹治疗扁平疣

治疗方法　采用75%酒精局部消毒后，将三头火针在酒精灯上烧红，轻轻点刺最早长在皮肤上较大一些扁平疣的顶部。面部、手背部均有者，只点刺手部背少许几个，面部的采用配好的病毒灵、维生素 B_{12}，涂抹所有的扁平疣，包括点刺过的扁平疣，每日 3 次。一般情况下，只点刺 1 次，扁平疣较多的部位点刺 2 次。

疗效 点刺 1 次痊愈 18 例，点刺 2 次痊愈 2 例，总有效率为 100%。

验案 李某，女，19 岁，1992 年 12 月 2 日来我科毕业实习。该生面部长满扁平疣，大小不等，散布到项部，双手背部及上肢全部长满大如黄豆、小如绿豆的扁平疣，无任何不适。采用三头火针点刺双手背和上肢较大的扁平疣 10 个，面部与其他部位的扁平疣均涂抹配好的病毒灵和维生素 B_{12}，每日 3 次，擦抹 10 天后，扁平疣全部脱落，皮肤光滑。

出处 张桂香.三头火针点刺治愈扁平疣 20 例 [J].新疆中医药，1994，14（3）：24-25.

第七节　老年斑

【疾病概述】

老年斑，医学上称为老年性色素斑，是指在老年人皮肤上出现的一种脂褐质色素斑块，多见于高龄老人。老年斑是人体内脏衰老的象征，是不饱和脂肪酸和蛋白质结合产生脂褐素沉积所致。

中医学认为本病与肝肾亏损，气滞血瘀有关。

【新九针治疗方法】

火针

三头火针治疗老年斑

治疗方法 嘱患者仰卧于床，局部常规消毒，面积大的可用 2%

利多卡因做皮下局麻。然后将三头火针的针尖在酒精灯上烧红，与皮肤相平的色斑，点刺色斑即可；患处高出皮肤时，将针在斑点上稍停顿片刻，灼至与皮肤水平状。操作时要用力均匀，针刺准确，深度适宜，切勿操之过急，刺之太深。

疗效　治疗437例，1次治愈426例（占97.5%），2次治愈11例（占2.5%），100%有效。

验案　肖某，女，63岁，工程师。患者前额和双颧部出现老年斑2年，触之高低不平，经上法治疗1次而愈，随访2年未复发。

出处　王继元，彭润兰，王栋.三头火针治疗老年斑437例[J].中国针灸，2003，23（1）：51.

第八节　白癜风

【疾病概述】

白癜风是一种常见的色素性皮肤病。该病以局部或泛发性色素脱失形成白斑为特征，是一种获得性局限性或泛发性皮肤色素脱失症，因皮肤的黑素细胞功能消失引起，但机制还不清楚。本病全身各部位都可发生，常见于指背、腕、前臂、颜面、颈项及生殖器周围等。女性外阴部亦可发生，以青年妇女居多。

中医学称之为"白癜"或"白驳风"。本病病位在肝、脾、肾，多由肝血虚、肾阳虚、肾气不足致机体阴阳失衡，气血失和，在此基础上湿热风邪乘虚而入，客入肌肤，闭阻经络血脉，肌肤不得温煦，皮肤毛发失养致黑色素脱失而成白斑。

【新九针治疗方法】

一、火针

火针治疗白癜风

治疗方法　①选穴：患病局部，配合点刺任、督脉诸穴以扶正祛邪，强健体质。阳虚者，加火针点刺夹脊穴；脾胃虚寒者，加点刺背俞穴和腹募穴；肝气郁结者，加毫针针刺内关、公孙、足三里、太冲等穴。②操作方法：局部常规消毒，注射 1% 利多卡因局麻，医者左手持酒精灯，右手持 26 号火针，将针尖端在酒精灯上烧红后迅速点刺白色皮损区，烧一次点一下，至患区布满针点，但不宜过密。为防止感染，可用无菌纱布包扎。7～10 天待结痂脱落后，再行火针疗法，一般 10 次 1 个疗程，直至白色病区全部消失，皮色恢复正常停止治疗。治疗中，凡首次火针点刺白色病区，往往看不到出血点，经 2～3 次治疗后，局部毛细血管充盈，色素开始增多，如点刺出现出血点即是近痊愈的佳兆。

疗效　治疗 280 例，痊愈 112 例，占 40%；好转 115 例，占 41%；中断治疗者 51 例，占 18.2%；无效 2 例。总有效率 81%。

验案　郭某，男，24 岁。患者左臂、胸、腹、背、颈部均出现大小不等的白色斑点，历经 4 年之久，病因不明，多种药物治疗无效。予火针点刺颈夹脊、胸腰夹脊、八髎穴、膀胱经背俞穴、任脉天突至曲骨诸穴及阳明经胸腹部和肾经腹部诸穴逐一点刺，治疗 1 个月，白斑全部消失。

出处　张喜兰.火针治疗白癜风 280 例临床观察 [J].山西中医，1991，7（4）：37.

二、配合针法

火针配合穴位注射治疗气滞血瘀型白癜风

治疗方法　①火针：取穴：阿是穴区（皮损处）。操作方法：皮损区常规消毒，用26号火针针尖烧红后迅速点刺皮损区，以轻点、破皮为度，直至整个患处布满针点。需注意的是，点刺距离不应过密，应间隔1cm；火针治疗后应嘱患者忌着水、忌日晒，直至结痂完全脱落。每周1次，5次为1个疗程。②穴位注射：用驱虫斑鸠菊针4mL，分别穴位注射双侧足三里，每周2次，10次为1个疗程。治疗3个月后观察疗效。

疗效　治疗120例，基本治愈20例，显效63例，好转30例，无效7例，总有效率94.16%。

出处　昊艳，黄蜀．火针配合驱虫斑鸠菊穴位注射治疗气滞血瘀型白癜风120例[J].中医外治杂志，2012：21（3）：20-21.

第九节　瘢痕疙瘩

【疾病概述】

瘢痕疙瘩，俗称疤痕疙瘩，是皮肤伤口愈合或不明原因所致的皮肤损伤愈合后所形成的过度生长的异常瘢痕组织，是纤维瘤的一种。本病是由纤维结缔组织过度增生的产物，表现为疤痕疙瘩凸出皮肤表面，呈瘤状增生，表面光滑，色红而发亮，常发现有扩张的毛细血管向外延伸。皮肤损坏至边缘向外伸出，呈蟹脚形变，患者可感到奇痒或有刺痛灼热感。由于疼痛感敏锐，可能系神经末梢传导敏感或微神经瘤的形成，甚至衣服等轻轻触及即感疼痛。疤痕疙瘩好发于胸、肩、颈、背与耳郭。

【新九针治疗方法】

火针

火针治疗瘢痕疙瘩

治疗方法　令患者采用舒适、方便的体位，选择瘢痕组织局部作为针刺部位，75% 酒精棉球消毒患处，置中粗火针（直径 0.8mm）于酒精灯火焰的外上 1/3 处加热至通红，迅速垂直刺入瘢痕组织。采用围刺与散刺相结合的方法，先围绕瘢痕针刺一周，再在瘢痕内部散刺，每针之间间隔 2 ~ 3mm，针刺深度以刚穿透瘢痕组织为度，针刺后可见血随针出，血色暗黑，无须压迫止血，任其自行留出。针刺完毕后，用棉棒挤压瘢痕组织，尽量排出瘀血。每周治疗 1 次，10 次为 1 个疗程。

疗效　本方法治疗周期较长，通常治疗 3 ~ 6 个月后，患者的瘙痒和灼痛感消失；治疗 1 年后，瘢痕组织较治疗前变平，或体积较前缩小，颜色逐渐由暗红色转为淡粉色，质地柔软可提起，瘙痒、灼痛感消失。随访未见加重和复发。

出处　郑方. 火针治疗瘢痕疙瘩 5 例 [J]. 中国中医药科技，2014，21（3）：245.

第十节　慢性湿疹

【疾病概述】

湿疹是一种具有明显渗出倾向的过敏性、炎症性皮肤病。临床上表现为多形性损害，对称性分布，瘙痒糜烂，反复发作，易演变为慢性。一般分为急性、亚急性和慢性三种。湿疹的发生，可能同神经功能障碍、内分泌失调、消化不良、肠道疾病、新陈代谢异常等有一定的关系。

中医常以其所发部位及范围的不同而有不同的名称。湿疹如泛发于全身，浸淫遍体的称为浸淫疮；身起红粟，瘙痒出血的称为血风疮；局限一处，发于耳边的称为旋耳疮；发于肛门称为阴囊风或肛周风；发于腿足的称为湿毒疮；发于阴囊的初起名胞漏疮，日久称肾囊风。湿疹多见于过敏性体质的患者，常因脾虚生湿所致。

【新九针治疗方法】

火针

火针治疗慢性湿疹

治疗方法　首先在局限性皮损周围用碘伏消毒，用0.5cm粗的火针在酒精灯上烧至通红或发白，迅速刺入皮损，深度以不超过皮损基底，间隔1cm左右进行围刺。针完再次消毒，24小时内禁沾水。然后取背部双侧肺俞、脾俞用火针速刺1次，深度不超过1cm。隔2天治疗1次，治疗3周后评定疗效。

疗效　治疗35例，痊愈21例，显效8例，好转3例，无效3例，总有效率92.5%。

出处　黄蜀，姚戎，陈纯涛，等.火针治疗慢性湿疹的临床研究[J].四川中医，2005，22（12）：86-87.

第十一节 皮肤瘙痒

【疾病概述】

皮肤瘙痒症是瘙痒发生于皮肤并引起搔抓的一种自觉症状，瘙痒发作一般为阵发性、反复发作，尤以夜间为重。久之成为慢性，经数年难以治愈，多见于老年人。

本证属中医学"痒证""痒风"范畴，可由血虚风燥、肌肤失养所致，或风湿湿热蕴阻肌肤亦可引起本病。

【新九针治疗方法】

火针

火针治疗皮肤瘙痒

治疗方法 以肺俞、膈俞、风市、筑宾为主穴，上肢重者加曲池，下肢重者加血海。穴位局部皮肤消毒后，将火针加热至通红发亮，对准穴位急速刺入 2～3mm，快速出针。针后穴位勿抓搔，3日内禁沐浴。隔3天针1次，6次为1个疗程，一般不超过2个疗程。

疗效 治疗100例，痊愈62例，显效25例，好转11例，无效2例，总有效率为98%。3次内治愈者45例，占45%。

出处 郑学良，黄晖．火针治疗皮肤瘙痒症100例 [J]．中国针灸，1991，11（6）：56.

第十二节 疣

【疾病概述】

疣是由人类乳头瘤病毒引起的一种皮肤表面赘生物。本病多见于儿童及青年，潜伏期为 1～3 个月，能自身接种扩散。病毒存在于棘层细胞中，可促使细胞增生，形成疣状损害。根据临床表现和部位，本病可分为寻常疣、扁平疣、跖疣、生殖器疣（尖锐湿疣）、口腔疣、咽喉疣及疣状表皮发育不良。

【新九针治疗方法】

一、锋勾针

锋勾针治疗软疣

治疗方法　暴露软疣，常规消毒。医者右手以执笔式紧持锋勾针，留出所需长度，左手拇、食指将所剩部位的皮肤向两侧撑开，使皮肤绷紧。然后迅速将锋勾针的尖端沿皮平刺，插进疣体内一提，将疣内白色的乳酪状物体勾出，余者用锋勾针无刃的背面左右一刮，即可把疣凹内的残余物全部刮出，然后用干棉球压迫止血，再涂以 12% 碘酊即可。注意事项：如散在发病，分布面积广，可选最先发生、体积最大或聚集成簇的几个根治一次，其余小疣不必再治，可自然全部消失；如系数量少，单个发生，就一次性全部根治；如系第 2 次治疗者，勾出的乳酪状物发黄发黏，证明未刺的软疣已得到控制，不必再治，一般在 1 周内会自然消退。

疗效　323 例全部治愈。其中 1 次治愈者 291 例，占 90.09%；2 次治愈者 32 例，占 9.91%。

验案　彭某，女，23 岁，工人，1984 年 3 月 15 日初诊。患者胸背部散在发生大小不等的丘疹，无疼痛感，表面光滑。经服药、放血治疗未效，逐日增多，现已在腹部和上肢发现，数量较多。经锋勾针施治 1 次而愈，随访至今未复发。

出处　王继元，彭润兰．锋勾针治疗传染性软疣323例 [J].中国针灸，1993，74（2）：22.

二、火针

火针治疗尖锐湿疣

治疗方法　嘱患者取仰卧位，局部用0.1% 新洁尔灭常规消毒，疣体分布区用2% 利多卡因表面局麻，取5mL 注射器6号针头一个，左手端点燃的酒精灯，右手握持注射器前端，置针尖前1/4部于酒精灯火焰上1/3处灼烧，至针尖处发白时，速离灯火，针尖对准疣体根部（即龟头表面与疣体连接处）快速刺入，在烧灼的同时向外挑动拨起。一般治疗1次可将疣体挑灼掉，若疣体没有被剥脱，可重复操作1次，至疣体完全脱离。然后再灼烙疣体根基处，使表面微发白为止。所有尖锐湿疣全部治疗1次，局部不做任何特殊处理，一般创面5～10天可自行愈合。

疗效　治疗36例，经1次治疗疣体全部脱落、症状消失、半年内未复发者为痊愈，有26例，占72.2%；经1次治疗疣体全部脱落、症状消失、半年内有少数复发者为显效，有10例，占27.8%，经再次治疗全部痊愈。总治愈率100%。

验案　刘某，男，28岁，驾驶员。患者近半月龟头有瘙痒感，并有大小不等的淡红色丘疹生出。经男性病科医师检查确诊为尖锐湿疣。该患者疣体分布于阴茎冠状沟及包皮系带两侧，大如黄豆，小如米粒，共计12个。按上方逐个治疗，10日后复查痊愈，随访1年未复发。

出处　林宪军，韩永水，李少群，等．火针挑灼治疗尖锐湿疣36例 [J].中国针灸，1996，17（4）：22.

三、配合针法

1. 铍针为主治疗尖锐湿疣

治疗方法 患者取膝胸位，肛周皮肤常规消毒，铺无菌洞巾，于病变部位用1%利多卡因做皮下浸润麻醉。将铍针、锃针在酒精灯上烧至通红，用止血钳齐尖锐湿疣基部钳紧（与肛管呈纵形），务使不留残物。左手持有齿镊或组织钳提起尖锐湿疣，将铍针在止血钳的上方迅速灼割去之，再以热锃针烙烫，使之呈一黄白色线状切面，重点点灼结痂两端，使结痂完整，松钳无出血，以防残留部分发炎而致痛。剩余小的疣体，只需用银针（或三头火针）直接点灼疣体中心至基底部。治疗以病灶消失为准，敷以烫伤药膏，外盖消毒纱布。

疗效 治疗70例，治愈68例，好转2例。

出处 宋海军，朱连学.铍针为主治疗尖锐湿疣[J].云南中医杂志，1993，14（3）：29-30.

2. 铍针、锃针、火针配合治疗寻常疣

治疗方法 ①麻醉：医者戴无菌手套，局部皮肤常规消毒，疣体较大及患者疼痛敏感者需麻醉，用2mL注射器抽取2%利多卡因1mL注射至疣基底部，局麻1分钟；疣体较小及患者疼痛耐受性较强者无需麻醉。②铍针灼割：疣体较大者需用铍针，助手持酒精灯靠近施术部位，医者左手用无菌镊夹持疣体，右手拇、食、中指如持笔状持铍针针柄，将针身倾斜45°，置酒精灯外焰烧至白亮，对准疣的根蒂部位迅速齐根灼割，使疣体基本脱落。粟米大小的疣体无需用铍针灼割，只需三头火针点刺即可。③三头火针点刺：将三头火针针身前1/3平放于酒精灯外焰，待烧至通红后迅速点刺深达

疣体基底部。④锟针烙灼：将烧至白亮的锟针点灼创面，修复周围使其平整，形成黑色焦痂，消毒并贴好创可贴。

疗效 18 例患者治疗后疣体消失，全部治愈。

验案 某，女，47 岁，2011 年 10 月 25 日初诊。主诉：背部赘生物 30 年余，伴小赘生物 2 个 5 年余。病史：患者 30 年前发现后背有一粟米样大赘生物，逐渐增大，5 年前在其周围先后生长 2 个小赘生物，没有其他不适症状，未做任何治疗。检体：3 个赘生物，面积分别为 1cm×0.5cm、0.3cm×0.3cm、0.2cm×0.2cm，均凸出肌肤表面，边界清楚，表面粗糙干燥，触之碍手。诊断为寻常疣。治疗：先将大的疣体常规消毒后，抽取利多卡因 1mL 局部麻醉疣基底部位，左手用无菌镊夹持疣体，右手拇、食、中三指持铍针放置酒精灯外焰上烧灼加温，将针尖烧至白亮，对准疣的根蒂部位迅速齐根灼割，直至脱落；再将烧至针体通红的三头火针迅速穿刺疣体基底部；最后用烧至白亮的锟针点灼创面，形成黑色焦痂并修复创面使其平整，消毒后贴创可贴。旁边两个小疣直接用三头火针点刺疣体，即刻见其缩小，然后用无菌镊夹住萎缩的皮肤，随后用锟针点刺创面，修复使其平整，消毒后贴创可贴。嘱患者严禁揉搓，以免出血，48 小时内保持敷料干燥清洁。患者 3 天后创面结痂，2 周后黑痂已脱落，随访 1 个月未复发。

出处 苗晋玲，赵洪强，冀来喜.新九针治疗寻常疣 18 例 [J].中国针灸，2013，33（1）：87-88.

第十三节　丹　毒

【疾病概述】

丹毒是一种累及真皮浅层淋巴管的感染，主要致病菌为 A 组 β

溶血性链球菌。皮肤的任何炎症，尤其是有皲裂或溃疡的炎症均可诱发本病。其临床表现为发热寒战，红斑，患处皮温高、紧张，并出现硬结和非凹陷性水肿，受累部位有触痛、灼痛，常见临近淋巴结肿大，伴或不伴淋巴结炎，也可出现脓疱、水疱或小面积的出血性坏死。本病好发于小腿、颜面部。丹毒的复发可引起持续性局部淋巴水肿，最后结果是永久性肥厚性纤维化，称为慢性链球菌性淋巴水肿。

　　中医学认为本病多因外受火毒，与血热互结，蕴阻于肌肤，或兼挟湿热，不得外泄所致。

【新九针治疗方法】

火针

火针治疗慢性复发性丹毒

　　治疗方法　①三棱火针刺络放血：刺血前，先于病灶部皮肤四周寻找阳性血络，即紫暗色充盈的小静脉。寻找阳性血络可遵循三个共性特点：a.病程较长，一般超过3年；b.血络颜色深，呈紫黑色或紫红色；c.血管充盈，高于皮肤。用碘伏、酒精消毒局部皮肤，随之以三棱火针烧针以消毒针具，采用缓刺法刺阳性血络。每次选取2～3处，当刺中该阳性血络时，出血常呈抛物线形向外喷射，后逐渐减少，至出血颜色变浅后血可自止。每周可治疗2次，该法一般使用3次左右后阳性血络可恢复正常。（2）火针密刺放血：三棱火针刺络放血后，需再用碘伏常规消毒局部皮肤，取粗火针于酒精灯外焰上烧针，待针身烧至通红后，对准病灶部位快速刺入，大多采用密刺法，即根据病灶皮肤面积，每隔2cm刺一针，深度为0.5～1cm。针后常见黄色组织液和深色血液流出，出血时

勿压迫止血，待血自止。多数患者在治疗后 1～3 天内仍有少量组织液渗出，此为正常现象，不必停止治疗，嘱其自行用碘伏消毒患处即可，该现象随病情好转会逐渐消失。每周治疗 2 次，后可根据病情好转改为每周 1 次。针后 2 天内勿洗患处，同时忌辛辣、鱼腥之物。

疗效　治疗 52 例中，治愈 43 例，显效 4 例，有效 5 例，无效 0 例，总有效率 100%。

出处　刘光辉.火针刺络放血治疗下肢慢性复发性丹毒 52 例 [J]. 中国民间疗法，2009，17（10）：15.

第十四节　银屑病

【疾病概述】

银屑病俗称牛皮癣，是一种常见的易于复发的慢性炎症性皮肤病，特征性损害为红色丘疹或斑块上覆有多层银白色鳞屑，全身均可发病，以头皮、四肢伸侧较为常见，多在冬季加重。本病的病因和发病机理尚未完全明确，可能与遗传因素、感染链球菌、免疫功能异常、代谢障碍及内分泌变化等有关。临床上分为寻常型、脓胞型、红皮病型和关节病型四种，其中寻常型银屑病最常见，病情较轻。本病呈慢性经过，治愈后容易复发。

中医学称银屑病为"干癣""松皮癣""白疕"等，认为本病一方面由于禀赋血热之体而受风寒或风热之邪侵袭，以致毛窍闭塞不通，气血运行不畅，阻于肌表而生；或湿热内蕴，外受风湿，内外合邪痹阻经络，阻于肌表而发；另一方面由于久病气血耗伤，营血不足，生风生燥，经络阻滞，气血瘀滞，肌肤失养而病生；或因肝肾不足，冲任失调，使得营血亏虚而致病。

【新九针治疗方法】

一、圆利针

圆利针为主治疗银屑病　见上篇圆利针（55 页）。

二、配合针法

1. 镵针耳背割治配合中药治疗银屑病

治疗方法　①治疗组：a.镵针耳背割治：分别取耳背与中耳之间（耳背心），按常规皮肤消毒后，左手将耳背拉平，中指顶于其下，右手持消毒的镵针划破长约 0.5 ～ 1cm 的切口，大约放血 0.5mL，多待自然止血，出血不止者可压迫止血，割治处用消毒棉球压盖即可，左右耳交替，2 天以后再按上法重复治疗。7 次为 1 个疗程，疗程中休息 2 天，共进行 2 个疗程。b.中药：清热凉血汤加减：生地黄 30g，槐花 15g，大青叶 30g，白茅根 15g，连翘 30g，白鲜皮 30g，生薏苡仁 30g，茯苓 10g，炒白术 10g，土茯苓 30g，萆薢 10g，白花蛇舌草 30g，丹参 10g，鸡血藤 15g。每日 1 剂，水煎服，15 天为 1 个疗程，中间休息 2 天，连续服用 2 个疗程。治疗期间忌食牛羊肉、鱼虾海鲜、辛辣食物等。②对照组：单纯口服清热凉血汤，每日 1 剂，水煎服，15 天为 1 个疗程，中间休息 2 天，共进行 2 个疗程。

疗效　①治疗组：1 个疗程后：基本治愈 0 例，显效 9 例，好转 13 例，无效 8 例，总有效率 30%。2 个疗程后：基本治愈 4 例，显

效 20 例，好转 5 例，无效 1 例，总有效率 80%。②对照组：1 个疗程后：基本治愈 0 例，显效 2 例，好转 14 例，无效 14 例，总有效率 7%。2 个疗程后：基本治愈 1 例，显效 16 例，好转 8 例，无效 5 例，总有效率 57%。治疗组无论是 1 个疗程后还是 2 个疗程后疗效均明显优于对照组。

出处 刘智艳，杨欢，刘娟．镵针耳背割治配合中药治疗血热型银屑病的临床研究 [J]．中华中医药杂志，2012，27（1）：251-254．

2. 火针和刺络放血治疗寻常型斑块型银屑病

治疗方法 ①刺络放血：穴取局部皮损（斑块状），将局部病变皮损常规消毒，右手持一次性针灸针，用拇指、食指、中指捏住针柄，对准皮损部位即阳性反应点迅速刺入，快进疾出，使出血少许。针刺深浅取决于皮损深浅，点刺深度不超过皮损基底部，然后根据病变范围不同，以针间距为 0.5cm，稀疏均匀，由病变外缘环向中心点刺。点刺后拔火罐吸出瘀血，留罐 3 分钟，用干棉签擦去血液，针孔再次消毒。7 天治疗 1 次，8 次为 1 个疗程。②火针：穴取局部皮损（斑块状）。患者取安静舒适位，常规皮肤消毒，医者左手持酒精灯（酒精灯内酒精装 1/3 即可），尽可能接近施术部位，右手拇、食、中指持针柄，置针于火焰的中焰，先加热针体，再加热针尖，把针烧至发白，运用腕力，稳、准、快地迅速直刺入皮损，然后迅速出针。点刺深度不超过皮损基底部，根据病变范围不同，以针间距为 0.5cm，稀疏均匀，由病变外缘环向中心点刺，施术完毕用干棉球封闭针孔，再次常规消毒。7 天治疗 1 次，8 次为 1 个疗程。

疗效 纳入 90 例，脱落 2 例，治疗 88 例，显效 42 例，有效 35 例，无效 11 例，总有效率 87.5%。

出处 张颜，陈纯涛，黄蜀，等．火针和刺络放血治疗寻常型斑块型银屑病 90 例疗效观察 [J]. 中医杂志，2013，54（20）：1751-1754.

第十五节　痤　疮

【疾病概述】

痤疮又称寻常痤疮，是一种常见的皮脂腺炎症。痤疮多发于青年人特别是男性；多发于面、胸、背及肩部；表现形式为白头粉刺与黑头粉刺，感染后易形成炎性丘疹、脓疱、脓肿、囊肿及脓肿溃破愈合形成疤痕。本病病期长，常持续到中年时期病情方逐渐缓解而愈，最后遗留下坑凹状萎缩性疤痕。

中医学称本病为"粉刺""肺风粉刺"，可由于肺经蕴热，熏蒸于肌肤或过食油腻辛辣之品，脾胃蕴湿积热，外犯肌肤所致。冲任不调也可导致肌肤疏泄功能失畅而发本病。

【新九针治疗方法】

一、锋勾针

锋勾针治疗痤疮

治疗方法　用 75% 酒精棉球擦拭皮损局部 3 遍，右手持锋勾针，针尖插入痤疮皮损毛囊口内，迅速挑割开毛囊内侧壁，并在毛囊口形成 1mm 左右的切口，用锋勾针背部从毛囊开口周围向开口方向推压，排出毛囊内的皮脂栓、脓液、瘀血等内容物，再挤放鲜血，直至清澈组织液渗出为度，左手持 75% 酒精棉球随时擦净排出物。

疗效　治疗 30 例，显效 16 例，有效 10 例，无效 4 例，总有效

率为 86.7%。

出处　徐佳，吕瑛．锋勾针排脓放血对面部寻常痤疮皮损修复作用的观察 [J].上海针灸杂志，2010，29（6）：357-359.

二、火针

火针治疗痤疮　见上篇火针（95 页）。

三、配合针法

1. 火锟针结合体针治疗痤疮

治疗方法　①体针治疗：取穴：合谷、曲池、足三里、三阴交、阿是穴（皮损密集局部），肺经风热型配尺泽、列缺，脾胃湿热型配中脘、丰隆、内庭，气滞血瘀型配膈俞、太冲，气血虚弱型配中脘、脾俞。操作方法。阿是穴为皮损密集局部，常规消毒后，直刺或斜刺至皮疹基底部。其他穴位常规刺法，留针30分钟。隔日1次，10次为1个疗程，疗程间休息3～5天。②火锟针治疗：取穴：耳部常规消毒，先用锟针按压耳部穴区并选取痛点作为刺激点，重点为面颊区、额（痤疮多发区）、肺、大肠、心、脾、内分泌、肾上腺、风溪等穴区，找准穴区后，用锟针在酒精灯上烧灼针头部位，待烧至红亮后，迅速点刺耳穴反应点，可闻及响亮"啪"声，每周1次，左右耳交替治疗，一般治疗2～3个疗程。治疗后注意耳部勿沾水，一般3～5天即可正常结痂。

疗效　治疗34例，显效19例，占55.9%；良效10例，占29.4%；有效5例，占14.7%。总有效率为100%。

验案　某，女，21岁，学生。患者自2011年起因学习压力过大出现面颊部散在痤疮，后逐渐加重，曾用过多种方法，包括口服中西药及外涂激素类药物治疗，但效果均不显，反而加重。就诊时见米粒大小的痤疮遍布面颊及下颌部，面颊部痤疮个别融合，质硬色暗红，尖部有脓包，依照皮损分级标准，属于5度，月经前症状加重，并伴有痛经，大便不调，1～2日一行，舌质暗，舌苔白腻，脉弦滑。诊断为痤疮。按上述方法治疗3个月，月经正常，痤疮消失，无新痤疮出现，仅面颊部有小面积皮损。随诊，无复发。

出处 赵玉清，董宏强，张卫东.火锃针结合体针治疗痤疮临床疗效观察[J].中医临床研究，2013，5（18）：50-51.

2. 火针配合隔附子片灸治疗阳虚型痤疮

治疗方法 ①火针：使用前用酒精灯把针烧红，然后用烧红的针具迅速直刺入结节或囊肿内，随即迅速出针，每次大约0.5秒，用医用棉签轻轻挤出囊中物，蘸干，消毒，使针孔露出，结节或囊肿较大者可连续点刺。针刺深度根据结节或囊肿深度而定，以透过病变组织，不触及正常组织为佳。结节者针刺皮损中央，针刺后勿挤压，以免炎症扩散。每个皮损部位要求针刺均匀稀松，最多不超过5次。在出针后，针孔用医用棉签轻轻按住，避免揉搓、挤压，以防出血或感染。每周1次，连续8周后观察结果。注意事项：在针刺后，局部出现红晕或红肿未完全消失时，避免洗浴，以防感染；针后局部发痒，不能用手搔挠，以防感染。②隔附子片灸：取熟附子用水浸透后，切片厚0.3～0.5cm，中间用针刺数孔，放于足三里、关元、气海穴上，上置艾炷灸之。若附子片被艾炷烧焦，可以更换后再灸，直至穴区皮肤出现红晕停灸。每周2次，连续8周后观察结果。

疗效 治疗30例，痊愈22例，显效4例，有效1例，无效3例，总有效率90%。

出处 邓丽娟，马晓薇，伦志坚.火针配合隔附子片灸治疗阳虚型痤疮的临床研究 [J]. 中医临床研究，2014，6（4）：51-52.

3. 火针、走罐、艾灸配合体针治疗痤疮

治疗方法　①背部走罐，刺络拔罐：嘱患者取俯卧位，充分暴露背部皮肤。医者在背部脊柱两侧膀胱经的循行部位均匀涂抹凡士林（或液体石蜡油），用闪火法将火罐吸附在皮肤上，按住火罐分别在两侧膀胱经处自上而下，再自下而上，反复推拉移动，吸拔力度以患者能耐受为宜，直至皮肤潮红。将介质油擦净，在双侧肺俞、脾俞、膈俞处用碘酒、酒精消毒后，再用梅花针交替叩刺后拔罐，可见有少量出血。②火针点刺：嘱患者取仰卧位，消毒穴位，一手持细火针，一手持燃烧的酒精灯，将火针在酒精灯上烧灼，直至通红白亮，点刺痤疮结节及囊肿，离火即刺，快速出针，然后用两根消毒干棉签轻轻滚压，将脓汁、脓血、脓栓排除为宜。③艾灸：点燃艾条，悬灸结节、瘢痕等炎症重的部位。若颜面红肿，可两耳尖放血。④体针：取穴：主穴取四神聪、曲池、合谷、足三里。配穴可根据临床症状辨证取穴，若颜面潮红，粉刺焮热，针尖成芝麻大小，舌红，苔薄黄，脉数属肺卫积热，加尺泽、风市；若皮疹红肿疼痛，以脓疱为主，舌红，苔黄腻，脉滑数，属湿热蕴结，加阴陵泉、支沟、天枢；若皮疹反复发作，经久不消，以囊肿、结节、瘢痕为主，舌淡暗，脉沉涩，加血海、三阴交。每周 1 次，4 次为 1 个疗程，一般治疗 1～2 个疗程。嘱患者注意休息，忌食辛辣、厚腻之品。

疗效　治疗 32 例，痊愈 24 例，占 75%，其中经 1 个疗程治愈者 9 例，2 个疗程治愈者 15 例；其余 8 例经 1～2 个疗程治疗后均显效。有效率 100%。

验案　某，男，19 岁，2006 年 7 月初诊。患者面部痤疮 3 年，时好时坏，曾接受西药治疗，效果不佳，近来因高考复习，症状加

重，经介绍前来我科就诊。查：额部、面颊、鼻翼、唇周粉刺、脓疱、硬结集簇成片，红肿疼痛，便秘溲赤，舌红，苔黄腻，脉滑数。诊断为面部痤疮，证属湿热蕴积。治宜清热利湿、泻火解毒。按上法操作，且在两耳尖放血数滴，并嘱患者每天在红肿硬结处自灸1次。经4次治疗，面部痤疮大减，又行2次治疗，面部痤疮基本消失，为防复发，继续背部走罐、刺络拔罐2次，随访半年未复发。

出处 张燕梅.火针、走罐、艾灸配合体针治疗痤疮32例[J].中国中医药信息杂志，2008，15（6）：67.

4. 埋线、火针、耳针综合疗法治疗寻常痤疮

治疗方法 ①埋线：a.选穴：主穴取曲池、丰隆。肺经风热型配肺俞、风门、尺泽等；脾胃湿热型配脾俞、胃俞、阴陵泉、足三里等；冲任不调型配肝俞、肾俞、血海、三阴交等；气滞血瘀型配心俞、膈俞、膻中、气海、三阴交等。伴有月经不调或痛经者，配天枢、太冲、地机等；伴有便秘者，配天枢、上巨虚、支沟等。初次主穴必取，再按辨证分型、伴随症状选取穴位，每次6～8个穴，连续3次穴位不重复。b.操作方法：穴位用安尔碘常规消毒，按穴位深浅选取不同长度的肠线，用无菌眼科镊将肠线装入埋线针前端，背部心俞、膈俞、肝俞、脾俞、胃俞针尖斜向脊柱方向刺入1.5～2.5cm，有针感后注入肠线，腹部穴位直刺达肌层后注入肠线，四肢穴位直刺达穴位深度且有酸、胀、重等针感后注入肠线，肠线不得露出皮肤，出针后用消毒干棉球压盖针孔，24小时后去除干棉球，不影响日常生活。前3次每周治疗1次，后3次隔周治疗1次，6次为1个疗程。②火针：安尔碘消毒面部痤疮局部后，用火针烧红点刺至痤疮基底部，按压排出脓液，用75%酒精棉球擦拭至针眼处脓液排净，渗出血液。③耳针：a.取穴：相应部位（如额、面颊区、口等），按

辨证分型分别选取肝、脾、肾、心、肺、内分泌、缘中等，便秘加大肠、三焦，月经不调加内生殖器，每次选取 4～5 个穴位。b. 操作方法：75% 酒精常规消毒耳郭皮肤，一侧采用耳穴点刺法，左手在耳郭背后固定相应部位穴区，右手持一次性采血针点刺穴位，以刺破表皮、渗出血珠为度，酒精棉球擦拭至渗血停止，对侧相应耳穴贴压王不留行籽。每周 1 次，两耳交替点刺、压籽。

疗效 治疗 136 例，治愈 41 例，显效 75 例，有效 11 例，无效 9 例，总有效率 93.38%。

出处 顾春英，卢文，任虹. 埋线、火针、耳针综合疗法治疗寻常痤疮 136 例 [J]. 南京中医药大学学报，2009，25（6）：476-477.

5. 腹针配合火针治疗痤疮

治疗方法 ①腹针：取中脘、下脘、关元、气海、滑肉门、外陵、大横穴。按照腹针疗法要求精确选取穴位，针刺穴位按照由上至下、由里至外的顺序，其中中脘、下脘、关元、气海、大横中刺，滑肉门、外陵浅刺。肺经风热型加商曲（双侧，浅刺）；胃肠湿热型加建里（浅刺）；肝经郁热型加水分（浅刺）；冲任失调型加气穴（关元旁 0.5 寸）、气旁（气海旁 0.5 寸）（均为双侧，中刺）。腹针治疗隔日 1 次，每次留针 30 分钟，12 次为 1 个疗程，共治疗 2 个疗程。②火针：选取痤疮皮损部位，暴露面部皮损部位，以痤疮中心部位为进针点，常规消毒后，将针灸针（0.35mm×25mm），在酒精灯上烧红至发白，垂直快速点刺皮损。每次选取 3～6 个部位，每个皮损点刺 1～3 次为宜，深度尽量控制在 3mm 以内。火针点刺后稍加挤压，将痤疮中分泌物、脓栓、脓血清除干净为止。火针治疗隔日 1 次，12 次为 1 疗程，共治疗 2 个疗程。治疗过程中尽量避免同一个暗疮多次火针点刺。

疗效　治疗 189 例，痊愈 49 例，显效 67 例，好转 49 例，总有效率 87.3%。

出处　米建平，余焯燊，张紫君，等.腹针配合火针治疗痤疮临床观察 [J].上海针灸杂志，2009，28（2）：85-87.

6. 火针配合刺络拔罐治疗痤疮

治疗方法　①刺络拔罐：先让患者俯卧，将背部大椎与双侧肺俞、膈俞、脾俞、肾俞局部常规消毒，然后用梅花针重叩至局部皮肤潮红、渗血，再加拔火罐 5 ～ 10 分钟，使出血 1 ～ 3mL。②火针疗法：再让患者仰卧，先将需要针刺的痤疮部位进行常规消毒。医者左手持酒精灯尽量接近针刺部位，右手持火针，将火针在酒精灯外焰烧至通红发白，迅速准确地刺入痤疮中心，再迅速将针拔出，然后用棉签轻轻挤出痤疮内粉质或脓血样物质。若为结节囊肿性痤疮，则不仅需要点刺痤疮中心，尚需在痤疮周围点刺，然后轻轻挤压其内容物。针面部时要用细火针（直径为 0.4mm），深度以针尖透过皮肤病变组织，而刚接触正常组织为宜。火针在操作时，要注意三个要点，即"红""准""快"，这是取得好疗效的关键。以上疗法均为每周 1 次，4 ～ 6 次为 1 个疗程。火针当日的正常反应为针孔发红、发痒，注意不能搔抓，火针点刺部位 1 日内不能沾水。

疗效　治疗 58 例，治愈 42 例，好转 12 例，无效 4 例，总有效率为 93%。

验案　某，男，17 岁。患者患痤疮 3 年余，反复发作，缠绵不愈，经多方治疗无效。检查见面部有粉刺、丘疹、结节、囊肿，面颊和下颌部有结节、囊肿 10 多个，舌质红，苔黄，脉沉滑。患者平时喜食肥甘厚味，体胖。辨证为湿热困阻，痰瘀互结。以上法治疗 2 次后，小的粉刺、丘疹消失，新发痤疮减少。继续以此法治疗，6 次后结节囊肿软化消失。

出处 任幼红，张文平，陈竹碧. 火针配合刺络拔罐治疗痤疮 58 例 [J]. 上海针灸杂志，2005，24（4）：16-17.

第十六节 疔 疮

【疾病概述】

疔疮是好发于颜面和手足部的皮肤疾患。本病开始有粟米样小脓头，发病迅速，根深坚硬如钉为其特征。因发病部位和形状不同，而有"人中疔""虎口疔""红丝疔"等名称。现代医学的"疖"亦属本病范畴，为金黄色葡萄球菌感染所致的急性化脓性炎症。

中医学认为本病多因肌肤不洁，铁木刺伤而妄施针挑挤压，以致火毒乘隙侵袭，邪热蕴结肌肤；或因恣食膏粱厚味和酗酒等，以致脏腑蕴热，毒从内发。若毒热内盛则流窜经络，内攻脏腑则属危候。

【新九针治疗方法】

配合针法

锋勾针配拔罐治疗疔疮

治疗方法 主穴为疔疮局部；配穴是身柱、腰俞。用锋勾针把疔疮顶端波动感明显处勾开，暴露坏死组织使脓外流。然后连续重度拔罐，每次留罐 10 ～ 20 分钟，拔至疮口周围组织呈现紫黑色，或毛囊深陷无脓血排出为度。然后覆盖消毒纱布固定。最后视发病部位选取 1 ～ 2 个配穴，脐以上者选身柱穴，脐以下者选腰俞，用锋勾针刺后重度拔罐。隔日治疗1次，6次为1个疗程。

疗效 治疗230例，治疗1次痊愈者162例（70.43%），治疗2次以上痊愈者67例（29.13%），有1例治1次痊愈，1年后复发。

验案 杜某，男，24岁，本院医生。患者从1979年起在臀部发生疔疮，缠绵不愈，此愈彼起，屡经治疗，均未根治，于1983年5月4日来我科就诊。查臀部有5cm×5cm大的疔疮，高出皮肤，波动感明显。采用上法治疗后，1次即疼痛消失，当天能参加篮球赛。随访3年未见复发。

出处 王继元.锋勾针加拔罐治疗疔疮230例[J].中国针灸，1990，10（5）：20.

第五章　妇　科

第一节　痛　经

【疾病概述】

痛经，系指经期前后或行经期间，出现下腹部及腰骶部阵发性疼痛，并有全身不适，严重时伴有恶心呕吐，甚至昏厥，严重影响日常生活。痛经分为原发性痛经和继发性痛经两种。妇科临床检查未能发现生殖器官盆腔器官有明显异常者，称原发性痛经，也称功能性痛经，常发生于月经初潮后不久的未婚或未孕的年轻妇女。继发性痛经则指生殖器官有明显病变者，如子宫内膜异位症、盆腔炎、肿瘤等。

中医学称此病为"行经腹痛""经前腹痛""经后腹痛"，认为其产生主要是由于冲任气血运行不畅，多由于外感风寒、情志不畅和体虚劳倦导致气滞血瘀、寒湿凝滞、湿热下注或气血虚弱、肝肾虚损而致。

【新九针治疗方法】

一、火针

火针治疗寒凝血瘀证痛经

治疗方法　取穴：第1组为关元、次髎、三阴交、合谷，第2组为子宫、十七椎、地机、太冲。操作方法：局部常规消毒，将中细火针在点燃的酒精灯外焰中烧至红亮，迅速将针刺向所选穴位，深度约 0.5 ～ 1 寸。火针出针后，用无菌干棉球迅速按压针孔，以减轻疼痛。治疗时注意避开血管、神经，如针处出血，一般勿止，待其自止。腹部关元和子宫穴针刺深度为 3cm，次髎穴针刺深度为 1.5cm，十七椎针刺深度为 0.5cm，三阴交和地机针刺深度均为 1cm，合谷和太冲针刺深度均为 0.5cm。月经前 3 ～ 5 天开始治疗，两组穴位交替进行，连续治疗 10 天为 1 个疗程，共治疗 3 个月经周期。同时嘱患者注意局部保暖与休息，针后不得搔抓患处，保持针孔清洁干燥，一天内禁淋浴，不要污染局部，禁食生冷辛辣之品。

疗效 治疗 30 例，痊愈 20 例，显效 5 例，好转 3 例，无效 2 例，总有效率 93.3%。

出处 旷秋和 . 火针治疗痛经寒凝血瘀证 30 例临床观察 [J]. 中医药导报，2014，20（1）：74-75.

二、配合针法

1. 长针配合温灸法治疗痛经

治疗方法 选穴：主穴取关元、中极、归来、三阴交，配穴取中脘、足三里、阳陵泉。操作方法：取关元穴或中极穴，用直径 0.3mm、0.5mm 特制不锈钢针，长 2 寸或 4 寸粗长针（根据患者小腹脂肪薄厚选用）针刺，两穴隔日轮换；归来穴及配穴用常规毫针，留针 30 分钟，同时将艾条点燃，以小腹各穴为主，温灸直至各针穴周围的皮肤灼红为度，出针后可拔火罐 15 分钟，去罐后用无菌棉球除去血迹。每天治疗 1 次，一般在每次月经期前 1 周或 10 天开始，至来月经时止，此为 1 个疗程，每月只治疗 1 个疗程。经前 1 周至 10 天为发病前期，此时治疗能有效控制症状，达到治疗预期效果，故称为治疗最佳时间。

疗效　治疗 400 例，治愈 146 例，占 31%；显效 204 例，占 58%；有效 50 例，占 11%。

验案　于某，女，42 岁，已婚，两孕两产，婚前有痛经史，婚后二产后（28 岁）曾有 1 年经期小腹疼痛，但对正常生活工作无大影响，亦未曾治疗过。前 9 年每经血来潮必服镇痛药，近 3～4 年镇痛药已无任何作用。经某医院查 B 超，无病理性改变，但小腹有拒按疼痛，左侧腹股沟按有 3cm×5cm 条状包块。又经省某家医院 B 超检查，仍无病理改变，确诊为盆腔炎。大剂量消炎镇痛治疗后稍缓解，但在下个周期疼痛复发如初，面色苍白，冷汗淋漓，又经查诊断为子宫内膜异位症。按上述方法而选择在最佳时间治疗，待经血来潮时疼痛明显较往月减缓，无需服任何药物，工作生活正常。待第 2 个周期治疗后，疼痛感觉消失，直至行经期前后无任何不适感觉。第 3 个周期包块已吸收触按不到，无疼痛症状。随访 6 个月，经期前后一切正常。

出处　郑殿义，周霞，周锦颖，等.粗长针配温灸法治疗严重痛经症 400 例临床体会 [J].针灸临床杂志，1995，11（5）：14.

2. 秩边穴配磁圆针治疗痛经

验案　刘某，女，43 岁，农民，1988 年 10 月 25 日初诊。患者患痛经 1 年余，每于经期少腹痛急，非强痛定、度冷丁等不能止痛，经量少，色暗黑有块，直至经尽后疼痛才能缓解。曾服中西药数月而不效，近 2 个月加重。查：面色苍白，少腹拒按，喜热，苔薄白，脉沉紧。此证属寒湿凝滞胞中，致经血运行不畅而发为痛经。治疗方法：先用磁圆针循径叩刺督脉（中等刺激量）；再针秩边穴，用平补平泻法，针感传至少腹部即可，留针 30 分钟，每 10 分钟行针 1

次。针 5 次后，疼痛缓解。余又嘱其于下次经前 3 日再来复诊，其遵嘱按时而来，又以上法针刺 10 日，诸恙悉除，随访至今未发。

出处　吕岗.秩边穴配磁圆针治疗妇科病一得 [J].山西中医，1992，8（2）：39.

第二节　功能失调性子宫出血

【疾病概述】

功能失调性子宫出血是常见的妇科疾病，简称"功血"，是月经正常，经检查内外生殖器无明显器质性病变，而是由于内分泌调节系统功能失调所引起的异常性子宫出血。临床表现为月经周期失去正常规律，经量过多，经期延长，甚至出现不规则的阴道出血等。根据有无排卵可分为无排卵型和排卵型两大类。无排卵型功血占功血的 80%～90%，多见于青春期和更年期，常表现为不规则阴道流血。而排卵型功血主要发生在生育期妇女，出血特点是周期规律，但在周期不同时期出现非月经周期的阴道流血。

本病属于中医学的"崩漏"的范畴，主要病机为冲任损伤，不能制约经血。常见病因有气虚不摄、肾虚不固、热迫血行、瘀血阻滞等。

【新九针治疗方法】

配合针法

1. 火针配合电针治疗功能性子宫出血

治疗方法　①火针：取穴：隐白、大敦。操作：穴位常规消毒，将火针在酒精灯火焰上烧至发红，对准两穴分别快速点刺，不留针，结束后取创可贴贴在穴位上，以防针眼感染。②电针：关元、气海按常规消毒针刺后，接电针治疗仪采用连续波，神灯照射，留针30分钟。火针每3天1次，体针每天1次。

疗效　治疗36例，35例治愈，经1次治疗血止者6例，2次治疗血止者21例，3次治疗血止者8例。

出处　宋悦玲.火针点刺井穴为主治疗功能性子宫出血36例[J].中国针灸，2005，24（S1）：130.

2. 秩边穴配磁圆针治疗排卵期出血

验案　于某，女，35岁，工人，1989年2月27日初诊。主诉：每于两次月经之间，阴道有少量出血，色紫黑有块，伴少腹胀痛已2年余。查：舌质暗，有瘀点，苔薄白，脉弦涩。患者乃因家庭纠纷，情志不畅，气滞血瘀，瘀久化热，邪热伏于胞中，每当氤氲之时，阳气内动，邪得阳助，损伤胞络而出血。治疗方法：先用磁圆针循经叩刺督脉（中等手法），继之选用28号3.5寸毫针，针刺双侧秩边穴，用泻法，行针1分钟，使针感传至少腹与前阴部，留针15分钟。7天为1个疗程，经3个疗程痊愈。

出处　吕岗.秩边穴配磁圆针治疗妇科病一得[J].山西中医，1992，8（2）：39.

第三节　闭　经

【疾病概述】

健康女子，年龄在14岁左右，月经便按期来潮。如果年逾18

岁尚未初潮，或者曾经有过月经，排除妊娠期、哺乳期、绝经期等因素外，月经连续中断 3 个月以上者，称为闭经。前者称为原发性闭经，后者称为继发性闭经。

中医学把闭经称作"女子不月"或"月事不来""月水不通""血闭""经闭""血枯"等。闭经的病因可分为虚实两类：虚者，肝肾不足、气血虚弱、血海空虚、阴虚血燥，无血可下；实者，气滞血瘀、寒湿阻滞而致水道不通，经血不得下行。

【新九针治疗方法】

配合针法

针刺配合火针治疗继发性闭经

治疗方法 ①治疗组:a.火针疗法：取穴：脾俞、肝俞、膈俞、血海、足三里、三阴交、归来。操作方法：穴位常规消毒，患者取卧位，医者选用中号火针，加热后迅速针刺上述穴位，其中肝俞、脾俞、膈俞向脊柱方向斜刺 20mm，其余穴位直刺 20mm。b.毫针：取穴：关元、三阴交、中极、气海、肾俞、中脘、血海、膈俞等。操作方法：穴位常规消毒，毫针针刺，行提插捻转补泻手法，在得气后留针 20 分钟。隔日 1 次，1 个月为 1 个疗程，连续治疗 3 个疗程。②对照组：仅用毫针，取穴及操作方法同上。

疗效 治疗组治疗 35 例，痊愈 21 例，显效 10 例，有效 3 例，无效 1 例，总有效率为 97%；对照组治疗 35 例，痊愈 15 例，显效 5 例，有效 8 例，无效 7 例，总有效率为 80%。治疗组的疗效明显优于对照组，且差异具有统计学意义。

出处 李柱.针刺配合火针治疗继发性闭经 35 例临床分析 [J].第三军医大学学报，2014，36（11）：1124.

第四节 卵巢囊肿

【疾病概述】

卵巢囊肿是女性卵巢肿瘤的一种,临床上多表现有小腹疼痛、小腹不适、白带增多、白带色黄、白带异味、月经失常、小腹内肿块等。当囊肿影响到激素分泌时,可能出现诸如阴道不规则出血或毛体增多等症状,多有恶变的可能。本病常见于 20 ～ 50 岁妇女。

中医学称本病为"石痕""肠覃",认为该病主要与痰瘀有关,痰浊阻遏经脉,影响冲任,致使经血不调,运行不畅,胞宫失养,痰浊阻滞气机升降所致。

【新九针治疗方法】

火针

火针治疗卵巢囊肿

治疗方法 ①部位:所有患者均以 B 超确定肿块中心点以及腹壁至肿块的距离。取患侧水道、归来穴,两侧均有肿块者取双侧。②刺法:先在针刺部位用蓝药水定点,并进行常规消毒;将 0.5mm×50mm 火针在酒精灯上加热约 5 秒钟,以针体前 3cm 段呈红亮发白为度,将针快速刺入穴位,且留针 30 分钟,留针期间以捻转手法行针 1 次。③按针刺深度分为两组:a.浅刺组:针刺深度约在 1.5cm 以内,因患者腹壁厚薄有一定差异,具体针刺深度根据 B 超测量的腹壁至肿块的距离,以不刺透囊肿上壁为度。b.深刺组:针刺深度约在 3cm 以内,一般以针刺达到肿块中心为度。两组均隔日 1 次,6 次为 1 个疗程,共 3 个疗程。患者行经期间暂停针刺 3 ～ 5 天。

　　疗效　火针深、浅刺对卵巢囊肿均有效。深刺组治疗 32 例，治愈 12 例，显效 9 例，有效 9 例，无效 2 例，总有效率为 93.7%；浅刺组治疗 32 例，治愈 4 例，显效 6 例，有效 12 例，无效 10 例，总有效率为 68.7%，深刺疗效优于浅刺。

　　验案　谢某，25 岁，已婚。主诉：左少腹胀痛伴月经后期 5 个月。病史：患者近 5 个月来月经时感左侧少腹闷胀不适，以经前 3 天为甚，月经周期为 40～45 天。曾经某院妇科诊断为左侧卵巢囊肿、月经失调，经中西医结合治疗，效不佳，今复来我科求治。查：左少腹轻度压痛，按之不舒，舌质略暗淡，双脉沉弦紧。B 超示：左侧附件区见一约 6.4cm×4.2cm 液性暗区，边界清。诊断：左侧卵巢囊肿，月经后期。治疗：用上述火针疗法，取左侧水道、归来二穴，针刺深度约为 2.8～3.1cm。经治疗 3 个疗程后，少腹胀痛感消失。2001 年 12 月 1 日 B 超检查示：双侧附件未见明显异常。随访 2 个月后月经周期恢复正常，1 年未复发。

　　出处　王祚邦，周晓荣，周晓爱，等 . 火针治疗卵巢囊肿的针刺深度研究 [J]. 中国针灸，2004，24（7）：483-484.

第五节　子宫肌瘤

【疾病概述】

　　子宫肌瘤又称子宫平滑肌瘤，是女性生殖器官最常见的良性肿瘤，常见于 30～50 岁妇女。子宫肌瘤通常可分为浆膜下肌瘤、肌壁间肌瘤、黏膜下肌瘤或宫颈肌瘤、阔韧带肌瘤等。由不同类型的子宫肌瘤可表现出月经过多、下腹部包块或排尿、排便困难等临床表现。

本病归属于中医"癥瘕"范畴，多与正气虚弱、气血失调有关；或由于七情内伤，气机不畅，气血失调，气滞血瘀，瘀积日久而成。

【新九针治疗方法】

火针

火针治疗子宫肌瘤

治疗方法 ①取穴：气海、关元、中极、水道、阿是穴、痞根。②操作：以中粗火针，采用速刺法，点刺不留针，针刺深度 1.5 寸左右。隔日 1 次，经期停针，10 次为 1 个疗程，共治疗 3 个疗程。

疗效 治疗 41 例，痊愈 4 例，占 9.8%；有效 31 例，占 75.6%；无效 6 例，占 14.6%。总有效率为 85.4%。

出处 刘辉，王缨，朱玉召. 贺氏火针治疗子宫肌瘤 41 例 [J]. 上海针灸杂志，2014，33（6）：578.

第六节 盆腔炎

【疾病概述】

盆腔炎是指女性盆腔生殖器官、子宫周围的结缔组织及盆腔腹膜的炎症，它包括子宫炎、输卵管卵巢炎、盆腔结缔组织炎及盆腔腹膜炎等。临床常表现为下腹部坠胀、疼痛及腰骶部酸痛、腰酸下坠等，常在劳累、性交、月经前后加剧。盆腔炎分急性和慢性两种，急性盆腔炎是较为严重的妇科疾病，多在产后、手术后、流产后由病菌感染或经期不注意卫生以及邻近器官疾病（阑尾炎等）蔓延所致；慢性盆腔炎多为急性盆腔炎治疗不及时所致。

中医学认为，慢性盆腔炎多属于"腹痛""带下""癥瘕"等范畴，多由寒凝气滞或湿热瘀阻所致。

【新九针治疗方法】

火针

火针治疗慢性盆腔炎

治疗方法　①取穴：关元、中极、水道、归来、三阴交、次髎。根据辨证配穴，属肾虚寒凝者，加针肾俞，关元加灸；湿热瘀阻者，加针阴陵泉、蠡沟；肝郁气滞者，加针肝俞、太冲；脾胃虚弱者，加针脾俞、足三里。②操作：先让患者取仰卧位，局部常规消毒后，选择中粗火针，将针烧红至白亮后迅速刺入选定部位，只点刺不留针，腹部穴位刺3～5分，三阴交刺2～3分。然后再令患者取俯卧位，局部消毒后，火针点刺，深度约2～3分。针毕均用消毒干棉球按揉穴位。隔日1次，7次为1个疗程，每个疗程间休息3天后进行下一疗程，3个疗程后评定疗效，经期停治。以口服妇科千金片为对照。

疗效　火针组治疗90例，痊愈63例，显效17例，好转8例，无效2例，总有效率97.8%，其中痊愈率70.0%；对照组治疗90例，痊愈34例，显效22例，好转24例，无效10例，总有效率88.9%，其中痊愈率37.8%。火针治疗优于药物组。

验案　陈某，女，30岁，2000年4月1日初诊。主诉：小腹坠痛5月余。患者小腹坠痛，以右侧为重，得热则舒，带下量多，色白，月经后期，伴腰酸乏力。妇检：外阴发育正常，阴道通畅，

宫颈略肥大，宫体正常大小、有压痛、活动度差，双侧附件区有条索状物并压痛，以右侧为重。查体：舌质淡，苔白，脉沉。西医诊断：慢性盆腔炎。中医诊断：腹痛、癥瘕。辨证：肾阳不足，寒凝气滞。治疗：火针点刺关元、中极、水道、归来、三阴交、次髎、肾俞，关元加艾条灸。治疗毕，患者感腹痛减轻，1个疗程后症状明显好转，续治5次后症状、体征消失。8个月后随访未见复发。

出处 李和，李景芬．火针辨证治疗慢性盆腔炎疗效观察 [J]. 中国针灸，2002，22（5）：295-296.

第七节 不孕症

【疾病概述】

育龄妇女婚后夫妇同居3年以上，未避孕而不受孕者，称为原发不孕症；如分娩或流产后三年以上不孕者，称为继发不孕症。导致不孕的因素很多，有中枢性的影响、全身性疾患、免疫因素、卵巢局部因素、输卵管因素、子宫因素、阴道因素等。

中医学认为，先天肾虚胞寒、冲任血虚、气滞血瘀，痰湿阻滞等均可导致不孕。

【新九针治疗方法】

一、火针

火针治疗不孕

治疗方法 取关元、三阴交、子宫、次髎穴。肾虚胞寒加肾俞；冲任血虚加气海、血海；气滞血瘀加膈俞；痰湿阻滞加丰隆、阴陵泉。采用 0.80mm×30mm 单头粗火针。嘱患者针刺前排空小便，选定针具、腧穴，常规消毒，右手持针，左手拿酒精灯，将火针针身中部 1/3 平放入酒精灯火焰的外上 1/3 处，待针身红亮后，右手向上提起针柄，同时向下放入针尖使针身前 2/3 成 45° 倾斜在火焰中，待针尖、针身烧至白亮，由拇、食、中指如握笔状手持针柄，速进速出，进针深度为 15～25mm。嘱患者注意局部针眼，防止感染。月经第 5 天开始治疗，隔日治疗 1 次，连续治疗 5 次，3 个月经周期后观察疗效。

疗效　治疗 55 例，肾虚胞寒组总有效率为 88.9%，冲任血虚组为 66.7%，气滞血瘀组为 86.7%，痰湿阻滞组为 60.0%。火针治疗肾虚胞寒型、气滞血瘀型不孕比冲任血虚、痰湿阻滞型效果好。

出处　杨玉平，安宝泉，谭奇纹.火针辨证治疗排卵功能障碍性不孕症 55 例 [J].上海针灸杂志，2013，32（3）：38.

二、配合针法

毫针、磁圆针治疗不孕

治疗方法　①毫针：a.秩边（双）：用 4～6 寸毫针深刺，针感直达少腹、子宫、阴道、玉茎，根据临床辨证，用滞针手法，先轻后重或先重后轻，有胀、热、凉、勃感为佳，不留针。b.三阴交（双）：用滞针手法，针感向上传。②磁圆针按揉：取穴：气海、关元、中极、曲骨、四满、气穴、大赫、横骨、子宫(女用)。手法：先任脉，后肾经、子宫穴，先左后右，由上而下，先轻后重，顺经旋转按揉穴位 2 分钟。上法月经前后各针 6～10 次（初次），如月经超前错后，月经周期正常后，每月月经后针 6～10 次，至停经怀孕止；男性调至精子密度上升为 8500 万以上。

疗效 经针 6 次怀孕者 3 例，16 次怀孕者 23 例，30 次怀孕者 5 例，40 次怀孕者 2 例，无效者 2 例（其中无精症 1 例，输卵管结核 1 例）。

验案一 范某，女，40 岁，干部，1978 年 9 月 20 日初诊。婚后 17 年未育，16 岁月经初潮。多年经期或前或后，3 ～ 4 天 /27 ～ 32 天。末次月经 9 月 15 日来潮，腹痛，量少，色暗红，有时带有血块，带下清稀，腰酸痛，少腹冷，行房阴凉，四肢欠温，胸胁有时胀闷，经当地及太原等地医院妇检：子宫发育正常，宫口微小，后位，舌淡，苔薄白，脉沉迟。其夫精液化验：计数及活动度正常。按上法治疗 12 次后诸症消失而停针。10 月 22 日复诊，月经超期未行，嘱其观察 1 周，尿妊娠试验阳性，后随访足月生产一男婴，母子安康。

验案二 郭某，男，30 岁，工人。婚后 5 年未育，1985 年 3 月 14 日夫妇二人前来求诊。其爱人经三所医院妇检，结果均正常。患者阳痿，早泄，自觉小腹、玉茎凉，腰酸腿困，经多方治疗不效，精液化验：计数 4500 万，活动度 40%。按上法针疗 15 次诸症消失，玉茎勃起如常，精液化验：计数 1.2 亿，活动度 70%。2 个月后随访其爱人怀孕，后随访足月顺产一女婴，体健。

出处 常僻 . 新九针治疗不孕症 [J]. 山西中医，1988，4（6）：22.

第八节　外阴白斑

【疾病概述】

外阴白斑又叫外阴白色病损、外阴白色病变或外阴营养不良。

其临床表现为外阴瘙痒，尤以夜间为重，由于搔抓，外阴道有多处抓痕、红肿，甚则局部发生溃疡、皲裂、溃烂和继发性感染。外阴皮肤黏膜还可出现局限性或弥漫性白色增厚像皮革样、隆起有皱襞，或有鳞屑、湿疹样变。此病是一种癌前病变。

中医学称此病为阴痒、阴藓、阴疮、阴蚀、阴痛等，多因肝经湿热下注浸渍外阴，或血虚肝旺、肝肾阴虚、肾阳虚衰等精血不能润养外阴所致。

【新九针治疗方法】

一、火针

火针治疗外阴白斑　见上篇火针（103 页）。

二、配合针法

1. 毫针刺加火针点刺治疗外阴白斑

治疗方法　①毫针：取蠡沟穴，常规消毒，以 50mm 毫针平刺，行九六补法，留针 30 分钟，隔日 1 次，5 次为 1 个疗程。②火针：用 1∶1000 新洁尔灭溶液患部消毒，以粗火针快速点刺局部肤色变白处，每次点刺局部 7～8 针，5 日 1 次，4 次为 1 个疗程，观察 3 个疗程。如恐惧针者可用 0.5% 盐酸利多卡因溶液在白色病变处施浸润麻醉。月经期停止治疗。

疗效　治疗 49 例，痊愈 29 例，显效 11 例，好转 8 例，无效 1 例，总有效率 97.96%。

验案　某，女，38 岁。患者自述外阴瘙痒 11 年，进行性加重。检查见外阴多处白斑，尤以阴蒂及大小阴唇处为重，且阴蒂已萎缩。病理活检报告为女阴白斑。经用多种中西药物治疗效果不佳。

用毫针针刺蠡沟穴，隔日 1 次，火针点刺外阴白斑处。治疗 3 次后外阴瘙痒减轻，治疗 5 次后瘙痒消失，且白斑变为粉红色，再火针点刺 5 次，病灶处变为正常肤色，随访半年未复发。

出处 王卫红，李顺华.针刺加火针点刺治疗外阴白斑 49 例 [J].上海针灸杂志，2001，20（5）：23.

2. 针刺配合火针治疗外阴白斑

治疗方法： ①毫针针刺：取穴：中极、关元、三阴交、阴陵泉。操作：嘱患者取仰卧位，穴位常规消毒后，用 30 号 40mm 毫针快速刺入皮下至得气，行平补平泻手法，留针 30 分钟，留针期间每隔 10 分钟行针 1 次。每日治疗 1 次，10 次为 1 个疗程。②火针治疗：外阴皮肤常规消毒后，选择中粗火针在酒精灯上将针烧红至白亮，快速点刺局部皮肤变白处，深度约为 0.1cm。以刺穿表皮为度。点刺时沿患处由外向内逐步点刺，两针之间相距约为 1cm。每次点刺 7～8 针，如病变面积较大，可分次点刺。5 天点刺 1 次，2 次为 1 个疗程。月经期停止治疗。治疗 2 个疗程后评定治疗效果。

疗效 治疗 24 例，痊愈 8 例，显效 11 例，好转 5 例，总有效率为 100%。

验案 王某，女，43 岁。主诉：外阴瘙痒，夜间尤甚 1 年余，加重 1 月余。检查：大阴唇内侧上段及阴蒂部呈白色，弹性减弱。实验室检查：白带清洁度Ⅱ度，无霉菌及滴虫，空腹血糖 5.1mmol/L。局部活体组织病理检查：外阴白斑。给予针刺治疗 5 次配合火针局部点刺 1 次后，瘙痒明显减轻，局部皮肤白斑变为粉红色。经 2 个疗程治疗后，外阴瘙痒消失，外阴皮肤色素恢复正常，大阴唇及阴蒂弹性也恢复。随访 1 年余未复发。

出处 杨晋红，官洁.针刺配合火针治疗外阴白斑 24 例 [J].中国针灸，2005，23（11）：646.

3. 浮针配合火针点刺治疗外阴营养不良

治疗方法　①浮针疗法：取双侧三阴交穴。嘱患者取仰卧位，穴位常规消毒后，选用中号一次性浮针（0.6mm×52mm），医者左手拇指与中指固定在进针处皮肤，然后右手拇指、食指、中指并拢牢固夹持针柄，针刺方向与足太阴脾经循行方向一致。进针时针体斜坡向上，与皮肤呈15°～35°刺入，把针体放平，针尖稍上翘，缓慢将针推进，当软套管全部进入皮下，将针芯推出软套管3mm左右，以右手拇指或中指为支点，手握针座，使针体在皮下做左右15°扇形平扫，持续2分钟，次数为200次。然后抽出针芯，把胶布贴附于软套管管座，以固定留于皮下的软套管，软套管一般置于皮下5～8小时即可取出。隔日1次，10次为1个疗程，疗程间休息3天，观察3个疗程。②火针点刺：以1∶1000新洁尔灭溶液消毒患处，选用粗火针在酒精灯上烧至白亮，快速点刺局部肤色变白处，深度约为0.1cm，以刺穿表皮为度。如病变面积较大，可分次点刺，点刺时应避开月经期。7天治疗1次，3次为1个疗程，观察3个疗程。

疗效　治疗42例，痊愈21例，好转15例，无效6例，总有效率85.7%。

出处　付晓红，张巧玲.浮针配合火针点刺治疗外阴营养不良疗效观察[J].上海针灸杂志，2009，28（10）：60.

4. 火针点刺配合耳穴贴压治疗外阴营养不良

治疗方法：①火针：以1∶1000新洁尔灭溶液消毒患处，选用中火针在酒精灯上烧至白亮，快速点刺局部肤色变白处，深度约为0.1cm，以刺穿表皮为度。点刺时，沿患处由外向内逐步点刺，两针之间相距为1cm。如病变面积较大，可分次点刺。7天1次，3次为

1 个疗程，观察 3 个疗程。点刺时应避开月经期。②耳穴贴压：湿热型取耳穴外生殖器、脾、三焦，阴虚型取耳穴的肾、子宫、肝。将贴有王不留行籽的方形小胶布贴在所取穴位上，使患者感到酸、胀、微痛、发热为好，并嘱患者每日按摩 3～5 次。两耳交替贴压，每 3 日换贴 1 次，21 天为 1 个疗程，观察 3 个疗程。

疗效 治疗 60 例，痊愈 20 例，显效 18 例，好转 10 例，无效 12 例，总有效率 80%。

出处 付晓红，张巧玲 . 火针点刺配合耳穴贴压治疗外阴营养不良 [J]. 针灸临床杂志，2002，18（6）：36-37.

5. 火针、梅花针、毫针治疗外阴白斑

治疗方法 ①火针：a. 穴位：华佗夹脊穴胸 9～腰 5；中脘、下脘、气海、关元、天枢（双）、大巨（双）、水道（双）、归来（双）；外阴白斑处。b. 操作：碘酊酒精常规消毒穴位后，以细火针焠刺 0.3～0.8 寸；外阴白斑局部以 2% 新洁尔灭常规消毒外阴部，用细火针散在点刺 15～30 针，深度 0.2～0.5 寸。②梅花针：用于 2 次火针治疗的间隔中期，中度手法，叩刺外阴局部至发红、微出血即可，尤为适用于患部皮肤粗糙、增厚、触之韧硬者。③毫针：取双秩边穴，常规消毒后，取 3.5～5 寸毫针直刺，使针感直达外阴部及小腹，平补平泻，不留针。以上治疗隔周进行 1 次，10 次为 1 个疗程。

疗效 治疗 15 例，痊愈 8 例，占 53.3%；明显好转 4 例，占 26.7%；好转 3 例，占 20.0%。

验案 马某，女，39 岁，1991 年 4 月 26 日初诊。患者外阴皮肤黏膜变白增厚，自觉阴痒 1 年余，曾于某医院诊断为外阴增生型营养不良。查大阴唇间沟、小阴唇及阴蒂周围皮肤黏膜呈灰色，肛周有片状灰白色皮肤，阴蒂周围黏膜粗糙，增厚，触之有韧硬感。

经用火针和毫针治疗 4 次后，阴痒消失，阴蒂周围明显变软。继治 5
次，其间配用梅花针中度叩刺患部 3 次，大、小阴唇颜色由灰白转
为粉红，阴蒂恢复正常，肛周点片状灰白色皮肤恢复正常。又治 2
次，诸症消失而获痊愈。

　　出处　杨俐英，田霞.九针治疗女性外阴白色病变 15 例临床观
察 [J].1993，9（1）：27.

第九节　乳腺炎

【疾病概述】

　　乳腺炎是乳房的急性化脓性感染，为细菌（金黄色葡萄球菌等）
经乳头皲裂处或乳管口侵入乳腺组织所引起。病变初起表现为乳房
肿胀、疼痛，肿块压痛，表面红肿，发热；如继续发展，则症状加
重，乳房出现搏动性疼痛；严重者伴有高烧，寒战，患侧腋下淋巴
结肿大、压痛。本病以初产妇为多见，好发于产后第 3 ～ 4 周。

　　本病属中医学"乳痈"范畴。本病多由产妇愤怒郁闷、情志不畅、
肝气不舒，加之饮食厚味、胃中积热、肝胃失和、肝气不得疏泄，与
阳明之热蕴结，以致经络阻塞、乳络失宣、气血瘀滞而成痈肿；或因
乳头皲裂、乳头畸形和内陷、哺乳时疼痛影响充分哺乳，或乳汁多而
少饮，或断乳不当、乳汁壅滞，结块不散，或因风热毒邪外袭，均可
使乳汁淤滞、乳络不畅、乳管阻塞、败乳蓄积化热而成痈肿。

【新九针治疗方法】

火针

火针排脓治疗化脓性乳腺炎

　　治疗方法　选择脓肿距离体表最薄的部位，先用碘酒、酒精常

规消毒，用2%普鲁卡因做局部浸润麻醉，然后用空针穿入脓腔抽出脓液。医者一手固定脓腔，另一手持烧红的火针直刺脓腔，火针进入脓腔后，阻力突然消失，有刺空感，这时转动一下火针，可起到防止创面出血的作用。拔出火针后，脓液随之流出。如果是乳房后脓肿，其组织较厚，火针1次没有穿入脓腔，可以拔出后，再次烧红火针，再行穿刺，直至穿入脓腔，引出脓液为止。然后，挤压脓腔，使脓液充分流出，用棉球擦拭干净，外敷地榆油纱条，用无菌纱布覆盖，胶布固定。火针引流后，每天换药1次。

疗效　治疗130例全部愈合。愈合时间最快者7天，最慢者1个月，平均愈合时间14天。

出处　樊春英，胡承晓.火针排脓治疗化脓性乳房炎130例临床小结[J].天津中医药，2004，21（1）：33-34.

第十节　乳腺增生症

【疾病概述】

乳腺增生症是女性最常见的乳房疾病，其发病是由于卵巢分泌的雌激素水平过高、黄体孕激素过少，或者这两者分泌不协调引起乳房中的乳腺导管上皮细胞和纤维组织增生。

中医学认为本病属于"乳癖"范畴，是由于郁怒伤肝、思虑伤脾、气滞血瘀、痰凝成核所致。

【新九针治疗方法】

一、圆利针

圆利针治疗乳腺增生症　见上篇圆利针（57页）。

二、火针

1. 火针留刺法治疗乳腺增生症

治疗方法 ①治疗组：a.取穴：增生局部组织。b.操作：嘱患者取仰卧位，充分暴露针刺部位，常规消毒，将中粗火针烧至通红，快速刺入乳房压痛点、增生条束状硬结中心及周围 5～10 针，留针 15 分钟后出针，1 周治疗 1 次，4 次为 1 个疗程，共治疗 3 个疗程。②对照组：以口服乳癖消为对照组。两组均 4 周为 1 个疗程，3 个疗程后观察分析疗效。

疗效 治疗组 40 例中，临床治愈 26 例，显效 10 例，有效 3 例，无效 1 例，治愈率 65%；对照组 32 例中，临床治愈 11 例，显效 12 例，有效 8 例，无效 1 例，治愈率 34.38%。火针治疗的治愈率明显优于对照组。

验案 王某，女，34 岁。主诉：双侧乳腺增生伴胀痛 1 年余。患者 1 年前因工作不顺利致情绪不稳定，渐发现双侧乳房胀痛，经前期明显加重，双侧乳房外侧可触及硬结疼痛，伴心烦，失眠，口苦，纳差。半年前就诊于市一医院，经彩超检查确诊为双侧乳腺增生，予以乳核散结片口服，效差，今来我院就诊。查：双侧乳房外上象限有肿块，左侧 4.5cm×6cm，右侧 3.5cm×4cm，边缘模糊，质地较硬，推之移动，触之疼痛，舌质暗红，脉弦涩。行钼钯检查示：双侧乳腺囊性小叶增生。诊断：乳腺增生症。治疗：以中粗火针刺入双乳外上象限条束硬结中心及边缘 5～10 针，留针 15 分钟后出针，1 周治疗 1 次，4 次为 1 个疗程。3 个疗程后患者觉诸症状消失，钼钯检查示：未见异常。随访 3 个月以上未见复发。

出处 高映辉，张照庆.火针留刺法治疗乳腺增生病 40 例 [J].中医外治杂志，2008，17（3）：46-47.

2. 火针治疗乳房纤维瘤 见上篇火针（104 页）。

三、配合针法

火针结合体针治疗乳腺增生症

治疗方法： ①取穴：主穴取肘尖。按照不同辨证分型，肝郁气滞型配太冲、内关、膻中、膺窗、丰隆；冲任失调型配太溪、太冲、膻中、三阴交、肝俞、肾俞、丰隆；痰瘀凝结型配膻中、膺窗、丰隆、中脘、脾俞。②操作：用火针快速点刺肘尖穴约0.2mm，每周2次；配穴用毫针针刺，行提插捻转手法，虚补实泻，留针30分钟，每日1次。同时口服香胡乳安片。

疗效 治疗34例，治愈9例，显效16例，有效5例，无效4例，总有效率为88.24%。

出处 师祚，罗高国.火针结合体针治疗乳腺增生[J].针灸临床杂志，2011，27（4）：24-25.

第十一节 产后抑郁症

【疾病概述】

产后抑郁症也叫产后忧郁症，是妇女在生产孩子之后由于生理和心理因素造成的抑郁症，症状有紧张、疑虑、内疚、恐惧等，极少数严重的会有绝望、离家出走、伤害孩子或自杀的想法和行动。典型的产后抑郁症是产后6周内发生，可持续整个产褥期，有的甚至持续至幼儿上学前。

本病属中医学"郁证""善忘""失眠""百合病""梅核气"等范畴，多因情志不舒，气机郁滞而致病。

【新九针治疗方法】

火针

火针治疗产后抑郁

治疗方法　取穴分两组：①内关、太冲、三阴交。②足三里、合谷、太溪。穴位常规消毒后，医者右手持 0.35mm×25mm 毫针，左手持止血钳，夹紧 95% 酒精棉球（捏干），点燃酒精棉球后使火焰靠近针刺部位 5～10cm，毫针在酒精灯上烧红针尖后，快速点刺上述穴位各 2～3 针，深度为 0.2～0.5 寸，然后用酒精棉球轻轻按压针孔片刻，针孔易感染者覆盖创可贴。隔日治疗 1 次，两组穴位交替选用。

疗效　45 例患者经治疗 1～6 周治疗后，抑郁评分 HAMD、SDS 量表评分与治疗前比较，均明显减轻。

出处　曹雪瑞 . 毫火针治疗产后抑郁 45 例 [J]. 上海针灸杂志，2013，32（007）：595.

第十二节　更年期综合征

【疾病概述】

更年期综合征又称围绝经期综合征，是由雌激素水平下降而引起的一系列症状。由于卵巢功能减退，垂体功能亢进，分泌过多的促性腺激素，引起植物神经紊乱，伴有神经心理症状的一组症候群，如月经变化、面色潮红、心悸、失眠、乏力、抑郁、多虑、情绪不稳定、易激动、注意力难于集中等。

本病属于中医学"脏躁"范畴，由肾气不足，天癸衰少，以至阴阳平衡失调造成。

【新九针治疗方法】

配合针法

针刺配合火针治疗更年期综合征

治疗方法： （1）取穴：主穴：五脏俞穴、神门、三阴交。配穴：痰气郁结者配丰隆、膻中、太冲、阳陵泉；肝阳上亢者配太冲、行间、太溪、涌泉；心脾两虚者配内关、公孙、足三里；肾阴虚者配太溪、照海、复溜；肾阳虚者配百会、命门或关元、气海。（2）操作：①毫针：嘱患者取仰卧位，选用28号1.5寸毫针，根据辨证，主穴加配穴针刺，在行针得气基础上运针以紧按慢提、小角度捻转后留针。留针期间每10分钟重复上述手法1次，留针30分钟后出针。隔日1次。②火针：嘱患者取俯卧位，以火针点刺背部五脏俞穴（每次依证型取4个穴），每周2次。上述方法操作，8周为1个疗程，共治疗3个疗程。

疗效 治疗103例，痊愈35例，显效40例，有效21例，无效7例，总有效率93.2%。

验案 倪某，女，48岁。主诉：月经周期紊乱半年多。患者月经色淡，量忽多忽少，面色晦暗，头晕痛，夜寐不安，记忆力欠佳，腰疼阴坠，四肢厥冷，纳呆心悸，烦躁欲哭，胸中阻塞不舒，乏力，大便溏薄，尿失禁，舌淡苔薄，脉虚无力。曾服用阿米替林、黛安神、更年康、妇复春等药，并口服中药半年多，效果不佳。证属肾阳虚衰，脾阳不振。先用平补平泻法针刺百会、神门、足三里、三阴交，温针灸关元及气海，再配以火针刺肾俞、脾俞、心俞、命门，共治3个疗程，临床痊愈，半年后随访无复发。

出处 潘文宇，林国华.针刺配合火针治疗更年期综合征103例[J].针灸临床杂志，2005，21（2）：20-21.

第六章　儿　科

第一节　小儿咳喘

【疾病概述】

小儿咳喘属于一种慢性气道炎症疾病，是一种免疫性炎症，其特点是气道可逆性狭窄并导致呼吸困难，临床表现为气急、咳嗽、咯痰、呼吸困难、肺内可听到哮鸣音，尤其是呼气时哮鸣音更加明显。

中医学认为本病因患儿先天禀赋不足，后天失养，导致肺、脾、肾三脏之气不足，痰湿内盛，腠理不固，加之反复外感，触动伏痰，以致痰阻气道。

【新九针治疗方法】

一、火针

火针治疗小儿咳喘

治疗方法　取大椎、定喘或风门、肺俞、心俞，画上标记，局部消毒后在酒精灯上将火针烧红，迅速刺入，立即出针，深0.3～0.6cm，只针1次，少数百日咳或有哮喘史者5～7天后可针第2次巩固疗效。

疗效　100例没用任何药物，全部治愈。

验案　薄某，男，6岁。患者因感冒引起咳喘，呼吸急促，喉间有哮喘声，痰黏不爽，苔黄，脉浮数。经儿科胸透检查，诊断为喘型肺炎，遂用火针点刺大椎、定喘、肺俞、心俞，约5分钟后患者呼吸平稳，虽有微咳但不喘，第 3 天复查时痊愈。

出处 李悦更，王会芹．火针治疗小儿咳喘 100 例 [J]．中国针灸，1987，7（6）：2．

二、配合针法

1. 推拿配合磁圆针治疗婴幼儿急慢性支气管炎咳嗽

治疗方法 ①推拿：以清热宣肺、化痰止咳为主。顺运八卦 100 次（位置：手掌面，以掌心为圆心，从圆心至中指根横纹约 2/3 处为半径作圆周，顺时针方向运推），清肺经 150 ～ 200 次（位置：无名指螺纹面，向指根方向直推），清天河水 100 次（位置：前臂正中，总筋至洪池成一直线，用食、中二指面自腕推向肘），四横纹 100 次（位置：掌面，食、中、无名、小指第 1 指间关节横纹处）。腹泻患儿加补脾（位置：循拇指桡侧边缘向掌根方向直推）、补大肠（位置：食指桡侧缘，自食指尖至虎口成一直线，从食指尖直推向虎口）。②磁圆针叩击：取穴泻肺、膀胱、督脉，补大肠、任脉、脾等。以上两种方法，每日 1 次，3 ～ 5 天为 1 个疗程，一般治疗 1 ～ 2 个疗程。

疗效 治疗 50 例，治愈 26 例（占 52%），显效 15 例（占 30%），有效 6 例（占 12%），无效 3 例（6%），总有效率 94%。

出处 张宪平，岳瑞芝．推拿配合磁圆针叩激治疗婴幼儿急慢性支气管炎咳嗽 50 例观察 [J]．山西中医学院学报，2001，2（1）：48．

2. 火针配合毫针、梅花针等治疗小儿肺炎

治疗方法 ①火针：取穴：大椎、风门、肺俞、心俞。针刺方法：局部消毒后，在酒精灯上将火针烧红后迅速刺入，立即出针。针刺深度为 0.3 ～ 0.6cm，只针 1 次。少数百日咳或有哮喘史者 5 ～ 7

天后可针 2 次巩固疗效。②毫针、梅花针等：咽喉红肿者，点刺少商、商阳出血；发热者，毫针刺曲池、合谷；腹泻者，毫针刺足三里，点刺隐白、厉兑出血 2 ～ 3 滴；便秘者，梅花针叩刺八髎穴；百日咳或小儿疳积者，点刺四缝穴后挤出黏液或血。治疗 2 日后仍有咳嗽或肺部啰音者，在背部颈椎 6 ～ 7、胸椎 1 ～ 6、督脉线上两侧 2cm 内梅花针叩刺，然后用手捏挤或拔火罐至微出血，隔日 1 次至愈为止。

疗效　治疗 100 例全部治愈。住院 50 例，火针治疗后 2 ～ 3 天临床治愈出院者 21 例，4 ～ 6 天出院者 28 例。门诊 50 例，2 ～ 4 天痊愈者 14 例，5 ～ 7 天痊愈者 23 例，8 ～ 10 天痊愈 13 例。

出处　李悦更，王令芹，李枫 . 火针为主治疗小儿肺炎 100 例临床观察 [J]. 针灸临床杂志，1987，5（1）：14.

第二节　婴幼儿腹泻

【疾病概述】

婴幼儿腹泻是由不同病因引起的胃肠道消化功能紊乱的一个综合征。临床以大便稀薄，便次增多，或如水样为特征。此病四季均可发病，以夏秋季节多见。发病年龄多在 6 个月到 2 岁内的小儿，尤其是哺乳期的婴儿。现代医学认为致病性大肠杆菌和肠道病毒是引起发病的主因。婴幼儿腹泻分为感染性和非感染性两类，又有轻型、重型之分。

本病属中医学"腹泻""泄泻"范畴，多因乳食不节、调护失宜、脾胃虚弱或感受寒邪所致。

【新九针治疗方法】

火针

火针治疗小儿久泻

验案　拓某，女，8岁。患者1年前因误食生冷导致腹泻不止，一昼夜7～8次，经中西医多次治疗无显著效果。就诊前每日仍腹泻4～5次，精神萎靡，面色苍白，肌肉消瘦，气息微弱，腹痛肠鸣，喜温喜按，水泻不臭，小便清长，舌无苔，舌质淡红，证属命门火衰之寒泻，治拟温阳固脱。令患儿跪伏取长强穴，常规消毒后，用24号2寸长不锈钢针（火针），放酒精灯上由针身向针尖烧至通红，迅速刺入1寸左右，快速捻转数下即拔出。当日下午泻止，随访2周未见复发。

出处　任建华.火针治疗小儿久泻[J].上海针灸杂志，1990，9（4）：24.

第三节　小儿遗尿

【疾病概述】

小儿遗尿又称"尿床""夜尿症"，是指3岁以上的小儿睡眠中小便自遗、醒后方知的一种病证。本病因大脑皮层、皮层下中枢功能失调而引起。3岁以下的小儿由于脑髓未充，智力未健，正常的排尿习惯尚未养成，尿床不属病态。年长的小儿因贪玩少睡、过度疲劳、睡前多饮等因素偶然尿床者也不作病论。

中医学认为，本病多因肾气不足、下元亏虚，或脾肺两虚、下焦湿热等导致膀胱约束无权而发生。

【新九针治疗方法】

一、火针

火针治疗小儿遗尿　见上篇火针（104 页）。

二、长针

长针深刺配灸治疗遗尿

治疗方法　①取穴：主穴取秩边透水道、关元。配穴取三阴交、足三里。②操作：先令患儿伏卧，暴露秩边穴，常规消毒后依患儿形体肥瘦，分别选用 3～6 寸长针，刺、押手配合缓慢捻转进针，针尖刺向同侧水道穴，令针感传至前阴处，以感传 3 次为度，不留针。复取仰卧位，不惧针者采用温针灸，即用直刺关元穴，亦使针感传至前阴，取艾条寸许置于针柄固定后点燃；惧针者采用快针，然后用艾条灸，点燃艾条后据患儿耐受程度于关元穴处采用回旋灸 10～15 分钟，以局部皮肤潮红为度。再取 1.5 寸毫针刺足三里、三阴交穴，均施提插捻转补法。每日治疗 1 次，10 次为 1 个疗程，治疗 3 个疗程后判定疗效。

疗效　治疗 64 例，治愈 25 例（占 39.1%），好转 34 例（占 53.1%），无效 5 例（占 7.8%），总有效率 92.2%。

出处　牛红月，陈桂荣.长针深刺配灸治疗小儿遗尿症 64 例 [J].中国针灸，1999，19（9）：28.

第四节　脐息肉

【疾病概述】

脐部肠系膜导管息肉又称脐息肉，由脐肠系膜管部分未完全闭合或由于残留肠黏膜而引起，生时即见，或发生于儿童，表现为鲜红色息肉，直径 2 ～ 20cm，中央凹陷，可与下方窦道或囊肿沟通，可有黏液、浆液、血性及少许粪便排出，日久排出物刺激周围皮肤形成不易愈合的皮炎。

【新九针治疗方法】

火针治疗婴幼儿脐息肉

治疗方法 先给予 10% 水合氯醛 40mg/kg 口服，30 分钟后开始火针治疗。嘱患儿仰卧，常规消毒、铺巾。医者将火针在酒精灯上加热至通红，助手用纱布保护脐周皮肤，并轻压脐周使脐息肉外凸，充分暴露以利烧灼。医者以火针直接烧灼脐息肉，使其变为灰白色结痂，外涂 1% 碘伏，7 天后复查，必要时重复治疗。

疗效 194 例，治疗 1 次后痊愈者 138 例，治疗 2 次后痊愈者 37 例，治疗 3 次后痊愈者 19 例，治愈率 100%。

出处 杨树森，姜晓文，柳静.火针治疗婴幼儿脐息肉 194 例疗效观察 [J].河北中医，2009，31（10）：1530.

第七章　五官科

第一节　过敏性鼻炎

【疾病概述】

过敏性鼻炎即变应性鼻炎，是指个体接触变应原后，主要由 IgE 介导的介质（主要是组胺）释放，并有多种免疫活性细胞和细胞因子等参与的鼻黏膜非感染性炎性疾病。其典型症状是阵发性喷嚏、清水样鼻涕、鼻塞和鼻痒，部分伴有嗅觉减退。

中医学称本病为"鼻塞""鼻窒""鼽窒"。病因为外邪侵袭肺卫，上犯鼻窍，清窍不利；或病后失养，湿浊内生；或邪毒久留，壅阻气血，气滞血瘀而致。

【新九针治疗方法】

配合针法

1. 火锟针结合埋线治疗过敏性鼻炎

治疗方法　①火锟针疗法：用 1% 丁卡因、麻黄素棉片填塞鼻腔，清除鼻腔内分泌物。右手以握笔式持锟针，将针尖、针体伸入酒精灯外焰烧至微红，将锟针探头插入鼻丘及下鼻甲内，以治疗点黏膜变白为宜。②埋线治疗：穴位：肺俞、迎香、印堂。操作方法：医者在进针点皮肤常规消毒。用 1% ~ 2% 利多卡因 1 ~ 2mL 局部浸润麻醉。然后取一根 00 号或 0/3 号 3 ~ 5cm 长的医用药磁线，用医用埋线针将线埋入上穴。肺俞穴针尖向脊椎方向斜刺，深度以 13～20mm 为宜；印堂从穴位上 1 寸处为进针点，向下埋；迎香穴从迎香穴起，从鼻旁沟内之皮下，上经鼻环穴、鼻穿穴到上迎香，至下泪囊点内侧 0.5cm 的鼻旁沟内。上穴待患者诉针下有胀感后，左手推针芯，右手退针管，当针芯推尽后，快速拔出针管，药磁线斜植于穴位内。出针后先用消毒干棉签按压针孔以防出血，再涂以碘伏，小胶布固定 1～2 天即可。

疗效 治疗 120 例，全部治愈。其中经 1 次治疗后治愈者 24 例，占 20%；2 次治愈者 78 例，占 65%；3 次治愈者 18 例，占 15%。总有效率为 100%。

验案 秦某，男，12 岁，2004 年 8 月 9 日初诊。主诉：鼻痒、鼻塞、流涕、头痛、头昏、嗅觉减退 20 余天。患者鼻痒、鼻塞、流涕、头痛、头昏 2 年余，多在感冒时加重，曾用抗过敏和中药治疗疗效不明显。X 线检查示鼻腔模糊、混浊、密度增高，黏膜肥厚或有液面。诊断：慢性过敏性鼻炎。采用锟针结合埋线治疗 1 次后，鼻塞、流涕、头痛头昏明显减轻，治疗 1 个疗程（3 次）后诸症消失。

出处 李远文.火锟针结合埋线治疗过敏性鼻炎 120 例 [J].中国针灸，2005，S1：147.

2. 火针配合闪罐治疗过敏性鼻炎

治疗方法 取穴：印堂、迎香、上星、合谷。操作方法：穴位局部常规消毒后，手持消毒好的细火针，在酒精灯上将针体前端 2/3 烧至发红，然后迅速对准穴位点刺，深度可至皮下。症状较轻者点刺后立即将针提离穴位，症状较重或病程较长者可将针在穴位处停留数秒。然后取神阙穴，用闪罐法连拔 4～5 次，再留罐 3～5 分钟，以皮肤潮红为度。隔日 1 次,5 次为 1 个疗程。共治疗 3 个疗程。

疗效　治疗60例，痊愈22例，占36.7%；显效21例，占35.0%；有效12例，占20.0%；无效5例，占8.3%。总有效率为91.7%。

出处　李运峰.火针配合闪罐治疗过敏性鼻炎60例[J].中国民间疗法，2013，21（6）：26-27.

第二节　慢性咽炎

【疾病概述】

慢性咽炎是一种常见病，为慢性感染所引起的弥漫性咽部黏膜炎症，以咽部不适、发干、异物感或轻度疼痛、干咳、恶心，咽部充血呈暗红色，咽后壁可见淋巴滤泡等为主要临床表现。本病多因屡发急性咽炎、长期粉尘或有害气体刺激、烟酒过度或其他不良生活习惯、鼻窦炎分泌物刺激、过敏体质或身体抵抗力减低等引起。本病也可以是某些全身性疾病的局部表现，如贫血、糖尿病、肝硬化及慢性肾炎等。

中医学认为，素体肺肾阴虚，虚火上炎，熏灼咽喉，或因肺脾气虚、痰热、痰瘀互阻咽部，均可引起本病。

【新九针治疗方法】

一、鍉针

火鍉针速烙刺法治疗慢性咽炎　见上篇鍉针（31页）。

二、火针

火针点刺治疗慢性咽炎

治疗方法　①取穴：廉泉、天突、扶突、咽后壁淋巴滤泡。

②操作：嘱患者取仰卧位，肩背部垫高，下颌上抬，充分暴露前颈部，将所取穴位准确做出标记，常规消毒，点燃酒精灯，将一支细火针烧至通红，速刺廉泉穴，针尖应斜向舌根部；刺天突穴时，针尖略向斜下；刺扶突穴则垂直进针。针刺以上三穴，均要速刺疾出，深度在 0.3 ～ 0.4 寸之间，而后在各穴周围点刺 2 ～ 3 针，深度约为 0.2 寸。刺咽后壁增生的淋巴滤泡或扩张的小血管时，嘱患者张大嘴，用压舌板压舌前 2/3 处，并嘱患者发出"啊"音，以充分暴露咽部，用平头火针烙烫 1 ～ 2 处即可，深度不超过 0.1 寸。隔日治疗 1 次，10 次为 1 个疗程。

疗效　治疗 56 例，治疗 1 个疗程，痊愈者 30 例，占 53.6%；显效 14 例，占 25.0%；有效 8 例，占 14.3%；无效 4 例，占 7.1%。总有效率为 92.9%。

出处　关健美．火针点刺治疗慢性咽炎 [J]．中国针灸，2001，21（8）：488．

三、配合针法

1. 火镍针配合火针治疗慢性咽炎

治疗方法　患者取仰卧位，头后仰于床头，含用盐酸利多卡因 20mL 约 20 分钟，使黏膜表面麻醉，以针尖点刺口唇不痛麻木、刺激咽部无恶心为度。将冷光灯线调至施术部，医者左手持压舌板压患者舌体，使咽部充分暴露，将师氏火镍针于酒精灯上烧至通红，迅速在患者咽后壁淋巴滤泡增生处黏膜表层处施以快速烙刺法，以增生处组织形成白色膜为度。然后将师氏细火针烧至白亮，分别在双侧咽侧索暗红色脉络处点刺 3 ～ 5 针，以局部黏膜变白色为度。扶突和廉泉穴位处常规消毒，用细火针迅速点刺双侧扶突和廉泉穴各1针，不留针，刺毕迅速以消毒干棉球按压以止痛。

验案　马某，男，24岁，技术员，2010年8月15日初诊。患者自诉咽部干涩疼痛5个月，用力或咽干甚则咽痛，严重时影响工作和睡眠，饮水、服药不能缓解，经长期应用抗生素及内服中药汤剂几十剂，效果不显。现症：咽干涩痛，咽痒，伴有异物感，偶有刺激性干咳，自觉呼吸时有灼热感，口干欲饮，大便干，小便调，舌红少苔，脉细。查见患者咽部黏膜充血，咽侧索肥厚，有较粗暗红色脉络显现，咽后壁淋巴滤泡多处增生。遂用火针配合火锞针，方法如上述，治疗1次后，患者咽痛消失，咽部微干痒。半个月后依前法再治疗1次，咽部充血及肿大的淋巴滤泡完全消失。随访1年，再未复发。

出处　康明明，石学敏.火针配合火锞针治疗慢性咽炎1例[J].针灸临床杂志，2012，28（4）：25.

2. 长针配合中药治疗咽炎

治疗方法　①长针：准备无菌的压舌板及灭菌的2根26号3.5寸长针。患者端坐在靠背椅上，抬头张口。医者左手用压舌板轻压舌面及舌根部使咽部暴露，观察咽部有无充血、水肿，扁桃体是否肿大有无脓点，确定点刺部位。右手持并齐的2根3.5寸26号长针连续快速先点刺咽后壁再点刺咽部两侧，共计7～10次，患者有强烈的欲呕、欲咯的反应，停针让患者充分咯吐，会咯吐出大量的痰涎等咽喉部分泌物，一般要求咯出血液，反复咯吐至无痰涎及血液。视患者病情体质及耐受程度可再次点刺、再次咯吐。再次点刺时最好避开前次的刺激点。急性咽炎2～3天点刺1次，慢性咽炎6～10天点刺1次。咽部血管显露时，最好点刺显露的血管使其出血。②中药：a.风痰阻络或痰湿阻滞、痰火蕴结用半夏厚朴汤加味：

风痰阻络加桔梗、川芎、荆芥、防风、川贝母；痰湿阻滞加桔梗、川贝母、白术；痰火蕴结加桔梗、栀子、射干、浙贝母。b. 火热亢盛或阴虚火旺用养阴清肺汤加味：火热亢盛加栀子、桑白皮、山豆根；阴虚火旺加天冬、栀子。

疗效 治疗 87 例，痊愈 70 例，好转 16 例，无效 1 例。

验案 某，男，19 岁，学生，2009 年 5 月 10 日初诊。患者咽喉肿痛反复发生，有时伴发烧，平时咽部有异物感，咳吐不利，近日疼痛又作，输液、服药治疗半月仍感疼痛。查：咽部红肿充血，扁桃体稍大，无发烧，舌质红，苔薄黄，脉弦。诊断：咽炎。中医辨证：痰火蕴结。嘱其坐在靠背椅上，头稍后仰，张口，用压舌板轻压舌面暴露咽部，用 2 根并齐的 26 号 3.5 寸长针快速点刺咽后壁及咽部两侧 15 次，患者欲呕，咯吐出血及痰涎量约 30mL。待其咯吐缓解后再次点刺咽喉壁及咽部两侧 5 次，促其咯吐，量约 20mL，咯吐后感觉咽部轻松。同时予中药内服，处方：半夏、厚朴、栀子、川贝母、桔梗、射干、山豆根各 10g，茯苓、玄参各 20g，甘草3g。5 剂，每天 1 剂，水煎服。10 天后复诊时咽部无红肿，无疼痛，感觉舒适。2 年后随访，未再出现咽部异物感及肿痛现象。

出处 马占松 . 长针点刺配合中药治疗咽炎 87 例疗效观察 [J].新中医，2014，46（2）：173-174.

第三节　口腔溃疡

【疾病概述】

口腔溃疡是一种常见的口腔黏膜溃疡性损害，在唇、舌、颊、上腭等出黏膜发生单个或多个淡黄色或灰白色溃烂点，疼痛或刺激时疼痛。本病具有周期性反复发作的特点，又称复发性阿弗他溃疡。本病病因复杂，可能与病毒感染、过敏反应、内分泌紊乱、胃肠功能紊乱、肠道寄生虫、心理障碍、免疫功能低下、局部刺激等因素有关。病理变化是口腔黏膜先有充血，损害区上皮细胞肿胀，形成疱疹，溃破后形成溃疡。

本病与中医学中的"口疮"类似。中医学认为本病多由过食辛辣厚味或情志内伤化火，致心脾积热，上蒸口腔；或素体阴精不足或劳损伤阴，致阴虚火旺，虚火上灼口腔；或素体阳气不足，或久病过用寒凉致脾肾阳虚，寒湿困于口腔所为。

【新九针治疗方法】

一、鍉针

火鍉针治疗复发性口腔溃疡　见上篇鍉针（32 页）。

二、火针

火针治疗口腔溃疡　见上篇火针（105 页）。

三、长针

长针治疗口疮　见上篇长针（74 页）。

四、配合针法

火针加外敷涌泉穴治疗复发性口腔溃疡

治疗方法　①治疗组:a. 火针点刺：根据溃疡面的大小，分别选用单头火针或三头火针。先嘱助手将患者疮面充分暴露并固定位置不使其移动，而后行常规消毒，再将火针在酒精灯上烧至通红后迅速点刺疮面，需将疮面全部点净，但不要伤及正常黏膜。若疮面过大或数目较多时，可先行黏膜麻醉而后点刺。3 日后可将未愈合之疮面再点刺 1 次，2 次为 1 个疗程。b.外敷涌泉：将吴茱萸粉用陈醋调至软硬适中，摊成 3mm 厚、10mm 直径大小的药饼，外敷涌泉穴，最后以麝香壮骨膏固定 24 小时，每日换药 1 次，7 次为 1 个疗程，一般愈后可再贴敷 1 个疗程以巩固疗效。②对照组：口服维生素 C100mg，维生素 B20mg，每日 3 次，7 日为 1 个疗程。肌注转移因子 2mL，每周 1 次。

疗效　治疗组治疗 58 例，治愈 42 例，显效 15 例，无效 1 例，总有效率为 98.27%；对照组治疗 31 例，治愈 8 例，显效 14 例，无效 9 例，总有效率为 70.97%。治疗组疗效明显优于对照组。

验案　赵某，男，27 岁。主诉：复发性口腔溃疡 6 年。患者每因精神情绪因素诱发，近 1 周来口舌生疮，疼痛难忍，茶饭难咽。查：舌边、齿龈、颊黏膜有黄豆玉米粒大小的溃疡 6 ～ 7 处，上覆盖有黄色伪膜，周围黏膜水肿，舌红，苔微黄，脉略滑数。当即用本法治疗，疼痛即时大减，经治 1 个疗程，诸症全消，随访至今未复发。

出处　朱少可.火针加外敷涌泉穴治疗复发性口腔溃疡 [J].中国针灸，1998，18（11）：677-678.

第四节　牙 痛

【疾病概述】

牙痛作为病名，是指以牙痛为主要症状的病证，牙痛可由牙齿本身的疾病、牙周组织疾病、颌骨疾病、牙齿邻近组织疾病、神经系统疾病及全身疾病所引起。

中医学称之为"齿痛""牙齿痛",认为多与手足阳明经热盛及髓气不足有关,临床有实痛与虚痛之分。实痛多因胃火、风火而起;虚痛多由肾阴亏虚,虚火上炎所致。

【新九针治疗方法】

一、长针

太阳穴长针透刺治牙痛　见上篇长针(73页)。

二、配合针法

长针透刺太阳穴加耳穴刺络治疗牙痛

治疗方法　首先选准患侧太阳穴,用 75% 酒精棉球消毒,选用 28 号 2.5 寸或 3 寸毫针 1 枚,用指切法进针 0.2～0.3 寸后,将针尖向下,穿过颧弓,向颊车穴透刺,进针约 2～2.5 寸,用提插泻法,令麻胀感或触电感下传至上牙部或下牙部,留针 30 分钟,每日 1～2 次。其次取双侧耳尖穴或牙穴,略加按摩,使之充血,用 2% 碘酊消毒后,以 75% 酒精脱碘,等待酒精干后,用左手将耳尖穴或牙穴处的皮肤捏紧,右手拇、食、中指以执笔式持三棱针于拇指端处露出三棱针尖约 2mm,以固定针尖,防止刺入皮肤过深或过浅,然后对准穴位快速刺入,右手拔出三棱针,左手拇、食指同时挤压耳轮或耳垂皮肤使之出血,每挤 1 滴用消毒干棉球擦净再挤,这样反复挤压,直至耳尖或耳垂出血不多,血色变浅时停止,用酒精棉球擦净皮肤后,将消毒干棉球压在针孔处,每穴至少放血 10 滴以上,每日 1 次,双侧耳尖穴和牙穴交替使用。一般最多针刺 5 次,

针刺次数多少视病情而定。

疗效　治疗 74 例，痊愈 50 例，好转 20 例，未愈 4 例，总有效率 94.6%。

出处　黄丽萍，刘国强，马小军 . 长针透刺太阳穴加耳穴刺络治疗牙痛 74 例 [J]. 陕西中医，2006，27（4）：479-480.

第五节　突发性耳聋

【疾病概述】

突发性耳聋又称为特发性突发性聋，指突然发生的、原因不明的感音神经性听力损失。临床表现为单侧听力下降，可伴有耳鸣、耳堵塞感、眩晕、恶心、呕吐等。目前认为本病与病毒感染、循环障碍、自身免疫以及膜迷路破裂等相关。

本病属中医学"暴聋"范畴，有虚实之分。实则多由外邪入侵或肝气郁结引起气血瘀滞或痰浊阻络；虚则多由脾胃虚弱或肾元亏虚导致络脉失养，从而导致耳窍不聪。

【新九针治疗方法】

配合针法

毫针联合火针治疗突发性耳聋

治疗方法　①治疗组：a. 毫针：取穴：主穴取百会、翳风、听宫、外关、率谷。配穴：外邪引起的加风池、合谷；肝气郁结引起的加太冲、中渚；气血瘀阻引起的加血海、三阴交；气血不足引起的加足三里、中脘、气海；肾气不足引起的加太溪、关元；痰浊引起的加丰隆。针刺手法：以虚则补之、实则泻之为原则。每隔 10 分钟运针 1 次，留针 30 分钟。b. 火针：毫针针刺结束后加用火针，以主穴为主，加用风池。毫针每天 1 次，10 天为 1 个疗程；火针 3 天 1 次，休息期间火针不用。②对照组：采用复方丹参注射液 16mL、三磷酸腺苷 60mg 加入 5% 葡萄糖注射液 250mL 中静脉滴注，每天 1 次，连续 10 天。

疗效　治疗组 28 例，治愈 16 例，显效 6 例，好转 4 例，无效 2 例；对照组 13 例，治愈 2 例，显效 3 例，好转 3 例，无效 5 例。治疗组疗效优于对照组。

出处　董尚丰 . 毫针联合火针治疗突发性耳聋的效果观察 [J]. 护理实践与研究，2013，10（3）：30.

第六节　麦粒肿

【疾病概述】

麦粒肿为化脓性细菌侵入睑缘腺体或睑板腺而引起的急性化脓性炎症。本病多由金黄色葡萄球菌引起，主要症状为眼睑红肿，发生硬结，形如麦粒。根据其病变部位的不同有内、外之分。若为睫毛毛囊或其附属的皮脂腺或汗腺感染者，称为外麦粒肿；若为睑板腺感染者，称为内麦粒肿。本病好反复发作。

麦粒肿与中医学的"针眼"类似。本病多因风热外袭，客于胞睑，或过食辛辣炙煿，酿成脾胃湿热，上攻于目，致使营卫失调，气血凝滞，热毒壅阻于胞睑而发病。针眼之惯发者，多因气血虚弱，易感风热之毒，或余邪未清，热毒蕴伏而再发。

【新九针治疗方法】

锋勾针

锋勾针治疗麦粒肿

治疗方法 嘱患者反坐在靠背椅上，暴露背部，随后在第 1～2 胸椎至腋后线范围内寻找反应点，大的如大头针顶，小的比粟粒还小，呈粉红色或紫红色，散在数个，压之痛觉敏感，但不褪色。选准反应点后局部常规消毒，医者右手拇、食、中指紧握持针身，留出所勾刺的长度，再以左手食、中指紧压在穴位上下，露出欲勾刺的部位，迅速将锋勾刺入皮下组织，稍待片刻，在勾刺部位组织内牵拉白色纤维，再行上下勾割 3～4 次，等听到勾割的"吱吱"声，即应按进针方向倒退出针，左手急速拿棉球按压针孔即可。

疗效 治疗 192 例，全部 1 次治愈，一般治疗后 1～3 天痊愈。

验案一 李某，女，13 岁，学生，1992 年 10 月 19 日初诊。患者左眼的上眼睑边缘出现如绿豆大的一硬结，红肿疼痛 3 天，伴有恶寒，发热，食欲差。诊见：苔薄黄，脉浮。中医辨证：外感风热型。随即查看背部有两个小米大小的红晕点，以锋勾针勾刺，稍挤出血 1～2 滴，眼痛大减，次日局部红肿消退，全身症状消失，2 天后痊愈。1 年后随访未复发。

验案二 侯某，男，41 岁，1988 年 2 月 3 日初诊。患者麦粒肿反复发作 8 年，一目肿核消后，他目又起，反复无常，有时 1 年内发作 10 余次，经用抗生素等治疗均无明显效果。患者平素嗜好辛辣饮食。近日患者双眼上睑均出现如麦粒大小的疖肿，红肿热痛，口苦口干。诊见：苔黄腻，脉数。证属脾胃蕴热型。查看背部，散在 3

个大头针顶大小的紫红色点，压之疼痛，即行锋勾针勾刺，并挤出黏液性血1～2滴，3天后症状、体征全部消失。随访6年未复发。

出处　曹伟民.锋勾针治疗麦粒肿192例[J].中国针灸，1994，14（S1）：439-440.

第七节　电光性眼炎

【疾病概述】

电光性眼炎是因眼睛的角膜上皮细胞和结膜吸收大量而强烈的紫外线所引起的急性炎症，可由长时间在冰雪、沙漠、盐田、广阔水面作业、行走时未戴防护眼镜而引起，或由太阳、紫外线灯等强烈紫外线照射而致。一般潜伏期6～8小时，然后两眼突发烧灼感和剧痛，伴畏光、流泪、眼睑痉挛、头痛、眼睑及面部皮肤潮红和灼痛感、眼裂部结膜充血与水肿。

【新九针治疗方法】

火针

火针治疗电光性眼炎

验案　某，男，27岁，电焊作业人员。患者1周前工作时不慎被电焊光闪伤双眼，当日即感双目刺痛、有异物感、畏光流泪，次日至某医院眼科就诊，予冲洗双眼，并用左氧氟沙星滴眼液和羟糖苷滴眼液滴眼，症状缓解不明显。患者诉双目刺痛、灼热、有异物感、畏光流泪、纳眠可，小便黄，大便正常。查体：双眼结膜混合性充血；舌红，苔黄，脉微数。中医诊断：目痛。证型：邪热灼络。西医诊断：电光性眼炎。取穴：至阴、太阳、攒竹、头维。操作：穴位常规消毒，涂万花油，用细火针在酒精灯上烧至白亮后，持细火针快速点刺至阴穴致出血，再点刺太阳、攒竹、头维，隔日 1 次。火针 1 次后即觉肿痛明显减轻，3 次后症状全消。

出处 张英，林国华 . 林国华教授火针至阴穴治疗目疾临床经验举隅 [J]. 中华中医药杂志，2013，28（5）：1594-1596.

第八节 鼻泪管堵塞

【疾病概述】

鼻泪管阻塞是指鼻泪管下端鼻腔开口处由于炎症或其他原因引起的部分或全部阻塞不通，以流泪、眵多为主要症状。婴儿的鼻泪管下端鼻腔开口处被先天性膜组织所封闭，一般出生后 4 周左右这一膜组织如仍没有破裂，就会引起鼻泪管堵塞，但 95% 的鼻泪管堵塞在 6 个月内都会消失。如鼻泪管堵塞诱发急性泪囊炎，可有大量脓性分泌物。

【新九针治疗方法】

火针

火针治疗鼻泪管堵塞

验案一 某，男，7 个月。患儿出生 3 天后出现双眼流泪、眵多，西医诊断为先天性鼻泪管堵塞，多次行泪道冲洗，每次冲洗后数日即复发，故来求助针灸治疗。症见：双目流泪，眵多，无红肿，纳眠可，二便调，舌质淡，苔薄白，脉细弱。中医诊断：流泪症。证型：先天不足。西医诊断：先天性鼻泪管堵塞。取穴：至阴。操作：常规消毒，涂万花油，用细火针在酒精灯上烧至白亮后，持细火针快速点刺双侧至阴穴，刺入 0.05 寸，不留针，每周 1 次。火针 1 次后泪、眵明显减少，第 2 次治疗后症状即消除，且行火针点刺时患儿并未哭闹，后又火针 3 次以巩固疗效，随访 2 年未复发。

验案二　某，女，65 岁。患者自诉 10 年前无明显诱因开始流泪，西医诊断为鼻泪管堵塞，经多次泪道探通术、内服中药等治疗无效。现双目流冷泪，迎风更甚，无眵，双眼无红肿及痛痒，纳眠可，大便调，小便清长，舌质淡红，苔薄白，脉细弱。中医诊断：流泪症。证型：阳气不足。西医诊断：鼻泪管堵塞。取穴：至阴、大椎。操作：常规消毒，涂万花油，用细火针在酒精灯上烧至白亮后，持细火针快速点刺，至阴穴刺入 0.05 寸，大椎穴刺入 0.1 ～ 0.2 寸，不留针，每周 2 次。火针 1 次后觉流泪有所减少，5 次后明显减少，10 次后恢复正常。

出处　张英，林国华 . 林国华教授火针至阴穴治疗目疾临床经验举隅 [J]. 中华中医药杂志，2013，28（5）：1594-1596.

第九节　动眼神经麻痹

【疾病概述】

动眼神经及其支配的组织功能丧失称为动眼神经麻痹。临床表现以上眼睑下垂，眼球向内、向上及向下活动受限而出现外斜视和复视，并有瞳孔散大、调节和聚合反射消失。周期性动眼神经麻痹为间脑植物神经中枢发生的节律性冲动直接作用于动眼神经引起。缺血、梗塞性（诸如糖尿病，高血压等）疾病是成年人最常见的原因，其次是血管瘤、肿瘤、创伤等疾患。儿童发病的常见病因多为先天性神经发育不良，或创伤、肿瘤等。

本病属中医学"上胞下垂""睑废""风牵偏视"等范畴，由肝、脾、肾虚引起。

【新九针治疗方法】

配合针法

针刺配合火针治疗动眼神经麻痹

治疗方法　①治疗组：a.针刺疗法：取脾俞、肝俞、肾俞、足三里、光明、风池、阳白、攒竹透丝竹空、太阳、四白。穴位常规消毒后，选用0.28mm×40mm不锈钢毫针，采用平补平泻法，针刺得气后留针20分钟，留针过程中眼周穴位禁止提插捻转。b.火针疗法：针刺结束后采用火针治疗。取阳白、攒竹、鱼腰、丝竹空、太阳、四白、足三里。穴位常规消毒后，选用直径0.5mm的细火针烧红后迅速点刺穴位1～2分深，随即迅速出针，用碘伏棉球按压片刻。②对照组：采用单纯针刺治疗，取穴、疗程同治疗组。

疗效　治疗组治疗24例，痊愈15例，有效8例，无效1例，总有效率95.8%；对照组治疗24例，痊愈10例，有效7例，无效7例，总有效率70.8%。治疗组疗效优于对照组。

出处　宋晓琳，马新平，李柱.针刺配合火针治疗动眼神经麻痹疗效观察[J].上海针灸杂志，2013，32（11）：931-932.